女性の骨盤

妊娠・出産における身体的変化とエクササイズ

補訂版

ブランディーヌ カレージェルマン〔著〕

田中 美緒〔監訳〕 石井 美和子〔訳〕

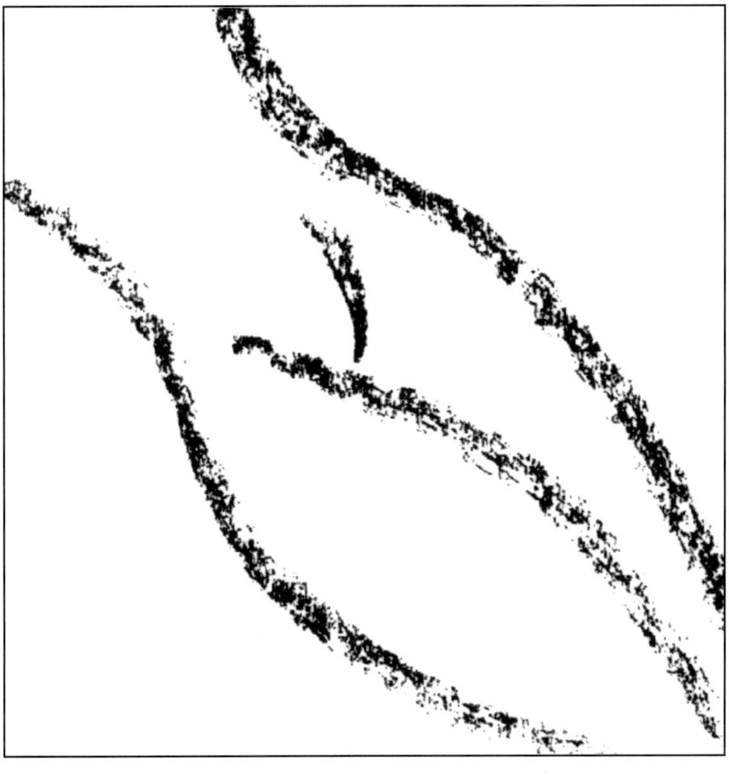

メディカルプレス

[監訳] 田中　美緒（田中医院）

[訳] 石井　美和子（Physiolink）

[翻訳協力] 佐藤　譲（医療法人社団重光会 君津山の手病院）

Le périnée féminin
et l'accouchement

Éléments d'anatomie
et
exercices pratiques d'application

Blandine Calais-Germain,

Préface du Docteur Joan Meléndez Rusiñol

Dessins originaux de Blandine Calais-Germain

Édition revue et actualisée

ISBN 2-907653-36-9

監訳のことば

妊娠・出産期の骨盤は，実にダイナミックに，かつ繊細に変化する．

骨盤やその周囲の組織に着目することで，「妊娠中は仕方ない」「産後はそんなもの」とされてきた不調が軽減する可能性が注目されている．雑誌で次々に新しい方法の特集が組まれ，ネット上にはさまざまな情報があふれ，妊娠・出産期に「骨盤ケア」が必要なことが周知されるようになったわりには，妊産婦個人の意識や施設ごとの対応に大きな差があり，有効なケアにつながる人は一握りにすぎないと感じる．

著者であるカレ－ジェルマン氏（理学療法士）が活躍するフランスでは，骨盤底筋群と会陰を指す「ペリネ périnée」の概念が定着しており，産前産後に，理学療法士，助産師によるペリネの保護を意識した指導がなされるのが一般的である．産後には「ペリネのリハビリ」として電気刺激法やエクササイズなどの積極的な理学療法が健康保険の適応にもなっている．

日本でも，骨盤ベルトの着用やエクササイズなどで骨盤を意識した指導をする施設が増えてきているが，セルフケアにゆだねられる部分が大きく，その安全性，有効性を考える上で，妊産婦自身の正しい理解が必要となり，基礎知識にもとづく正確かつ有効な指導が求められている．具体的でわかりやすい情報が少なく，方法論の裏付けとなる解剖・生理を学びたい方々から，本書の日本語訳の出版が期待されていた．

本書では，「動き」を熟知した著者ならではの視点から，骨盤そのものだけでなく，周囲の筋や軟部組織，骨盤内臓器等々が，常に動き変化するネットワークとして詳細に解説されている．刻々と変化する骨格，筋の構造と動きを正確に理解することで，「今，何がおこっているか」をイメージしやすくなり，「何をなすべきか」がより明確になる．

本書の情報が，理学療法士，助産師，ピラティストレーナー等々，そしてもちろん妊産婦自身，女性の身体と骨盤について真摯に向き合い，常により良い方法を模索する方々それぞれの「骨盤論」の基礎になることを願う．

妊娠・出産期に限らず生涯を通じて，骨盤とその周囲の組織の変化は女性の身体に大きな影響を与える．骨盤について考えることは，自分の身体のことを考えるだけでなく，心と向き合うこと，ライフスタイルを考えることにつながると思う．いつか，すべての女性が快適に身体の変化を楽しめるようになることを願っている．

2015 年 5 月 10 日

日本語版の初版の出版にあたり上記の文章を寄せさせていただいた．

このたび，解剖学の発展を受けて原著の 3 頁が書き改められたことを受け，日本語版の 112 頁，113 頁，123 頁を改めた補訂版の出版となった．今後はこの補訂版に基づいて，より実践的な「骨盤論」が展開されることを期待している．

2023 年 5 月 10 日

田 中 美 緒

医療法人社団隆記会田中医院
付属疾病予防施設　RETO laboratory

序文

数カ月前に診察したある患者は，「今回の出産で，私はもう女性でなくなってしまいました」と言うのです．なぜでしょうか？ この女性は，出産によって，会陰に裂傷を負った上に，産後尿漏れを起こしていました．これまで手術を2回受けたにもかかわらず，それらに効果がみられなかったばかりか，そのときの傷に痛みが残る状況に陥っていたのです．

婦人科の診療に携わるようになってから私は，多くの患者が，分娩に対する準備不足と妊娠中の骨盤底の活動低下から生じる問題に悩んでいることを知りました．

私は，内科医も産婦人科医も，助産師も教育者も，その他の健康管理に関わる専門職従事者，そして女性自身も，骨盤底の重要性をもっと認識しなければならないと思います．会陰切開と上手な縫合が骨盤内組織を保護すると考えるだけでは十分ではありません．私たちは，会陰に関わる筋と靱帯，骨の基礎的知識とそれらの役割を深く理解することが必要なのです．

私たちは，女性が骨盤底について正しく理解できるよう，真剣に，より深く，この分野を追究していかなくてはなりません．それが唯一，裂傷やその他の傷害，それに合併症や後遺症の予防を可能にする方法であると考えます．

ブランディーヌ カレ-ジェルマンは解剖学，生理学，形態学に精通しています．女史は，多くの学校や大学での教育経験を通して，それらの理解を深めました．女史は，この良書によって私たちに，女性の骨盤底と骨盤周囲に関する正確かつ深い知識を紹介してくれています．

本書は，女史の，斬新かつ感覚に訴えるイラストと詳しい解説を通して，女性が骨盤底部について段階的に学べるようになっています．本書は啓蒙的であるとともに内容が非常に充実しており，われわれに，女性のこの領域に関する一指標を与えてくれていると信じています．

ジャン メレンツ ルッシニョール

サンタ カテリーナ病院
産婦人科主任医師

スペインのジェローヌにて

感謝を込めて

ジュリエ ベナゼック
ピエール バスク医師
ベルナール カナック医師
ジョセフィーヌ コントレラス
マリエ デヴィンク
マルニー ジェラン
ベルナール アイラン
ブリジッド アップ
ジャン メレンズ医師
ミッシェル ムーレ医師
フランソワーズ レコック医師
ヌリア ヴィヴェ

そして特別な謝意を，
助産師であるドミニク ラッチェ-マルティンの助言と，
第１章完成のための真心のこもった協力に対して．

本書の紹介

本書は，妊娠と出産に関わる女性，特に***骨盤底***について真摯に学ぼうとするあらゆる年代の女性に向けたものです．身体の一部であるにもかかわらずあまり十分に理解されていない骨盤底について，そのベールを取り去ることを目的としています．

分娩時，女性の骨盤底には極度の圧力と張力がかかります．それがたとえわずかな時間のことであっても，傷跡や重篤な後遺症をもたらすことがあるのです．

しかしながら，身体のこの部分についてわずかであれ知識を得て注意を向けることで，十分にケアすることができます．産前，分娩時，そして産後になすべきことと，避けるべきことがあります．のちに，特に更年期において，骨盤領域の形態と機能にもう一度若干の変化が訪れますが，それに対してまだなお準備することができ，準備することによって良い状況へ変わることも可能なのです．

本書ではあえて，一般の方々に理解していただきやすい用語を使用しました．使用した用語は医学用語として正しいものもありますが，より日常会話に近い用語を選びました．

本書は，医師，理学療法士，助産師と，そのほか出産に関わる専門職の方々にもお読みいただけます．それらの方々にとっては単なる一冊の情報本に過ぎないでしょうけれども，日常であまり詳細に触れる機会がない情報について確認し，共有するための一つのツールとしてお使いください．経験則のみに基づいた古典的な運動の指導から脱却し，実践的な教育を始める第一歩につながるでしょう．

本書の内容は，泌尿器学，婦人科学，肛門病学の分野の最新知見として捉えられるべきだと考えています．本書では，一般の人々が基本的な解剖の知識に親しみ，それに基づいて自身の身体への気づきを高める方法を提案しています．骨盤底への働きかけは，すなわち身体全体への働きかけになります．骨盤底の状態と機能を向上させることが生涯の健康に関わるポイントの一つなのです．

本書の限界について，特にエクササイズの部分に関して，明確に理解しておいていただかなければならないことがあります．本書に紹介したエクササイズは，良好な健康状態にある（*何らかの病的背景をもたない*）女性を想定して記述しました．特記した事項以外，たいていのエクササイズはほとんどリスクを伴いません．しかし，病状の程度によっては，また他の疾病がある場合や自身の身体についてあまり理解していない場合は，これらのエクササイズを正確に実施することができないか，期待した効果を得ることができないかもしれません．そのことに関しては本書の範囲を超えるものであり，医学的治療レベルの課題になります．

本書を読み終えるのには数時間を要するでしょう．エクササイズの習得には，毎日およそ15分間の実施で，2～3カ月間継続することが必要となります．しかしながら，骨盤底に医学的な問題がない状態で始めれば，計り知れないほど素晴らしい結果が得られるでしょう．

ブランディーヌ カレ-ジェルマン

目　次

第４章　骨盤周囲の筋群

第５章　諸動作の分析

第６章　骨盤底と分娩

第７章　小骨盤でよくみられる症状

第８章　エクササイズ

骨盤底について

体幹の最下部にあり，骨盤の底部を形成する領域を*骨盤底*と言います．ここは，表皮，臓器，勃起組織，筋，靱帯と腱膜，神経，血管，開口部が一同に会する場所です．骨盤底という言葉は，状況や文献により，その領域全体を指したり，*皮膚の表面*だけ指したり，または*最下部の筋層の下にある皮膚*までのすべてを指すことがあります．

この本で用いる*骨盤底*とは，

・*エクササイズ*の章のように*全身と関連させて*述べている箇所では，骨盤底領域全体を指しています．

・*より骨盤底領域に焦点を絞*って述べている箇所では，筋の最下層から下方にかけての部分のことを指しています．会陰を表現していることもあります．

骨盤底領域の筋活動を指しているときは，骨盤底筋群，骨盤底表層あるいは深層の筋群などと表現するか，具体的な筋名を挙げています．

女性の骨盤底には，尿道，膣，肛門という３つの開口部があります．つまり骨盤底は*外界への通路の役割がある部位*なのです．

通路としての役割以外に，下から体幹を*支える*役割を担っています．

この２つの役割はまったく性格が異なるものであるため，骨盤底には，下記のように異なった２つの特性が必要となります．

・通路としての機能を発揮するためには，十分な*柔軟性*と，断続的な刺激にも反応する感受性，運動発現が十分な協調性が求められます．

・機能発揮以外の場面では，開口部を確実に閉じる十分な*収縮力*が求められます．

女性の骨盤底は男性のものとは異なります．ほとんどの場合，男性では外側に，女性では内側に性器があります．しかし，筋などはかなり似た構造をしています．

第１章
骨盤の骨格

骨盤底は体幹の最下部で，骨盤に属していて，部分的に安定性が確実な構造となっています．より正確に言うと，その下方の部分を***小骨盤***と呼びます．

この硬く，安定した骨格は，***小骨盤内臓器と骨盤底部の筋群をほぼ完全に囲んでいます***．その硬さは，骨盤内の組織の可動性が大きいのとは対照的です．

ただし，その骨格自体には，骨盤を構成する骨と骨の間でわずかな可動性があります．この可動性が生じると，骨盤の形状はわずかに変化します．この事実（骨盤の形状のわずかな可変性）は，特に分娩時の骨盤底の状態と機能をよく理解する上で非常に重要です．

以上のことを踏まえ，この章の冒頭の数ページでは，骨盤の形状と出産との関係についてしばしば言及します．

骨盤

骨盤は骨盤底を支える骨性の支持組織です．

骨盤は４個の骨で構成されています．

それらの骨は環《わ》のように配列されています．骨盤は***骨盤帯***とも呼ばれます．この環は非常に立体的で奥行きのある外形をしています．

左右それぞれに***寛骨***（訳者注：寛骨は，腸骨，恥骨，坐骨と呼ばれる３つの部分からなります）があります．

後方には***仙骨***と***尾骨***があります．

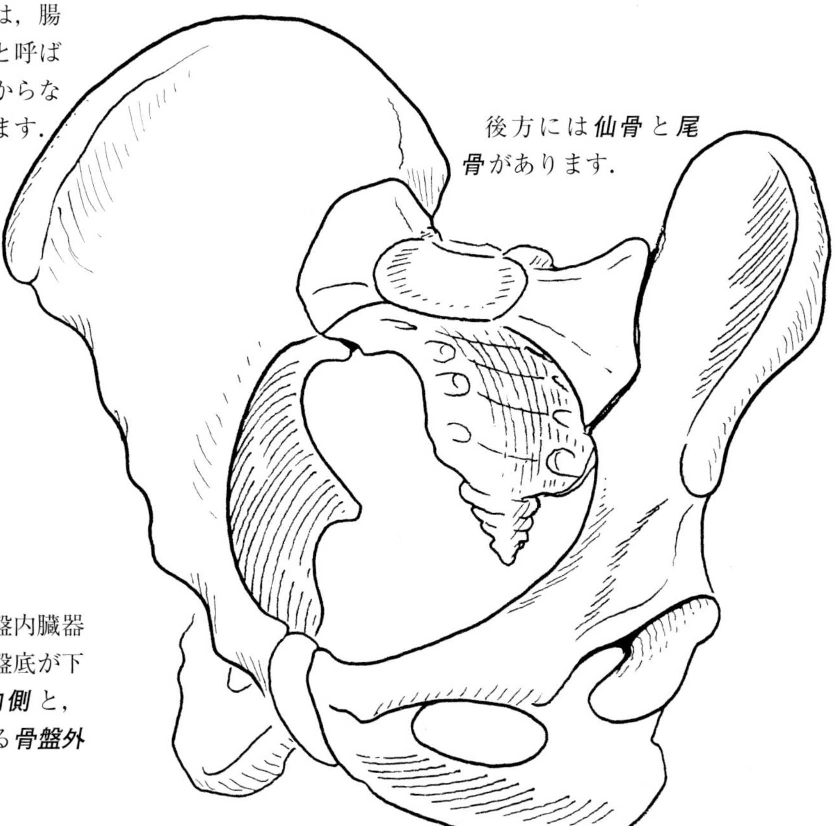

骨盤には小骨盤内臓器がおさまり，骨盤底が下端となる***骨盤内側***と，股関節を形成する***骨盤外側***があります．

本章では，主に骨盤内側について学んでいきます．

骨盤の指標となるポイント

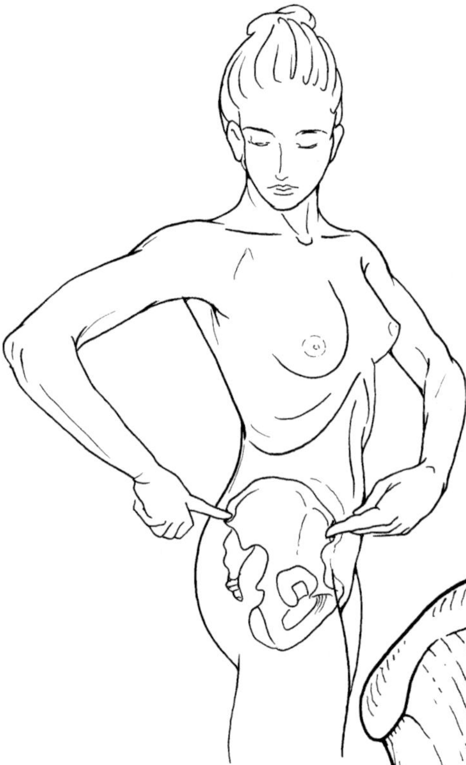

両腰の上から前方にかけて**腸骨**（訳者注：腸骨は寛骨の一部で，主に寛骨の上方部分を構成しています）に触れることができます．その上端が**腸骨稜**で，腰に手を当てるときの場所がここです．腸骨稜は凸カーブを描いています．

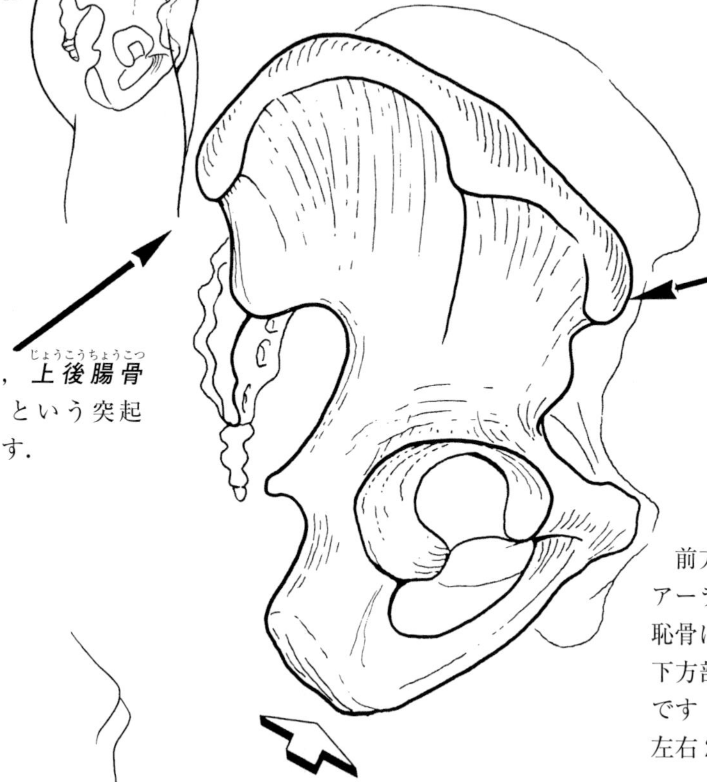

前方には，**上前腸骨棘**《じょうぜんちょうこつきょく》（ASIS）という突起部があります．

後方にも，**上後腸骨棘**《じょうこうちょうこつきょく》（PSIS）という突起部があります．

前方では恥毛ライン（アンダーヘアーライン）の下が恥骨（訳者注：恥骨は寛骨の一部で，主に寛骨の前下方部分を構成しています）の領域です（ここは厚い線維軟骨によって左右２個の恥骨が結合しています）．

後下方には**坐骨**（訳者注：坐骨は寛骨の一部です）があります．

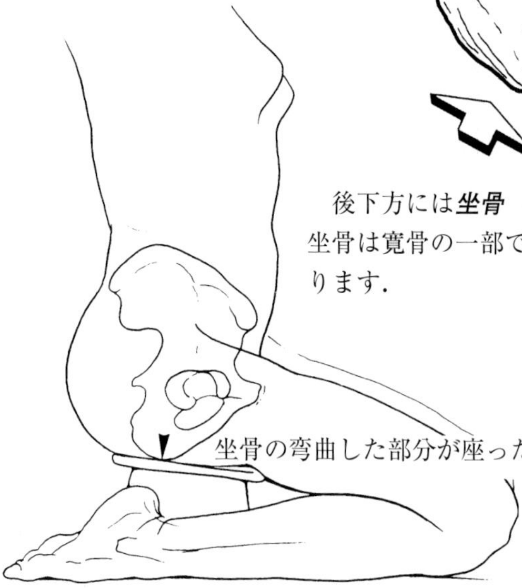

坐骨の弯曲した部分が座ったときに座面に接します．

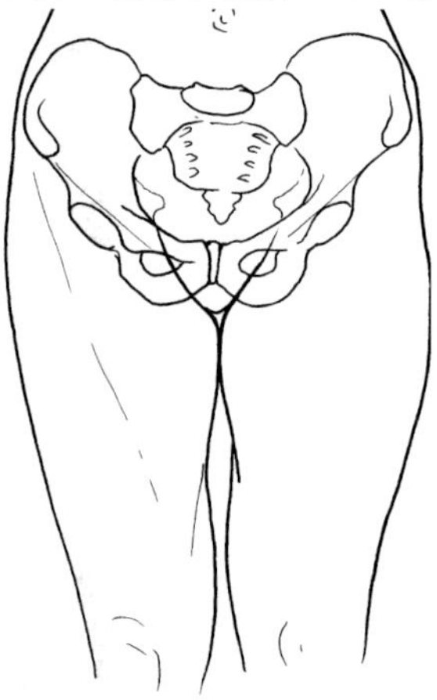

骨盤のイメージ—

自分自身の骨盤のイメージを頭の中で描いてみましょう

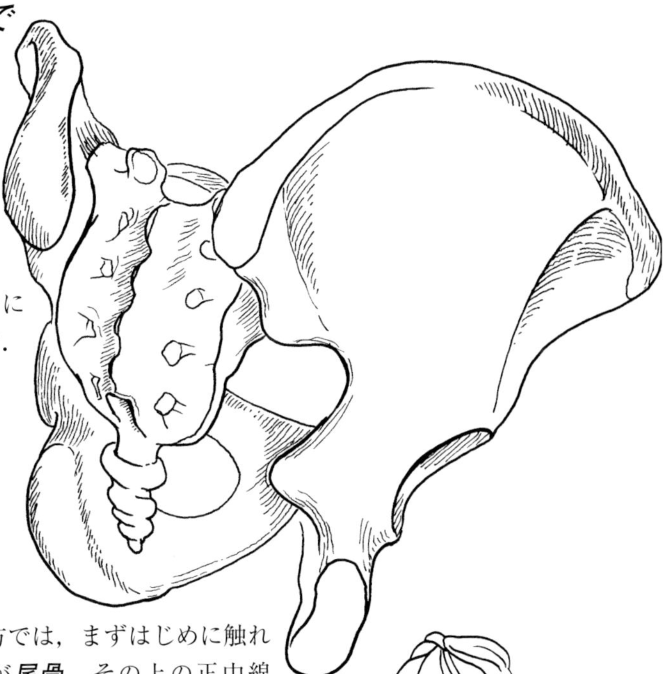

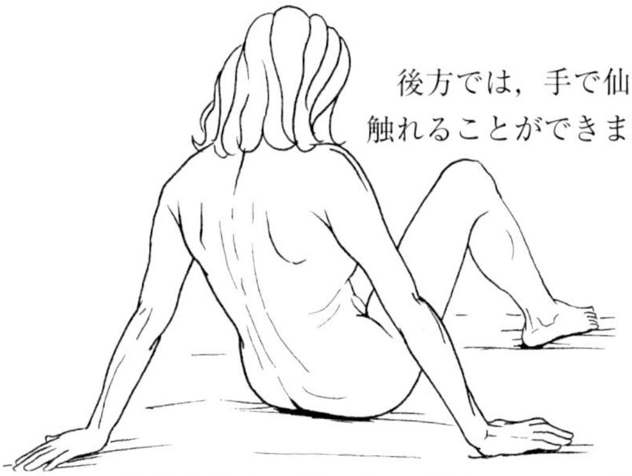

後方では，手で仙骨に触れることができます．

骨盤を後方へ倒すと，仙骨の部分を感じやすいでしょう（ゆっくりと後傾するために両手で身体を支えてください）．

下方では，まずはじめに触れるのが***尾骨***，その上の正中線上でやや隆起しているのが***正中仙骨稜***です．

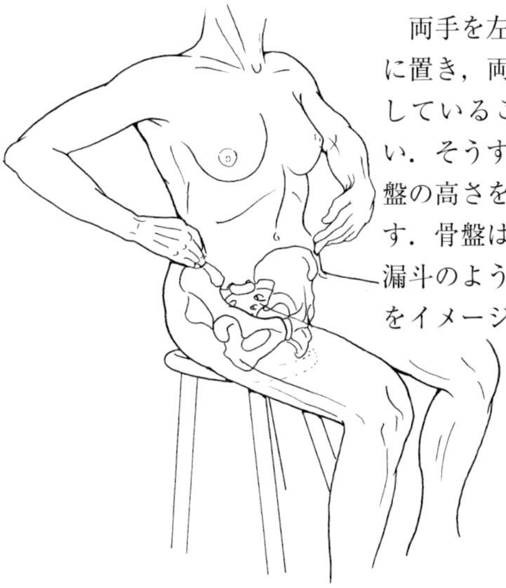

両手を左右それぞれの腸骨稜に置き，両側の坐骨が座面に接していることを感じてください．そうすると，自分自身の骨盤の高さを感じることができます．骨盤は，上から下へ向かう漏斗のような形をしていることをイメージしてください．

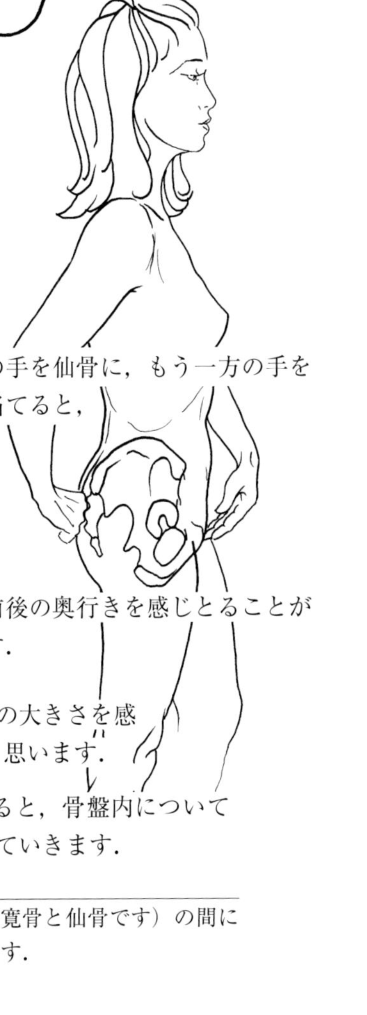

一方の手を仙骨に，もう一方の手を恥骨に当てると，

骨盤の前後の奥行きを感じとることができます．

手で触わったまま骨盤をさまざまな方向に動かしてみてください．骨盤の大きさを感じられるでしょう．1つの骨の固まりとして動く骨盤*を頭の中で描けると思います．

これらの指標を利用して，***骨盤の輪郭***をイメージしましょう．そうすると，骨盤内についても理解しやすくなります．その他の指標については次ページ以降で紹介していきます．

---

*ただし，冒頭に記したように，骨盤を構成する3個の骨（訳者注：左右両側の寛骨と仙骨です）の間にはわずかな動きがあります．これについては，このあと詳しく確認していきます．

骨盤の骨で構成される関節

後方では，仙骨は両側の腸骨と***仙腸関節***を構成します．

仙骨の上外側には***仙骨耳状面***という，L字を逆さまにした凹形の関節面があります．

腸骨上にも同じように，L字を逆さまにした凸形の関節面があります．

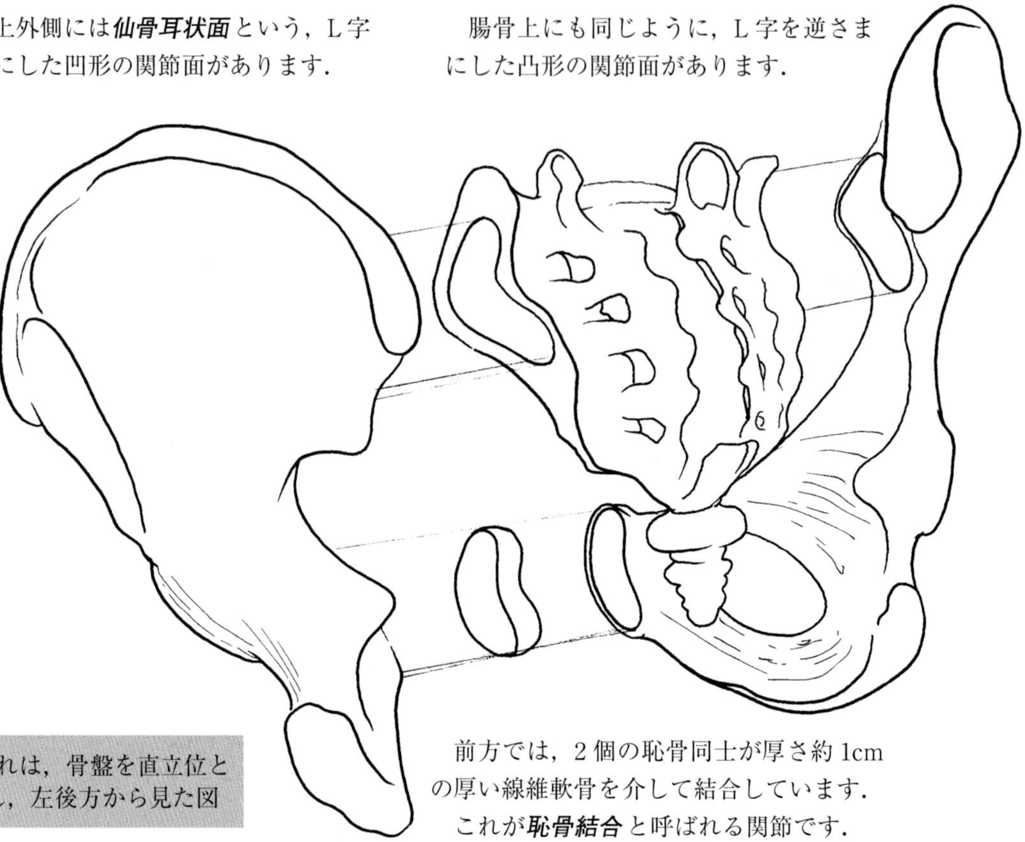

これは，骨盤を直立位とし，左後方から見た図

前方では，2個の恥骨同士が厚さ約1cmの厚い線維軟骨を介して結合しています．これが***恥骨結合***と呼ばれる関節です．

これらの関節は，正常な環境下では関節の形状と多くの靱帯によってかなり動きが制限されている（本書では詳細には触れません*）ものの，骨間でのわずかな可動性をもたらしてくれます．仙腸関節の動きは p.18〜19 でも述べています．

妊娠中はホルモン分泌が促進され（また月経期間中も多少），可動性が増加し，骨間が開くようになります．これによって骨盤径の増大が可能になります．

分娩時には，この動きが非常に重要であり，胎児が産道を通過しやすくなります（この現象は，分娩の最後の段階で実際に恥骨に指で触れるとわかります……）．

出産に向けたエクササイズ（p.88〜93 参照）を実施することで，分娩時に骨盤で生じる大きな動きに備えることができます．注意：単に骨盤を揺り動かすことでこの準備ができるわけではなく，骨同士の実際の動きを誘発するエクササイズを実施することが必要になります．

---

*本書をまとめた私たちによる“***動きの解剖学Ⅰ***”の p.47 と p.53 に詳細に記述してあります（訳者注：科学新聞社出版局から翻訳出版されています）．

開口部

骨盤内部はいくつかのゾーンに分かれていて，それらは**開口部**と呼ばれています．

開口部はすべての女性でみられるものですが，人によって（骨盤骨の大きさにより），形状やサイズに違いがあります．

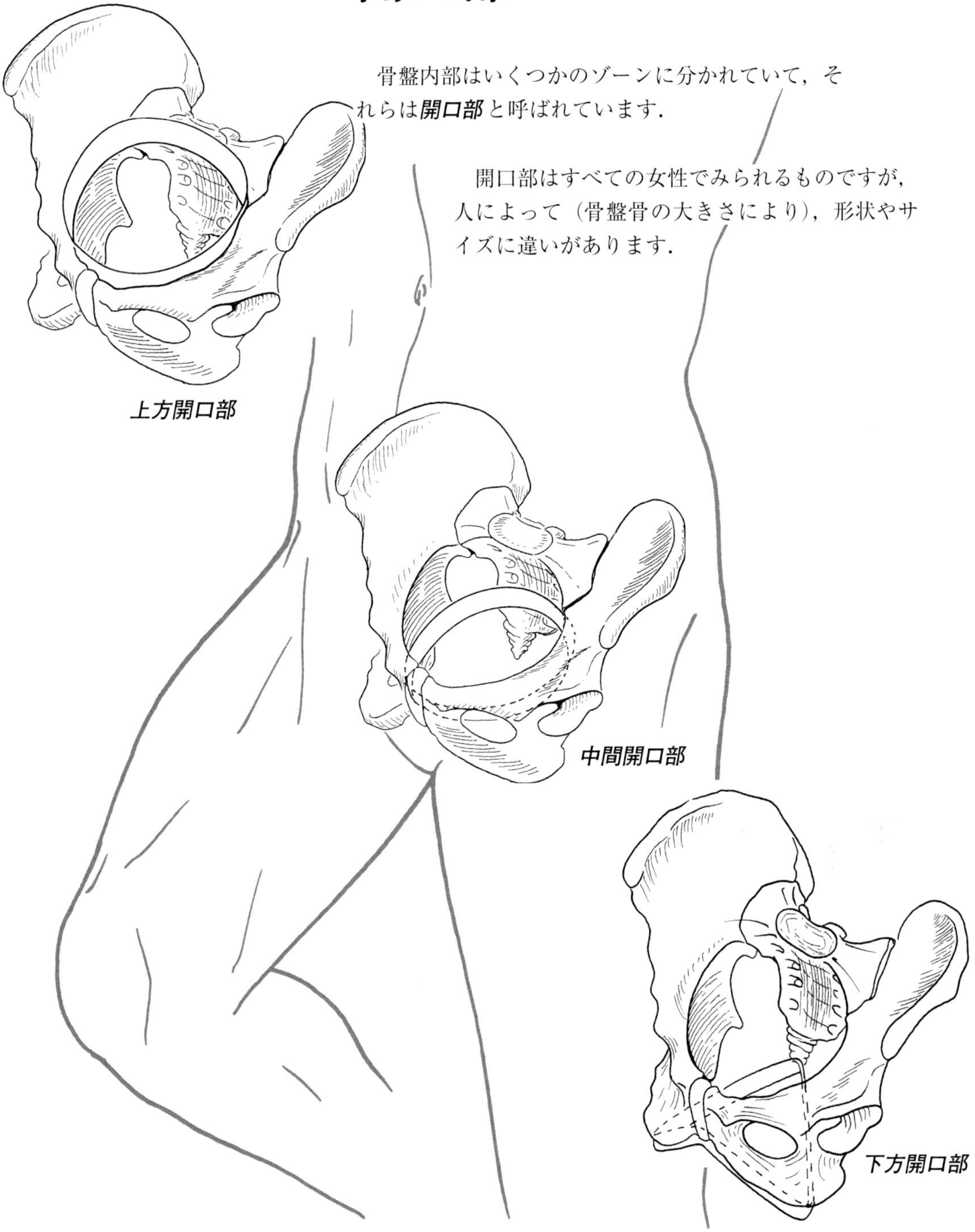

これらの**開口部**については，このあともたびたび出てきますので，よく覚えておいてください．
「骨盤底の深層筋と表層筋が付着する場所」，
「骨盤内臓器をおさめる場所」，
加えて，「開口部のサイズと方向」が分娩過程で非常に重要になるため，次にその詳細を説明します．

上方開口部 （訳者注：骨盤入口部と同義です）

寛骨の内側表面には，はっきりと確認できる斜めに弯曲した峰があります．これは***骨盤分界線***（訳者注：骨盤分界線は，腸骨の弓状線と恥骨の恥《ち》骨櫛《こつしつ》，恥骨稜からなります）と呼ばれています．

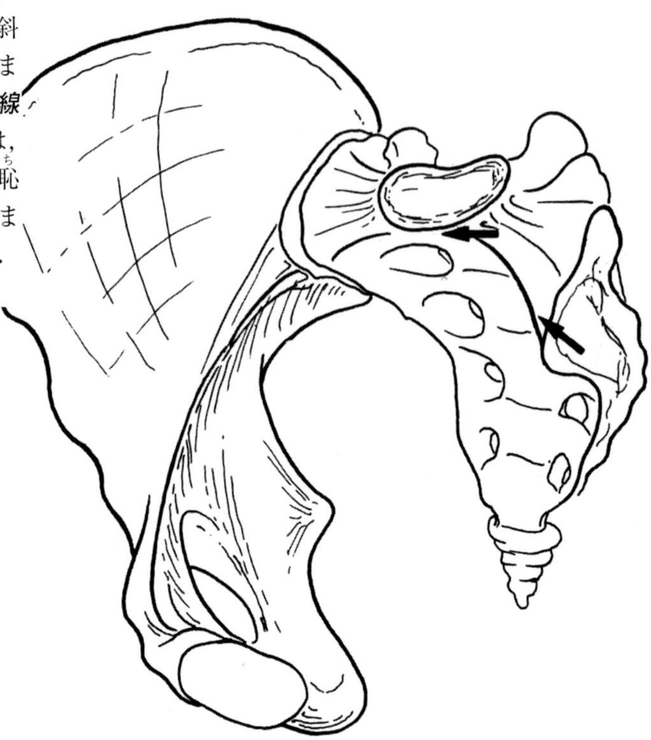

仙骨前面の上端には，***仙《せん》骨《こつ》岬《こう》角《かく》***と呼ばれる突出部（訳者注：上の矢印が指す部位です）があります．この左右には***仙骨《せんこつ》翼《よく》***（訳者注：下の矢印が指す部位です）が伸びています．

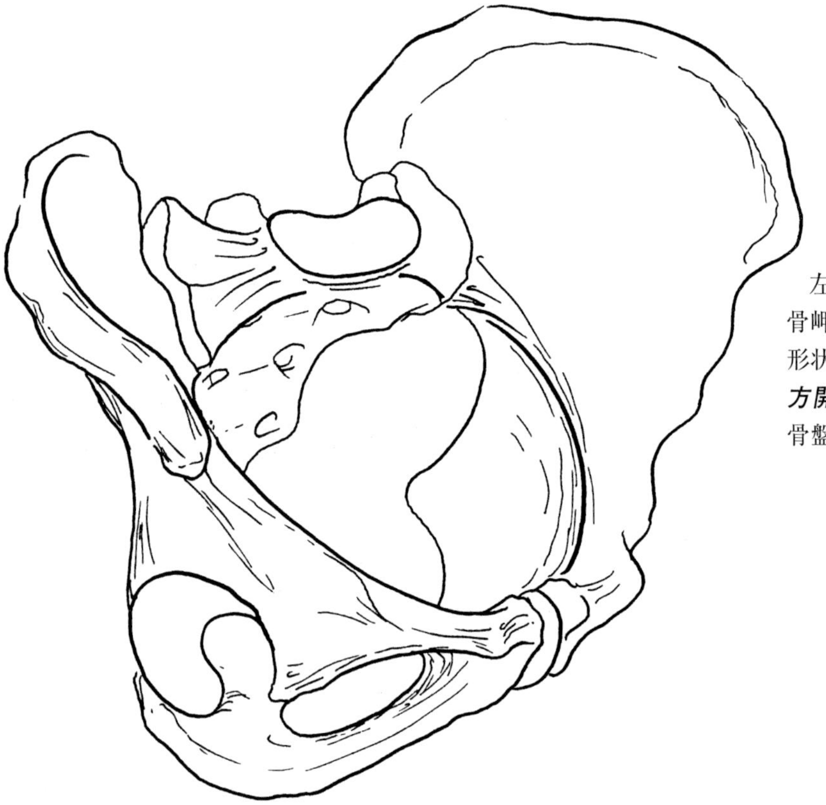

左右2本の骨盤分界線は仙骨岬角とともにハートに似た形状をなしており，これを***上方開口部***，あるいは単純に骨盤の内円と言います．

上方開口部の形状は通常は楕円形で，後方ではデコボコしています．

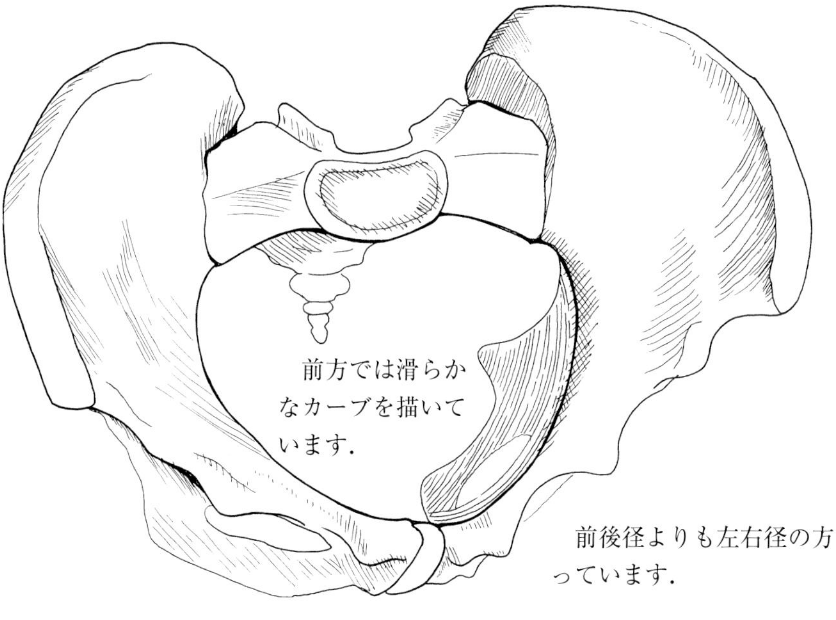

前後径よりも左右径の方が大きくなっています．

上方開口部は体幹に対して**傾いて**います．

立位姿勢では，円の前方よりも後方が高い位置にあります．

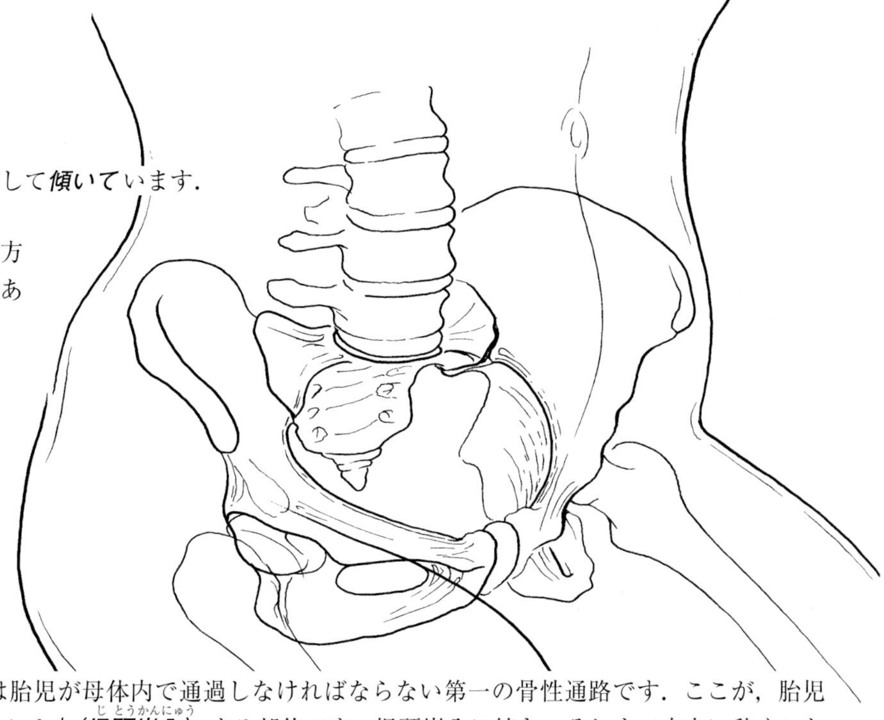

分娩時，上方開口部は胎児が母体内で通過しなければならない第一の骨性通路です．ここが，胎児が骨盤に**「エンゲージメント」**（**児《じ》頭《とう》嵌《かん》入《にゅう》**）する部位です．児頭嵌入に続き，それまで自由に動くことができた胎児の頭部は，ずっと狭い通路である**小骨盤**（p.11 参照）へ逆さまに進入していきます．これが胎児の**回旋運動**につながります（p.16 参照）．

上方開口部の径

これは胎児の出産を決定する因子になります．
骨盤計測では，上方開口部の各径を以下のように計測します．

前後径とは仙骨前面から恥骨後面までを指し，その距離を計測します．前後径は***真結合線***と呼ばれます．

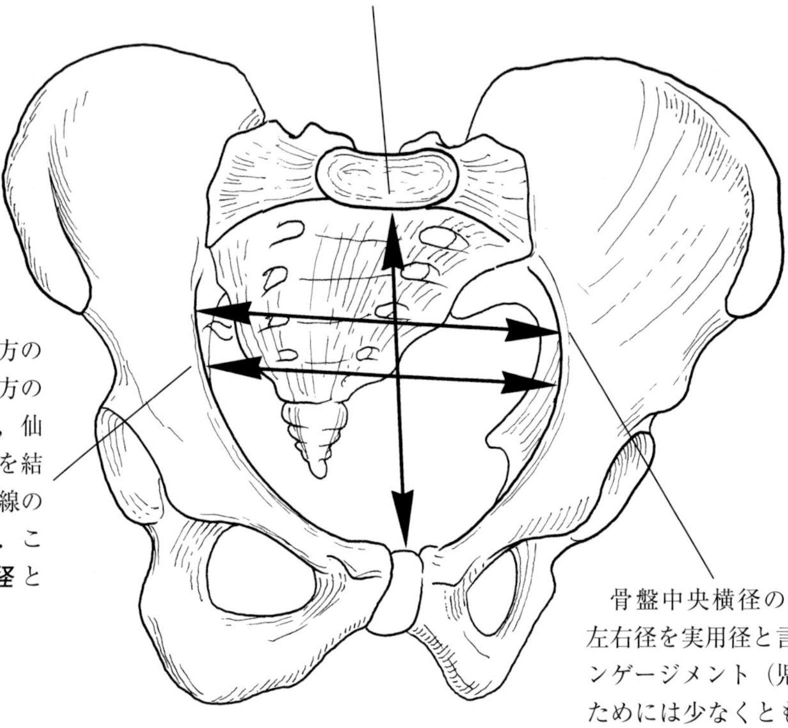

左右径とは，一方の分界線からもう一方の分界線までを指し，仙骨岬角と恥骨後面を結ぶ線の中点を通る線の距離を計測します．これを***骨盤中央横径***と言います．

骨盤中央横径の 1cm 上方の左右径を実用径と言います．エンゲージメント（児頭嵌入）のためには少なくとも 12cm の長さが必要です．

この３つの径が大きいほど，胎児は開口部を容易に通過できます．もし径が小さいと，胎児の通過の際に母体の骨盤の関節に離開を強いることになるか，胎児が通過できないということになります．この３つの径は，妊娠最終月または出産月に計測し，帝王切開の適応となるか否かの判断に用いられます．

上方開口部の径の大きさは，必ずしも骨盤全体の形とは比例していません．つまり，腸骨《ちょうこつ》翼《よく》が大きくても（これが骨盤の見かけを大きくしています），上方開口部の径が小さい場合や，その反対の場合もあります．

同様に，上方開口部の径の大きさは必ずしも身体の外形と比例しません．したがって，腰幅の広い女性の骨盤は出産に有利だとか，狭いと不利だとかいう説はまちがっています．

小骨盤

上方開口部は骨盤内を 2 つの領域に分けています.

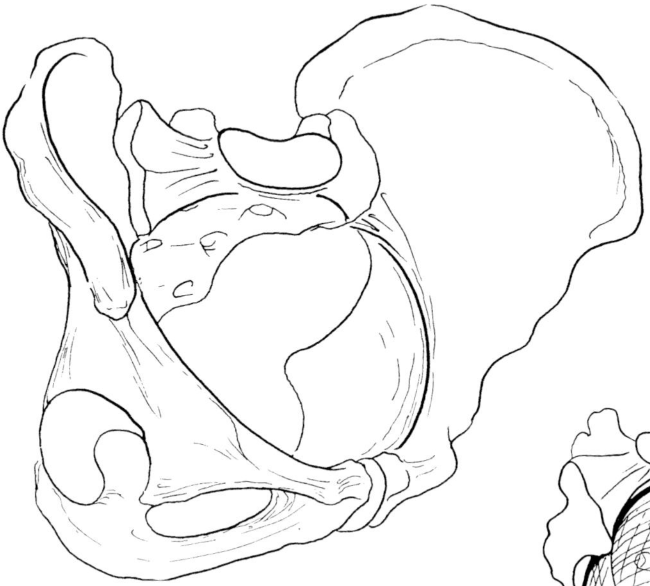

上部の ***大骨盤*** は，腹膜*（本書では触れていません）によって覆われた腹部内臓器のレベルに相当します.

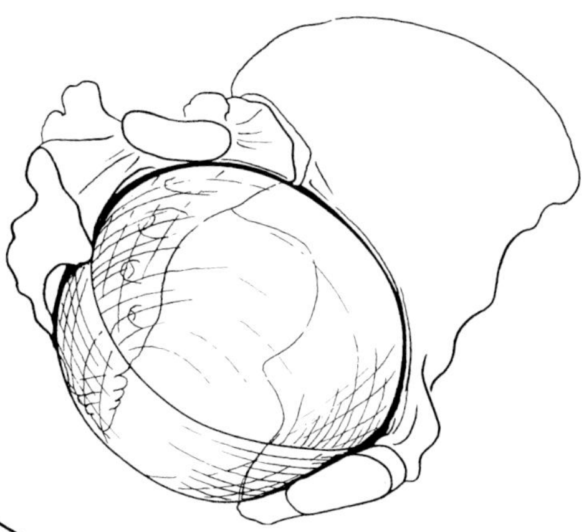

下部の ***小骨盤*** は，下方の腹部内臓器をおさめています.

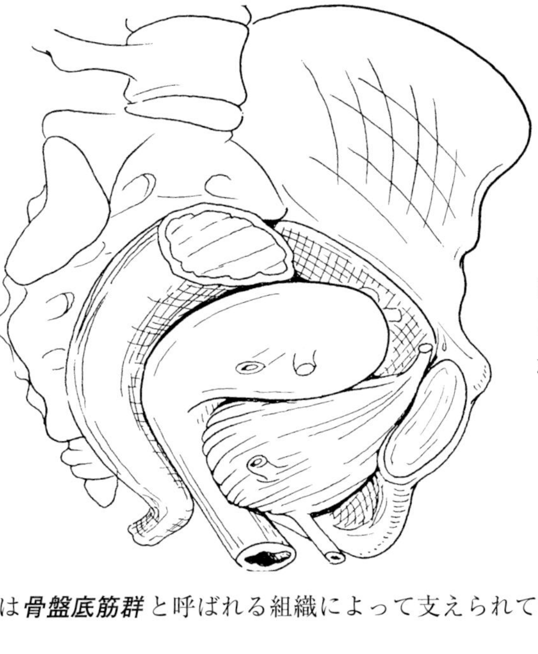

女性の場合の下方の腹部内臓器とは，膀胱，子宮，直腸のことであり（p.34～51 で詳述），***小骨盤内臓器*** または ***腹膜下臓器*** と呼ばれています.

これらの臓器は ***骨盤底筋群*** と呼ばれる組織によって支えられています．この骨盤底筋群が本書で学ぶ筋群です.

*腹膜は，ほとんどの腹部内臓器を取り囲む漿膜性の被膜です.

中間

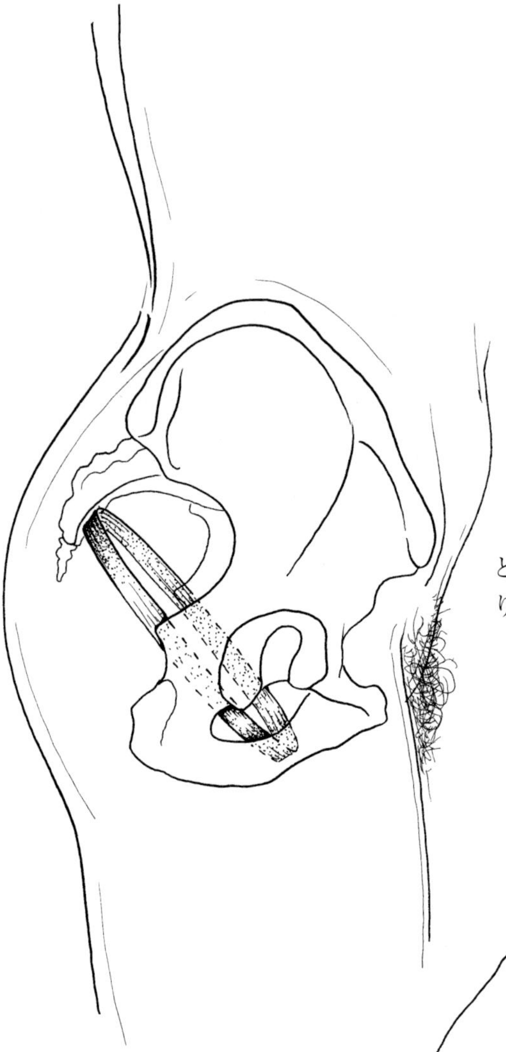

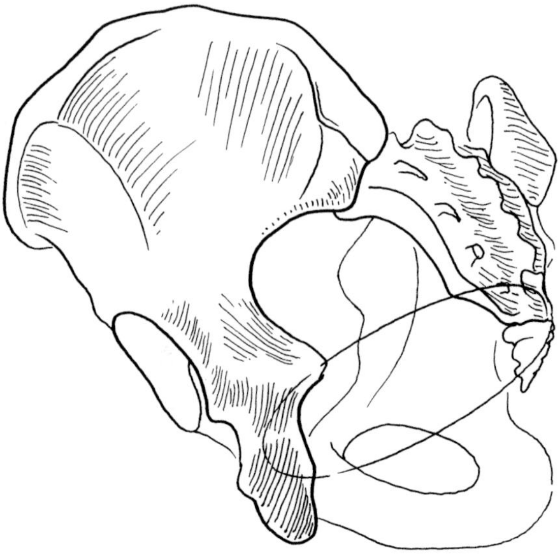

中間開口部は，上方開口部（p.8 参照）と下方開口部（p.14 参照）のほぼ中間にあります.

中間開口部を後方，側方，前方から見ると以下のようになっています.

後方から見ると，仙骨の S3−S4 の高さに形成されています.

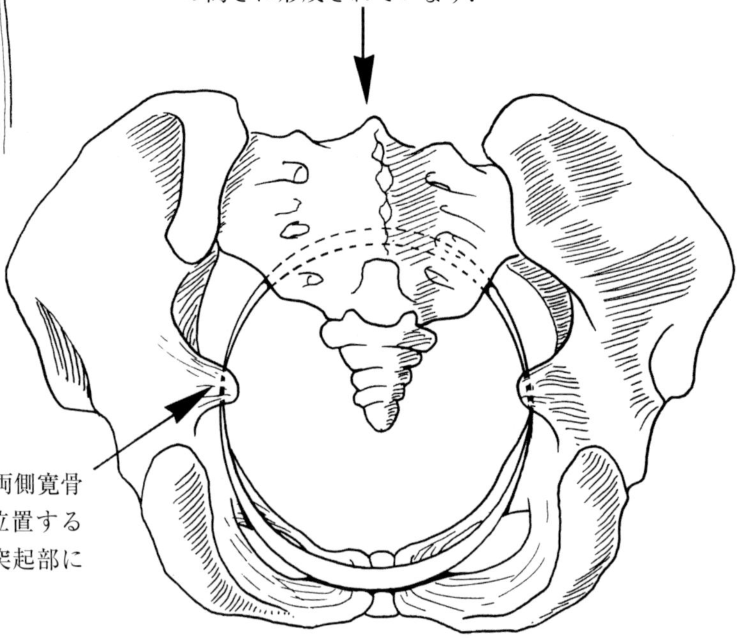

側方から見ると，両側寛骨（坐骨）の内後方に位置する**坐骨棘《きょく》**と呼ばれる突起部に形成されています.

前方から見ると，恥骨結合の中央の高さに至る空間に形成されています.

開口部

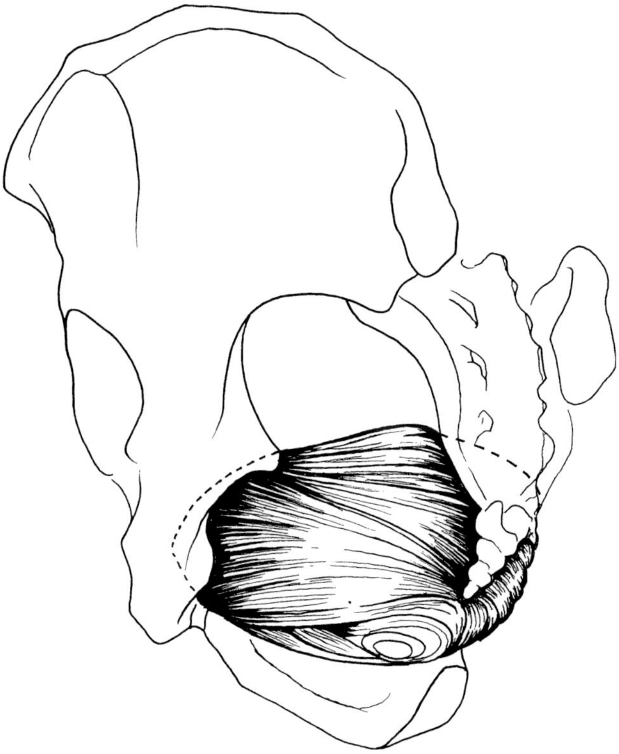

中間開口部には，***骨盤隔膜***という骨盤底深層の筋群が付着しています（p.28 参照）．深層筋群は骨盤の底部にあるのではなく，小骨盤の中間に位置しているということが大切なので覚えておきましょう．

分娩時，胎児は娩出前に中間開口部で頭部を回旋させるため，中間開口部は非常に重要です（p.16～17 参照）．中間開口部周囲に付着している骨盤底筋群に児頭が接する前に接するのが中間開口部であり，児頭の方向づけがここでなされます．

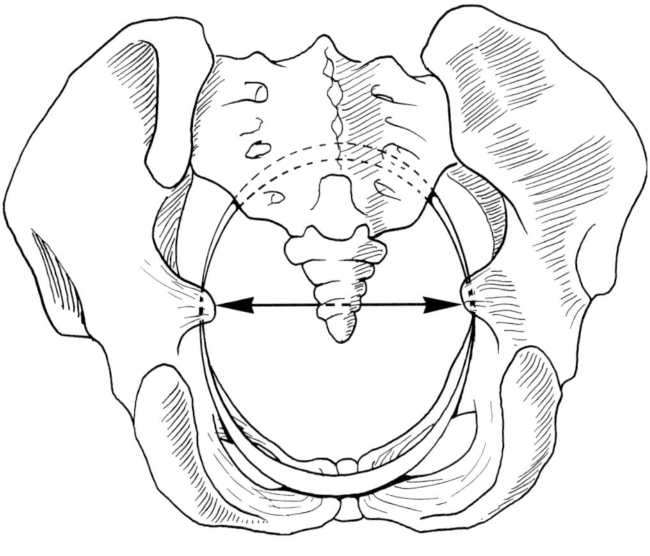

出産に備えて左右の坐骨棘間距離を計測します．この距離は通常 10 cm 程度です．

(左右の坐骨結節間距離とまちがえないように，次ページを参照してください.)

重要：両側の坐骨棘は内側に過剰に張り出していることがあるため，出産の際に障害になるだけでなく，自然分娩を妨げることがあります．そのときは帝王切開の適応となります．

下方開口部

骨盤の最下部に***下方開口部***（訳者注：骨盤出口部と同義です）があります.

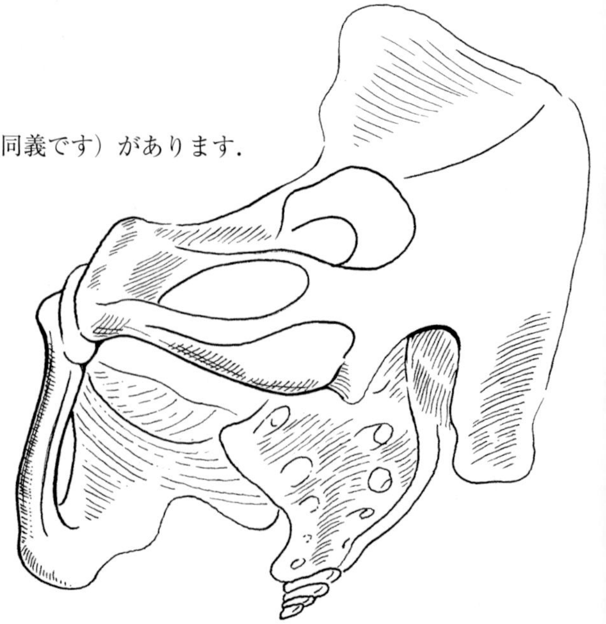

下方から骨盤を見ると，下方開口部は以下のようになっています.

前方には恥骨結合下縁があります.

側方には両側の坐骨下縁と坐骨恥骨枝（坐骨から恥骨へ向かう骨性のアーチ部分）があります.

後方には***尾骨***があります.

下方開口部には，皮膚から最も近い***骨盤底最表層の筋群***が付着しています（p.26〜27 参照）.

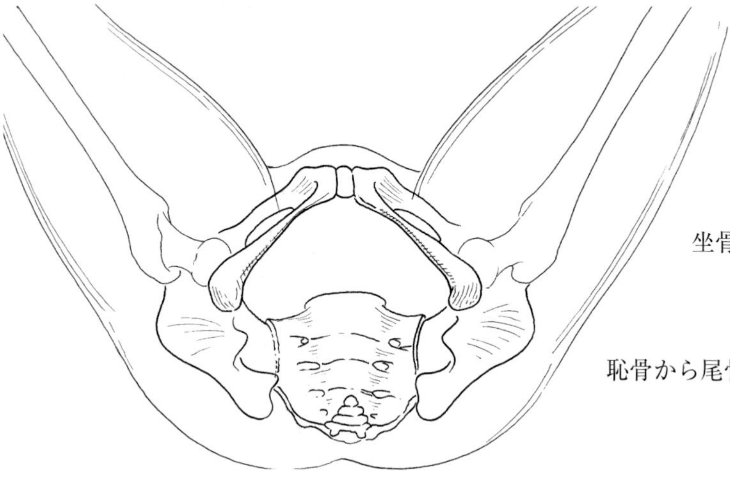

下方開口部は骨産道の最終通過点になるため，出産に備え，下記の距離を計測します.

坐骨結節間の距離は一般的に約 11cm です.

恥骨から尾骨までの距離は 9〜9.5cm です.

分娩時，尾骨は後方へ緩く回転します（後方傾斜）. これにより，恥骨から尾骨までの距離は 11〜12cm を上回る長さになります.

下方開口部は，前方では両恥骨間でとんがりアーチを作り，その頂点が恥骨結合になっています. この高さと幅のおかげで，下方開口部は多少横に開いたり，細長く閉じたりすることができます. 恥骨弓が骨産道の最終通過点であるため，この形状は非常に重要です.

この部分に胎児の頭部が現れます.

頭部の状態は妊娠 9 カ月の臨床検査で触診確認されます. 下方開口部が非常に狭い場合は，児頭の通過が妨げられる可能性があり，帝王切開とするか鉗子使用とするかが検討されます.

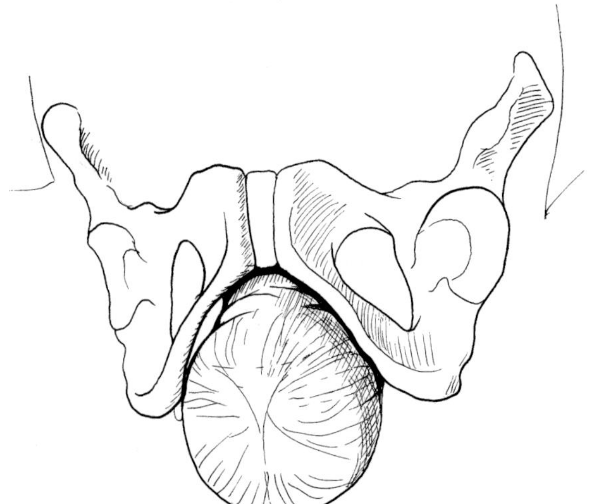

骨盤腔

開口部が縦に並び小骨盤内に作った通路を骨盤腔と言います．

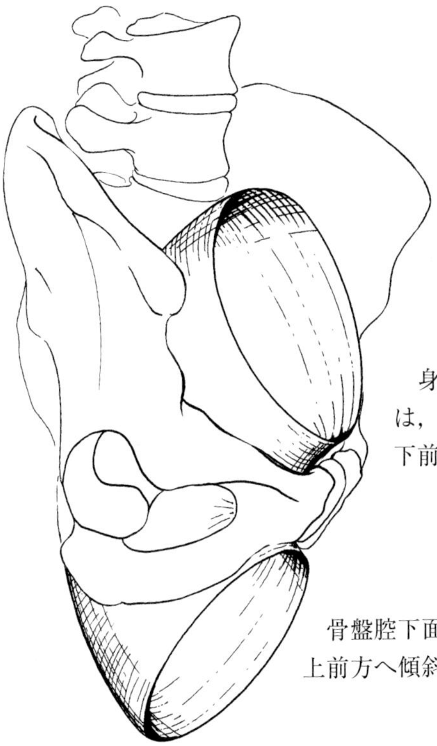

出産のとき，胎児はこの骨性通路すべてを通過しなくてはなりません．この通路はまっすぐではなく，むしろ**曲がっていて**不完全なトンネルのようになっています．

身体が直立している状態では，骨盤腔上面は上後方から下前方へ傾斜しています．

骨盤腔下面は下後方から上前方へ傾斜しています．

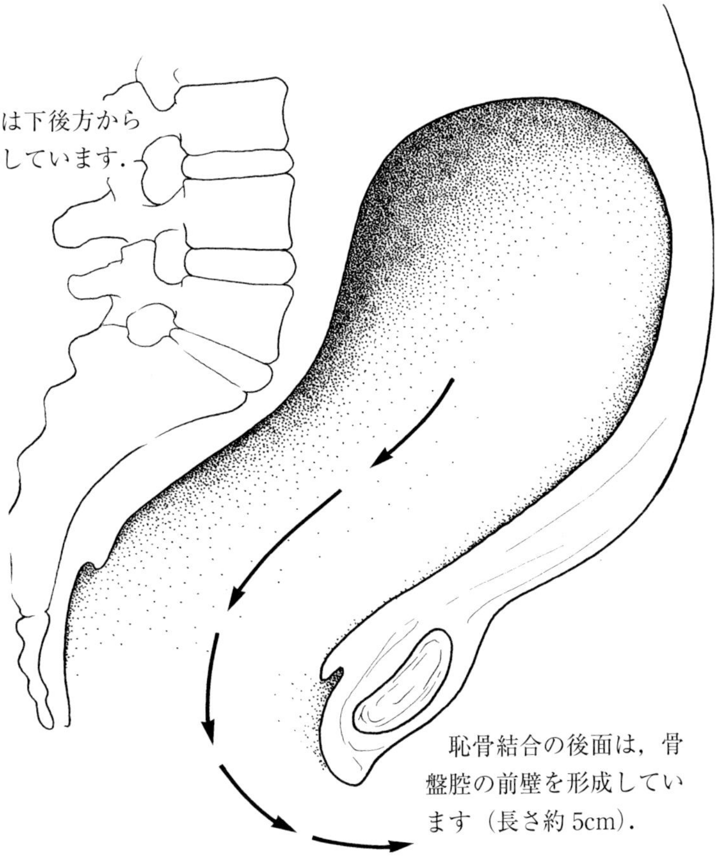

仙骨は前方に凹形で，骨盤腔の後方の壁を作っています（長さは約 16cm）．

恥骨結合の後面は，骨盤腔の前壁を形成しています（長さ約 5cm）．

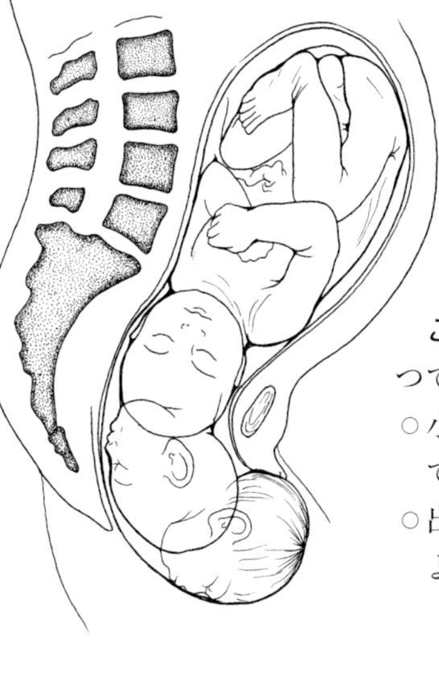

このカーブのことをよく覚えておきましょう．その理由は以下の 2 つです．

○小骨盤内に**斜め**に配列されている骨盤臓器の配置を理解するためです．

○出産直前に娩出のためにかける圧を，より正確な方向にかけられるようにするためです．

産道通過のための児頭の回旋

胎児の頭部は丸形ではなく，***卵形***をしています．***すなわち，胎児の頭部には径の長い部分と短い部分があり***，母体骨盤の最も大きい径に対して児頭の小さい径の方を適合させて通過します．

<児頭回旋①>

骨盤の入り口では，児頭はまだ***自由な状態***にあります．上方開口部はわずかに傾斜しており，左右径はここが最大です（p.9〜10 参照）．

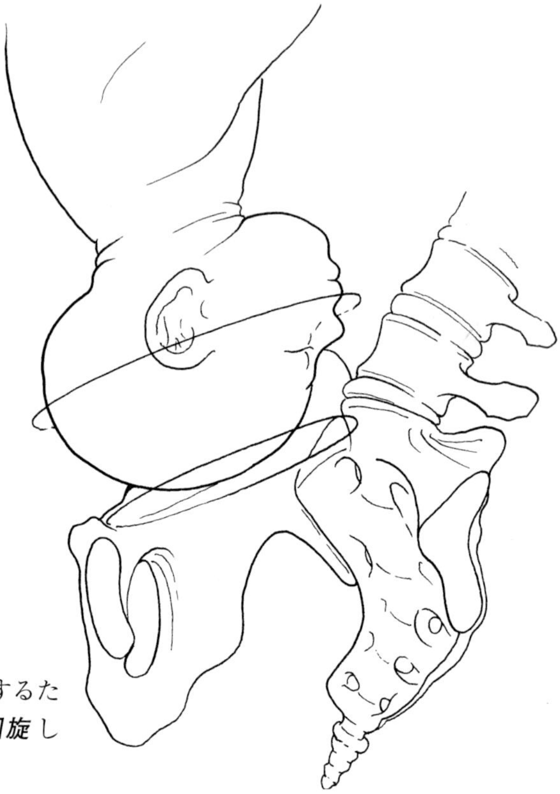

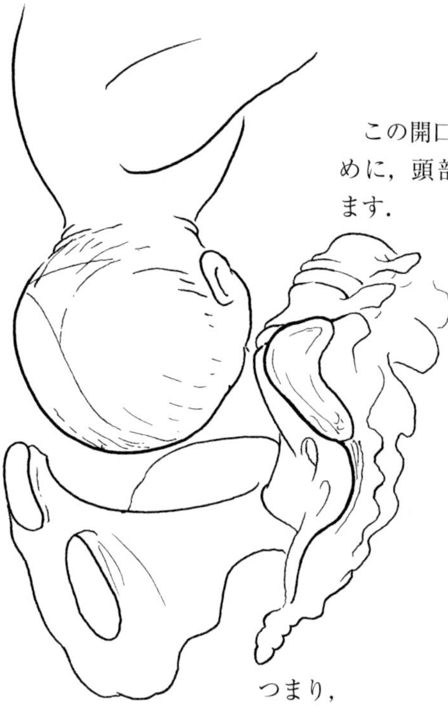

この開口部を通過するために，頭部は一度***回旋***します．

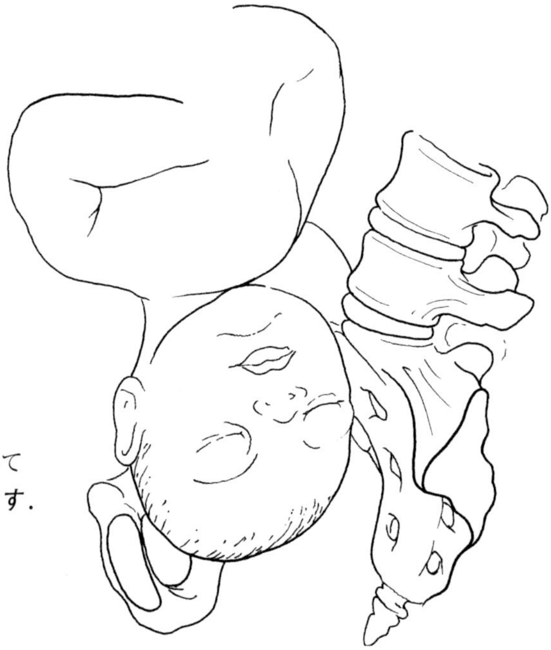

つまり，
左右どちらかへ回旋して
胎児は横向きになります．

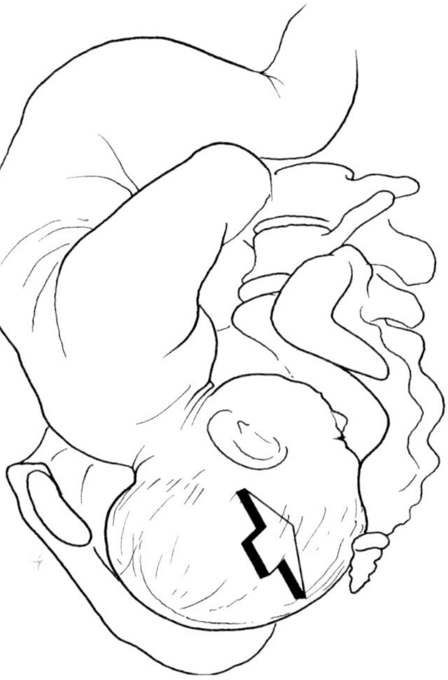

＜児頭回旋②＞

それから頭部は下降し，***中間開口部***へたどり着きます．ここは左右の坐骨棘に挟まれ，骨盤腔の左右径が最も小さくなっています（前後径は最大）．

顔を***仙骨側へ向けるために，頭部はさらに1/4回旋します．***

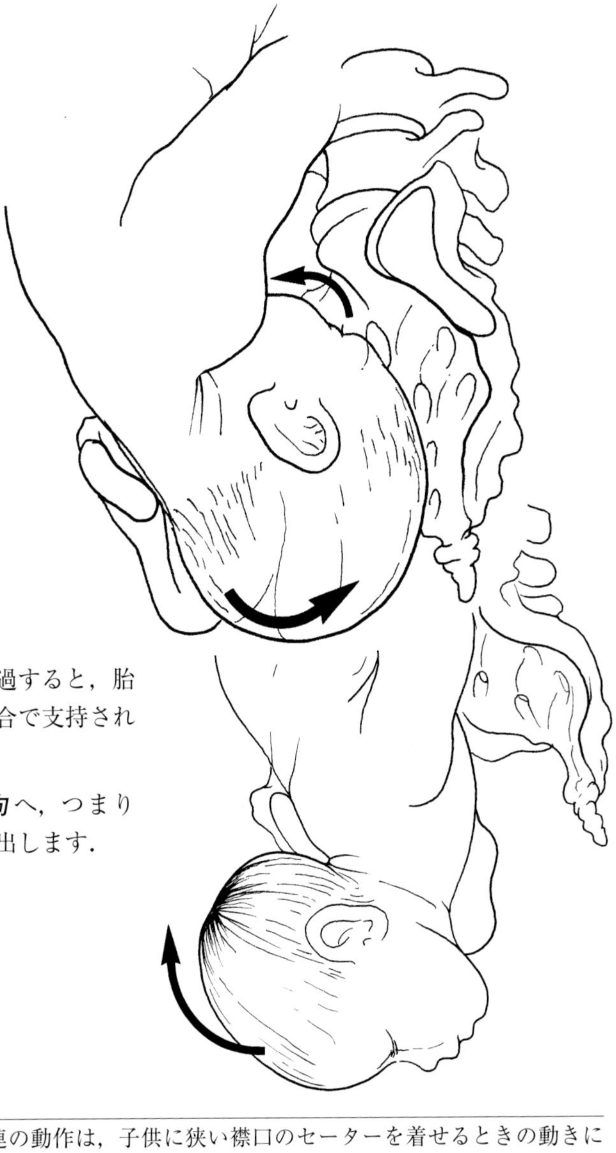

＜頭部屈曲＞

次に，あたかも二重顎を作るかのように頭部を***屈曲***させます*．この屈曲は，最終通路の会陰に向けて児頭の最小径を適合させる重要な準備になります．この屈曲は仙骨に向かって生じます．

＜頭部外へ＞

いったん中間開口部を通過すると，胎児はさらに下降し，恥骨結合で支持される状態になります．

そこで，頭部を***反対方向***へ，つまり後方に反らせて頭部を外へ出します．

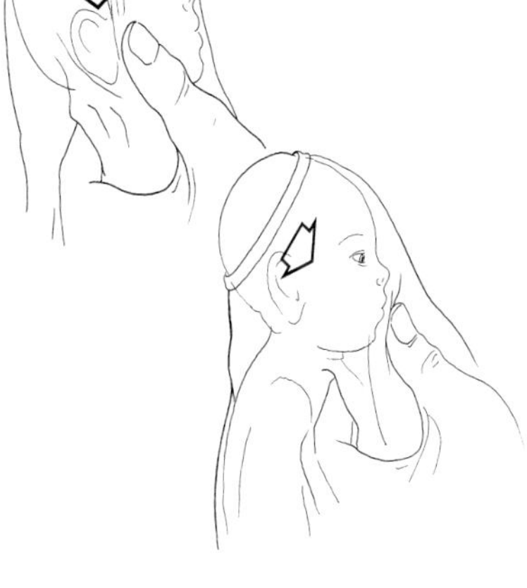

*この一連の動作は，子供に狭い襟口のセーターを着せるときの動きに似ています．つまり，後頭部を襟口に合わせてから前方向へ後頭部を通すよりも，より広い頭頂部を襟口に合わせて通す方がずいぶんと簡単に頭部を通すことができます．

分娩時の

仙骨と腸骨との間にはわずかな可動性があります．その動きには恥骨結合と，少なくとも一方の仙腸関節が同時に関与します（この動きは，拘縮や関節炎が原因で制限されることがあります）．この動きにより，骨盤の形状，つまり開口部の径や骨盤腔の形状に変化が生じます．日常生活では，これらの動きはごくわずかなものです．しかし，妊娠中は血中の***プロゲステロン***と***HCG***[*]という重要なホルモンの作用によって軟骨部分の吸水性が増し，出産の際には関節の可動性が増大します．恥骨結合では非常にわずかな滑りと離開の動きがみられます．

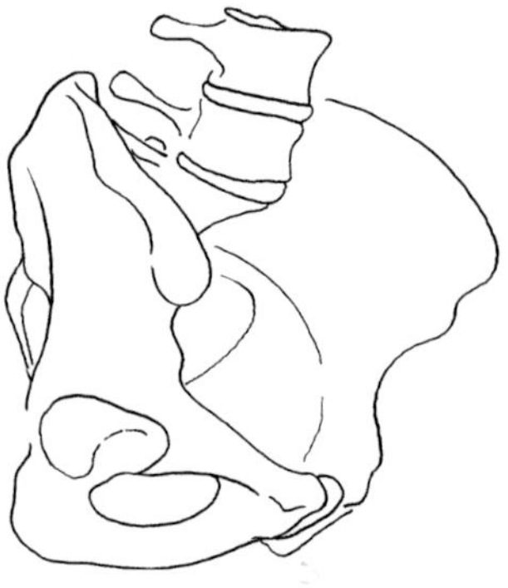

＜仙腸関節の動き＞

エンゲージメントの最初の段階において児頭が骨盤に進入する際は，仙骨の***起き上がり運動***がみられます．

胎児が小骨盤内に移動するため（p.16参照），上方開口部の径を大きくする必要があります．このときの動きを仙骨の***起き上がり運動***と言います．この動きは仙骨と腸骨との間で生じています．

仙骨部分では，***仙骨底が後方へ動きます***（同時に尾骨は前方へ動きます）．

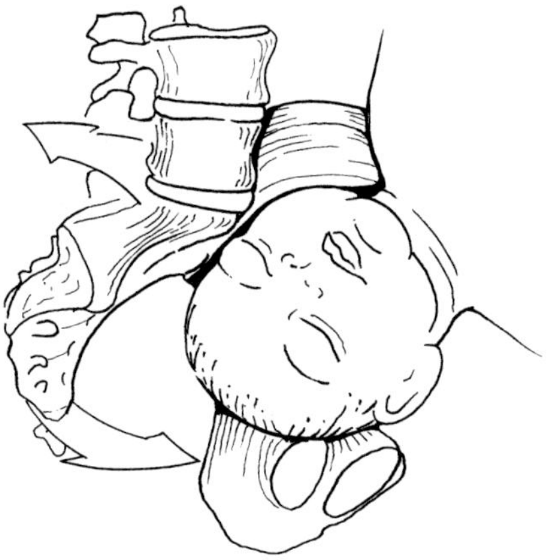

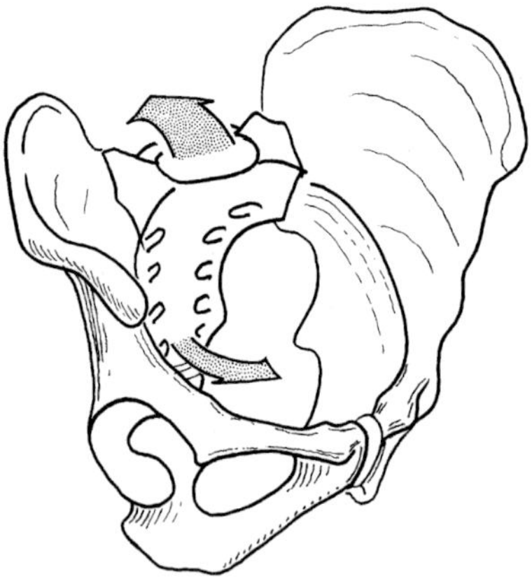

腸骨部分では，***腸骨翼が広がり***，同時に左右の坐骨が近づきます．

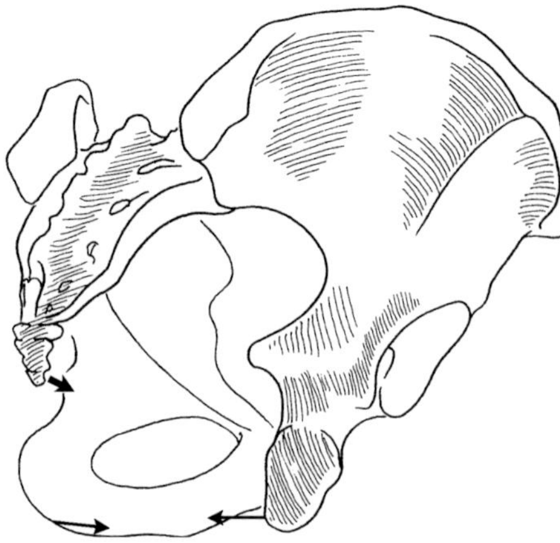

つまり，これらの複合運動により，***上方開口部の径は大きくなり***，***下方開口部の径は小さく***なります．

[*]これはヒト絨毛性ゴナドトロピンというホルモンであり，関節の柔軟性増加に関与します．

骨盤の動き

胎児の頭部は，向きが固定されると，次に中間開口部へ到達し，そしてその先の骨盤腔の端へ到達します．そこで，下方開口部の径を広げる必要に迫られます．

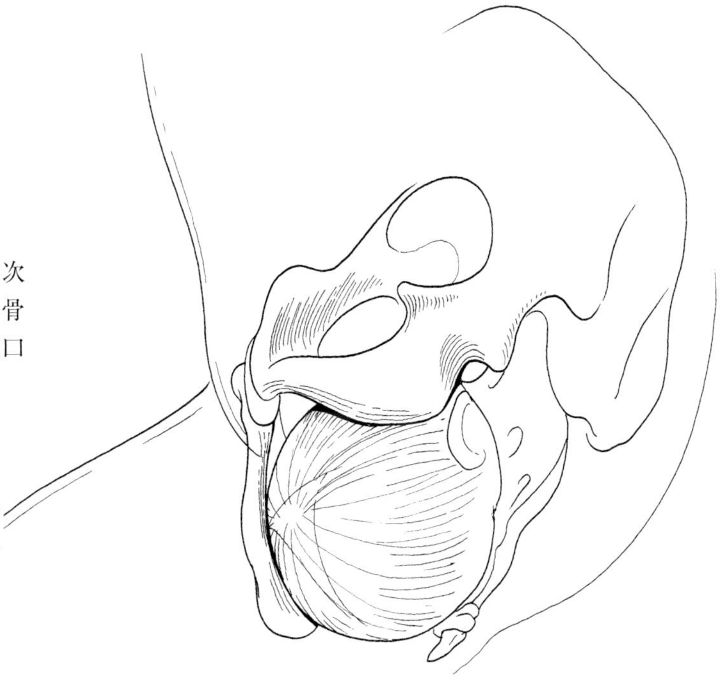

その際に仙骨に生じる動きを**うなずき運動**と言い，これは，それまでの仙骨の動きとは正反対のものです．

仙骨部分では，***尾骨が後方へ動きます***（同時に仙骨底は前方へ動きます）．

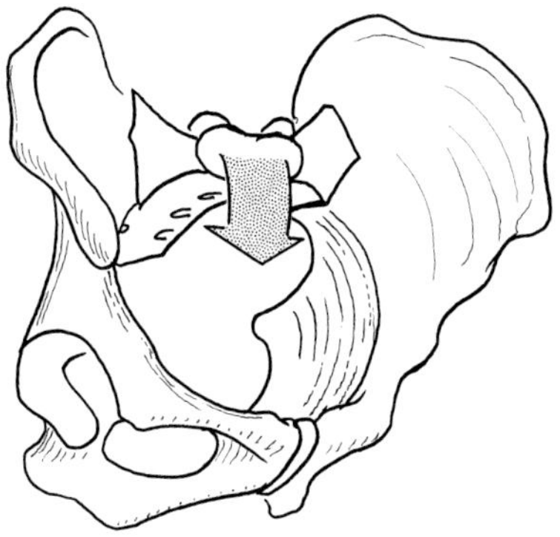

左右の坐骨間が広がります（同時に左右の腸骨翼間は接近します）．

おわかりのように，これらの複合的な運動により，**下方開口部の径の拡大と上方開口部の径の縮小**が生じます．

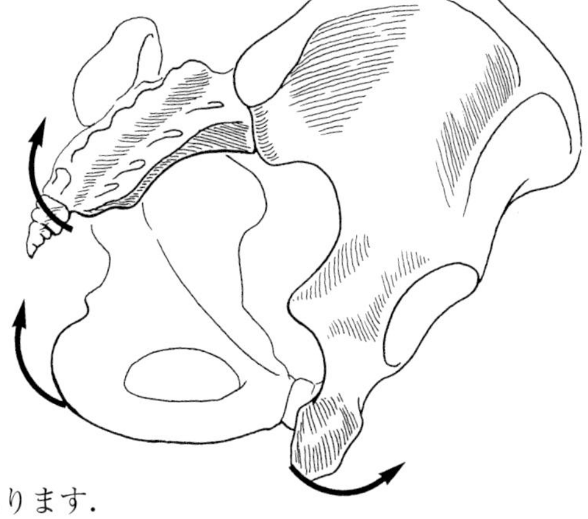

これらの動きは，分娩の最終段階，つまり娩出時に起こります．

日常生活においてこのような動きが生じる場合，その程度はほんのわずかなものです．そこで，分娩時に骨盤の骨が動くように準備するためには，また骨盤底筋群のトレーニングを行うためには，それに必要なエクササイズを実施するようにしましょう（p.88〜109 参照）．

似ていて，混同

骨盤前傾と骨盤後傾

骨盤前傾および骨盤後傾とは大腿骨頭上の寛骨の動きです．簡単に言うと，骨盤全体があたかも一つの固まりとして股関節上で前後に傾斜する動きのことです．傾斜の方向を把握する場合の指標として***上前腸骨棘***を用います．

直立座位姿勢で上前腸骨棘が前方および下方に向かえば，それを***骨盤前傾***と言います．

直立座位姿勢で上前腸骨棘が後方およびやや上方に向かえば，それを***骨盤後傾***と言います．これらの動きはしばしば***骨盤傾斜****と表現されます．

出産の準備として，いろいろな姿勢で骨盤傾斜を行うことが推奨されています．

四つ這い位は骨盤傾斜の実施には一番簡単な姿勢です．

背臥位では，一方向への骨盤傾斜（後傾）は簡単ですが，もう一方向への骨盤傾斜（前傾）は骨盤が床に当たってしまうため困難です．

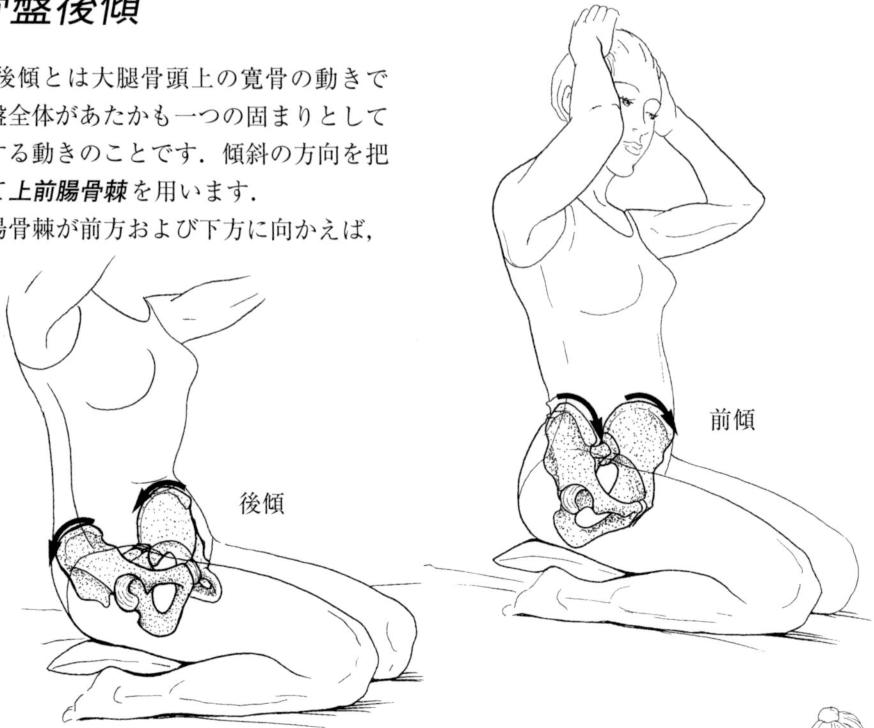

後傾

前傾

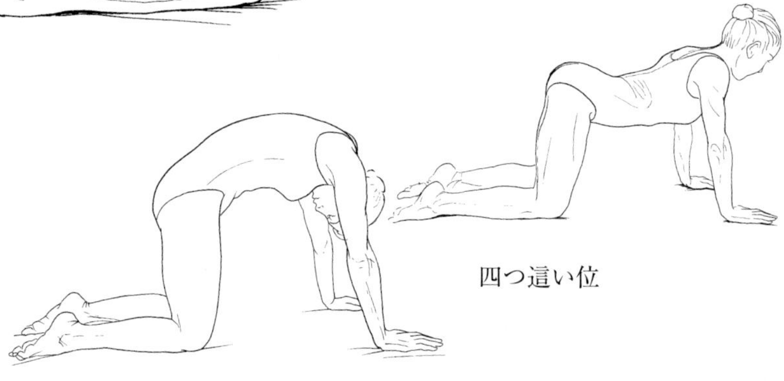

四つ這い位

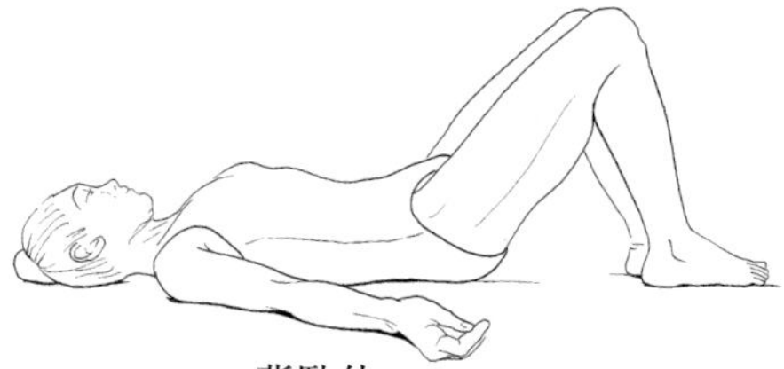

背臥位

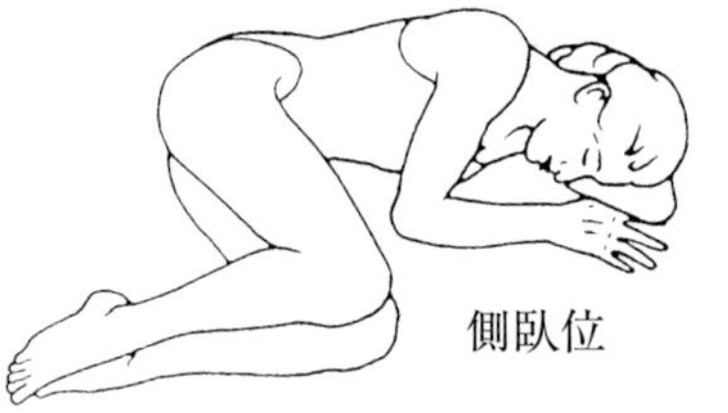

側臥位

妊娠中の骨盤の動きは，ある種の効果をもたらしてくれます．例えば，骨盤の前傾と後傾を用いて下腹部を動かすことで，特に大血管の循環が促進されます．しかし，骨盤内の関節の動きを改善することにはなりません．けれども，出産する母親が分娩の過程に備えて行うべきなのはまさにこの骨盤の前傾と後傾です．

*<u></u>***骨盤傾斜***という用語の場合，前傾のことなのか後傾のことなのかがわかりません．よって，やや正確性に欠けた用語と言えます．

されやすい動き

腰椎伸展と腰椎屈曲

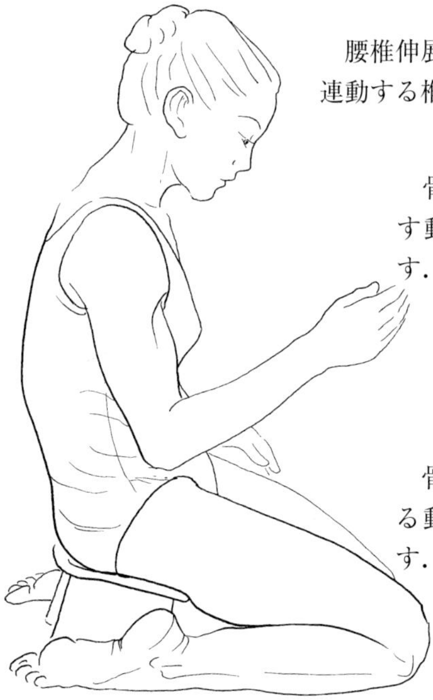

腰椎伸展と腰椎屈曲は骨盤の動きと連動する椎骨間の動きです.

骨盤前傾とともに腰椎の弯曲が増す動き，これを***腰椎伸展***と言います.

骨盤後傾とともに腰椎の弯曲が減る動き，これを***腰椎屈曲***と言います.

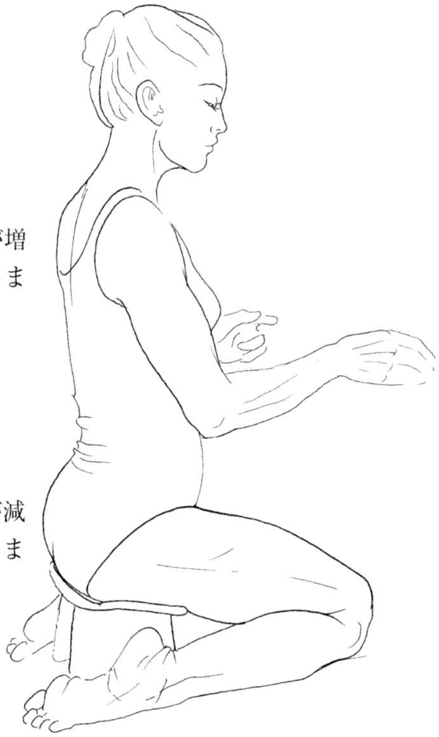

腰椎伸展と腰椎屈曲は，前ページに示した骨盤前傾および骨盤後傾に連動して生じますが，これは骨盤上方の椎骨でみられるものです.

骨盤上方の領域から得られる感覚や動きを正確に認識することは，骨盤底領域を理解する上で非常に有益です.

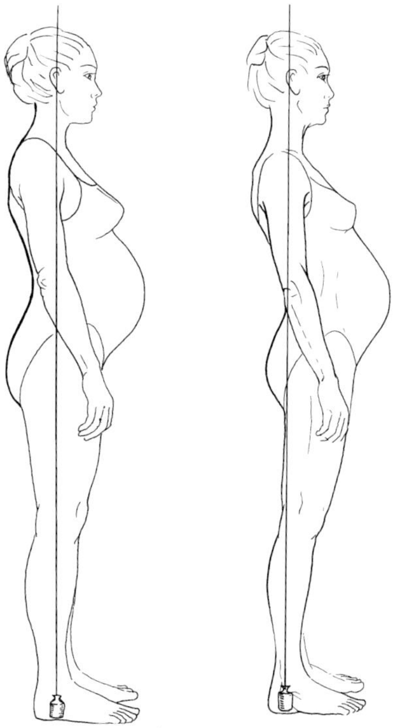

妊娠中は，胎児の重さに対応して腹部を前方に突き出しバランスをとるため，また関節の柔軟性が増大するため，骨盤前傾と腰椎伸展が強まります．痛みが原因でこのような変化が生じているのでなければ，心配する必要はありません．ただし，骨盤前傾と腰椎伸展を強めすぎないよう注意する必要がある場合には，p.94～95のエクササイズを試してみてください.

会陰にある２つの三角

骨盤を下方から見ると，骨が突出した部分を４カ所確認できます．恥骨，尾骨と，左右２つの坐骨結節です．この４カ所が，**会陰にできる菱形**の４つの角に相当します．

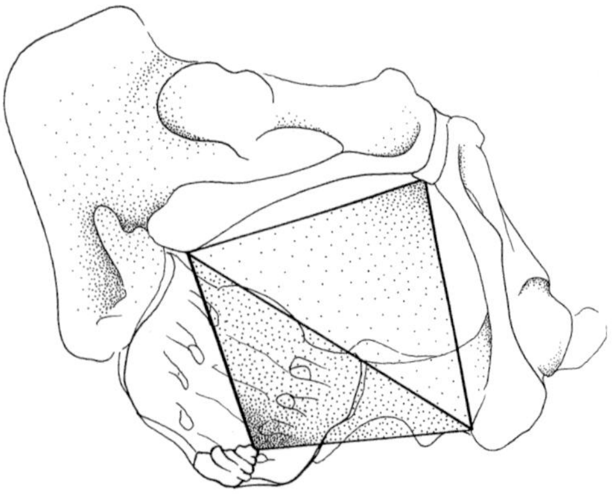

左右の坐骨結節を結ぶように線を引くと，会陰の菱形を２つの三角形に分割することができます．この菱形を分割する線は，左右両側の浅会陰横筋に一致します（p.26参照）．会陰の前部が前方三角に相当します．

前方三角には尿道口と膣口という２つの開口部があり，尿生殖領域になっています．

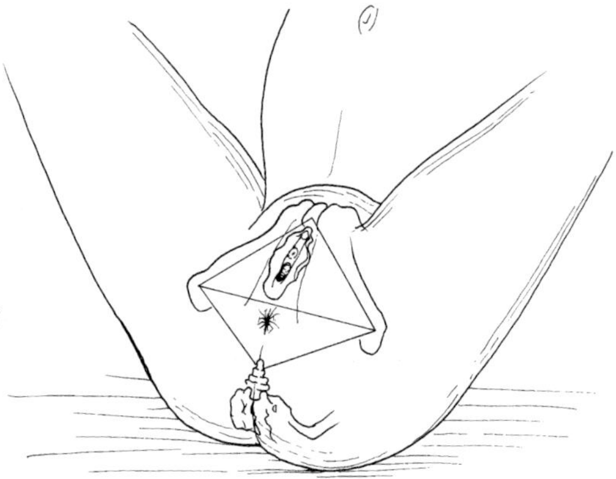

会陰の後部は後方三角に相当します．そこは直腸領域であり，最終開口部となる肛門があります．

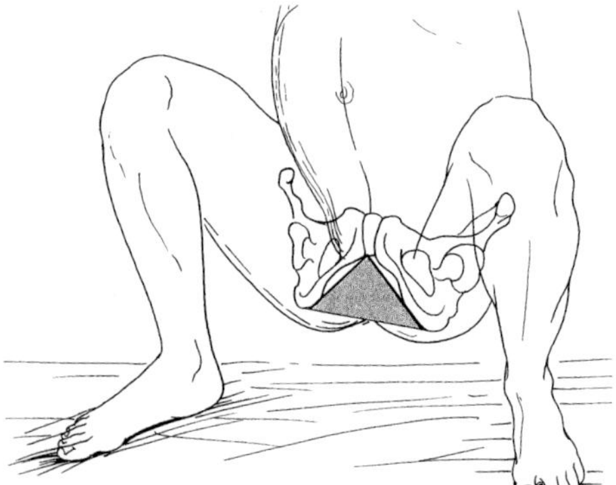

前方三角は前下方を向いています．

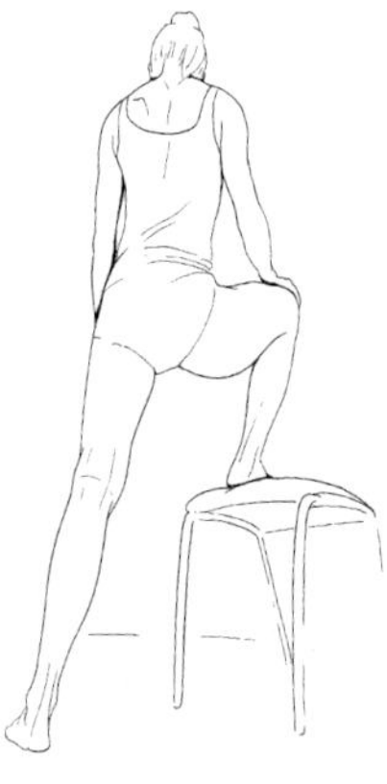

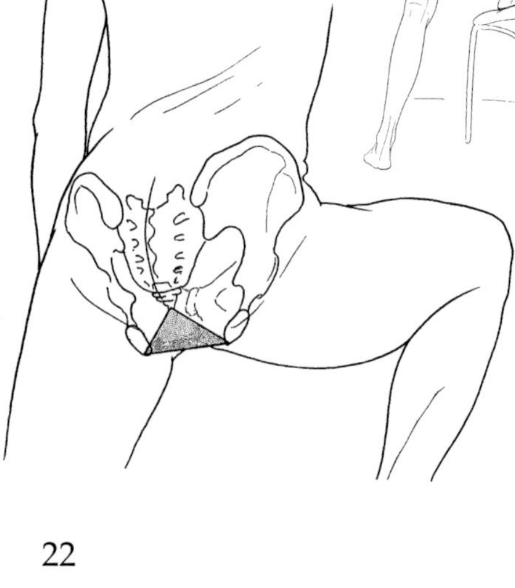

後方三角は後下方を向いています．

骨盤の骨と会陰周囲の形態学（女性の外生殖器）

骨盤を下から見た図

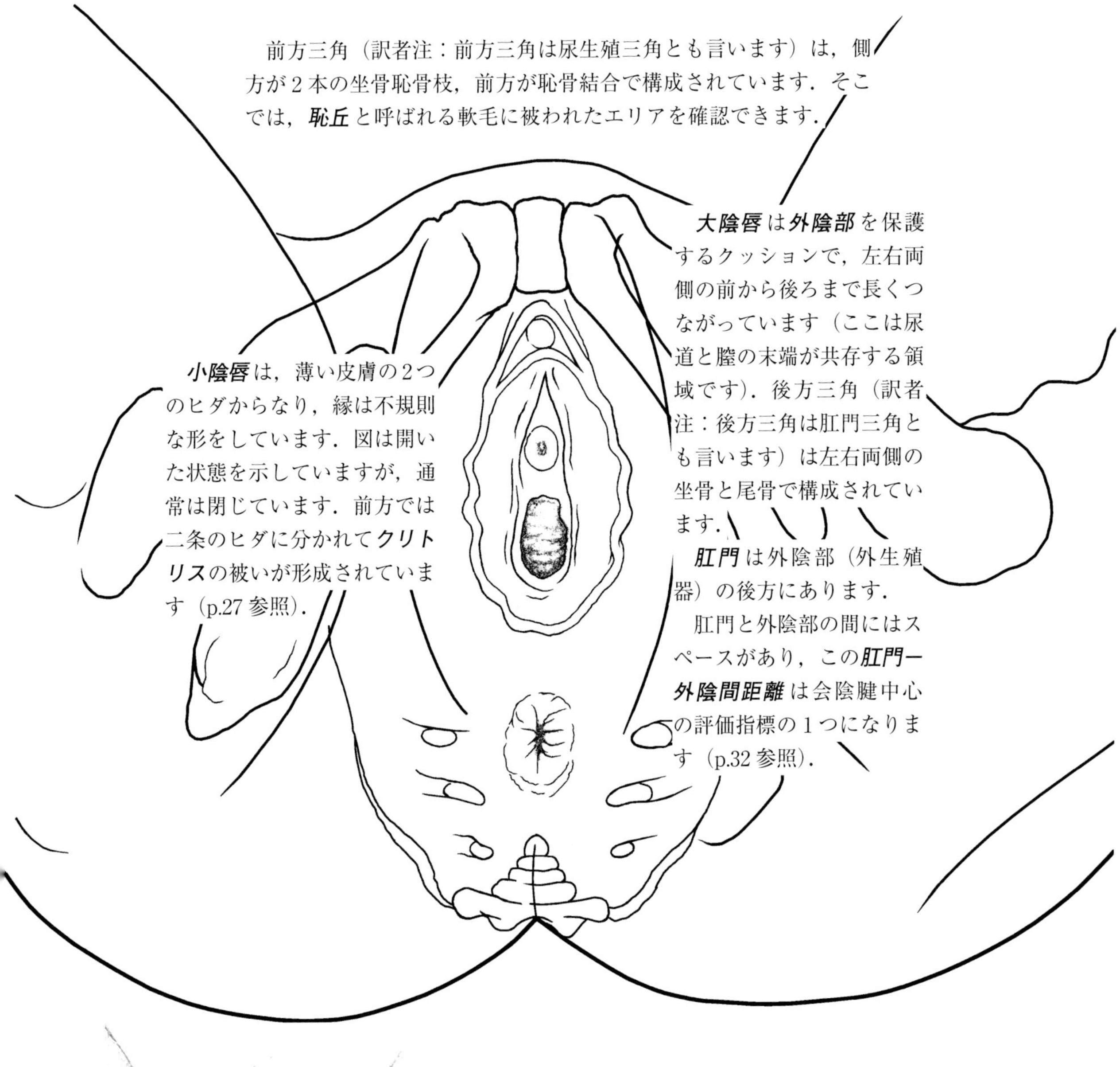

前方三角（訳者注：前方三角は尿生殖三角とも言います）は，側方が2本の坐骨恥骨枝，前方が恥骨結合で構成されています．そこでは，**恥丘**と呼ばれる軟毛に被われたエリアを確認できます．

大陰唇は**外陰部**を保護するクッションで，左右両側の前から後ろまで長くつながっています（ここは尿道と膣の末端が共存する領域です）．後方三角（訳者注：後方三角は肛門三角とも言います）は左右両側の坐骨と尾骨で構成されています．

小陰唇は，薄い皮膚の2つのヒダからなり，縁は不規則な形をしています．図は開いた状態を示していますが，通常は閉じています．前方では二条のヒダに分かれて**クリトリス**の被いが形成されています（p.27 参照）．

肛門は外陰部（外生殖器）の後方にあります．

肛門と外陰部の間にはスペースがあり，この**肛門ー外陰間距離**は会陰腱中心の評価指標の1つになります（p.32 参照）．

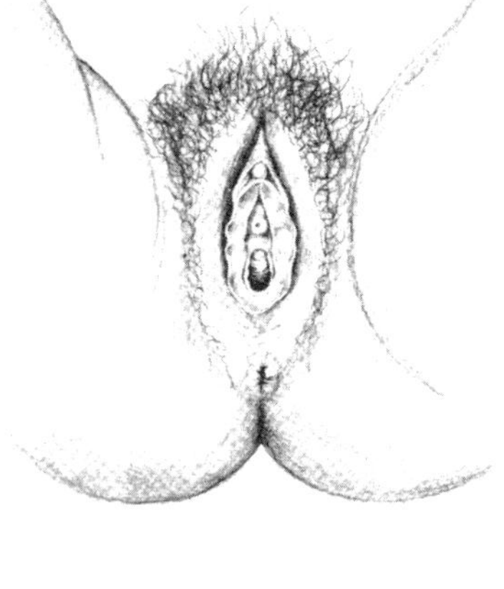

勃起組織については p.27 で述べます．

第２章
骨盤底領域の筋群

骨盤の骨組織について理解したならば，骨盤底部に存在する***筋群***について学びます．骨盤底には下記のような特性があります．

・収縮と弛緩
・受動的伸張と弾性

骨盤底領域には２種類の筋群があります．

１つは，この章で学ぶ***骨盤底筋群***です．この筋群は，実質的に骨盤の床を形成する筋の集合体であり，表層と深層の二層構造になっています．この筋組織の集合体は小骨盤内臓器（膀胱，子宮，直腸）を***支持する***役目を担っています．

もう１つは，上記の小骨盤内臓器の***開口部に関連する筋群***です．尿道や肛門の括約筋，直腸に関わる筋，膣に関わる筋です．これらは，いわゆる骨盤底筋群に比べ，かなり小さい筋です．これらの筋については第３章で説明します．

この２種類の筋群は多少混在しています（連結していたり線維が交差しているため）．しかしながら，確実にこの筋のイメージを描き，働きを実感しつつ運動を行うためには，しっかりと区別できることが大切です（きちんと区別できないことで多くの人が混乱しています）．

骨盤底筋群の構成と機能のあらまし

小骨盤内で最も傾きが強い部分を塞ぐ筋群の集合体を骨盤底筋群と呼んでいます．

これは二層構造をしています．
下層の皮膚と結合している長い線維性の表層筋群と，
骨盤隔膜と呼ばれる大きく厚い深層筋群とで構成されています．

この集合体は小骨盤の内壁に付着しており，付着部位は深層筋群が中間開口部の縁，表層筋群が下方開口部の縁となっています．
筋線維は下外方へ走行しており，全体としては船底の形をしています．
２つの筋群は互いに重なり合いながら尿道，膣，肛門の３つの開口部を囲んでおり，括約筋のコントロールに関与します．

この集合体には次の２つの機能があります．
１つは***下腹部の支持機能***です．内臓のサイズと重さが増加すると，緊張と圧迫により下腹部を支持する機能が強まります．この機能には特に筋の収縮特性が関与しています．
もう１つの機能として内側と外側をつなぐ***通路の役割***があります．この機能は，弾性に富む構造がもたらしてくれます．

次ページ以降で詳しく述べます．

骨盤底表層の筋群

骨盤底表層の筋群は，図に示すように走行しています．

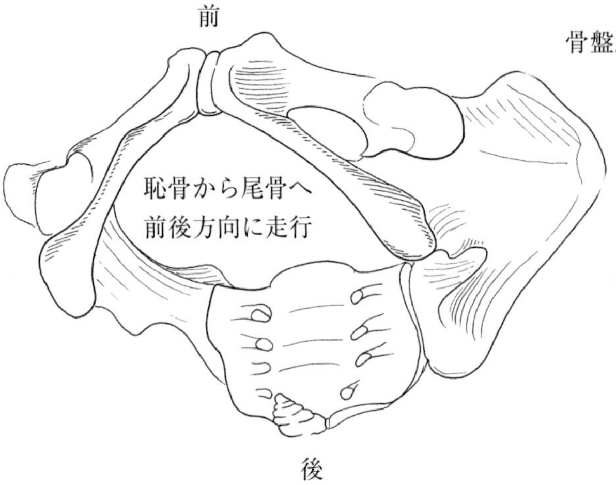

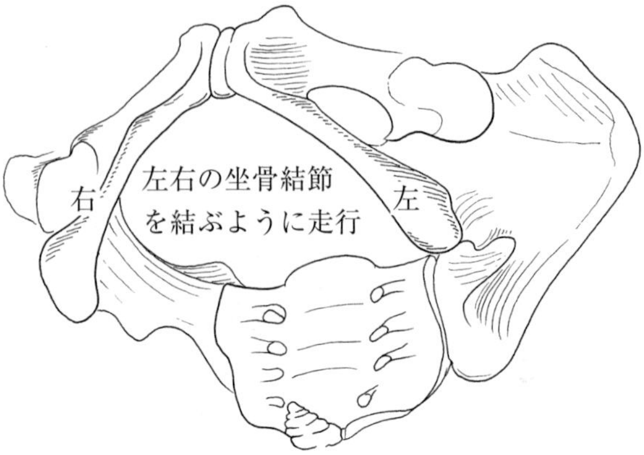

また骨盤底表層の筋群は***会陰腱中心***というゾーンで交叉し，8の字を描いています．

前方：恥骨寄りにある8の字の前方の環の部分は，球海綿体筋，坐骨海綿体筋，浅会陰横筋で構成される三角形の中に位置します（次ページ参照）．

前方：***球海綿体筋****がクリトリスから会陰腱中心まで走行しています．

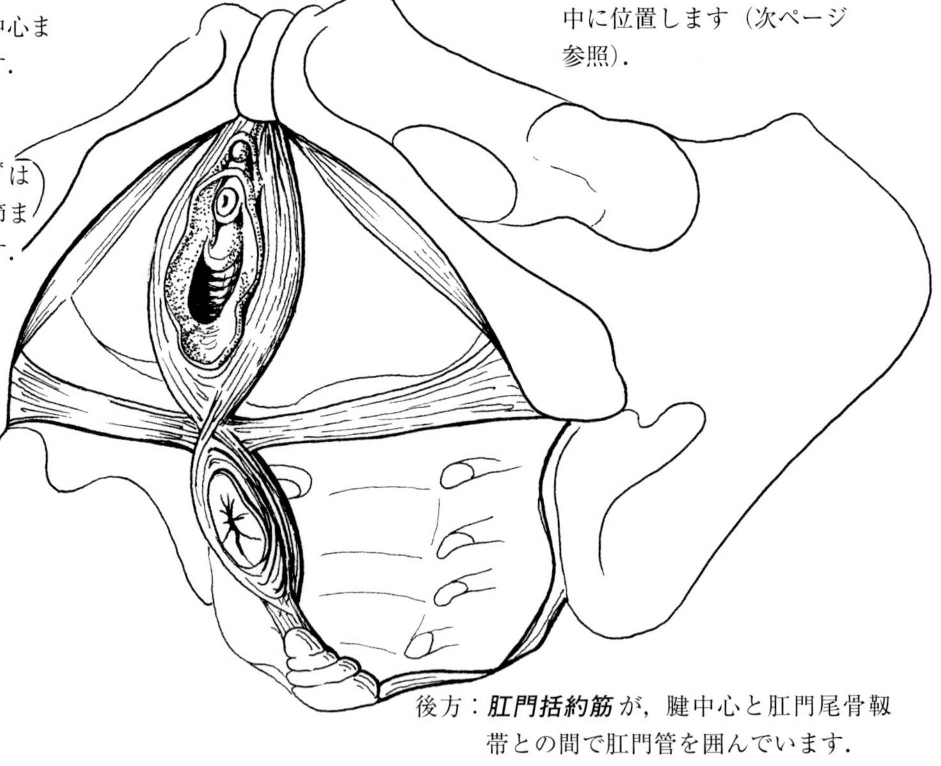

坐骨海綿体筋*は恥骨から坐骨結節まで走行しています．

中央：***浅会陰横筋***が左右の坐骨結節間を走行しています．この筋は腱中心で正中に集まっています．

後方：***肛門括約筋***が，腱中心と肛門尾骨靱帯との間で肛門管を囲んでいます．

---

*左右2つの筋で勃起組織を被っています（次ページ参照）．

尿生殖三角

尿生殖三角（前方三角）には，外尿道括約筋，深会陰横筋という筋が存在していて，しばしば表層筋として描写されています．この2つの筋は，二層構造をした**会陰膜**という仕切りの，さらに深部にあります．

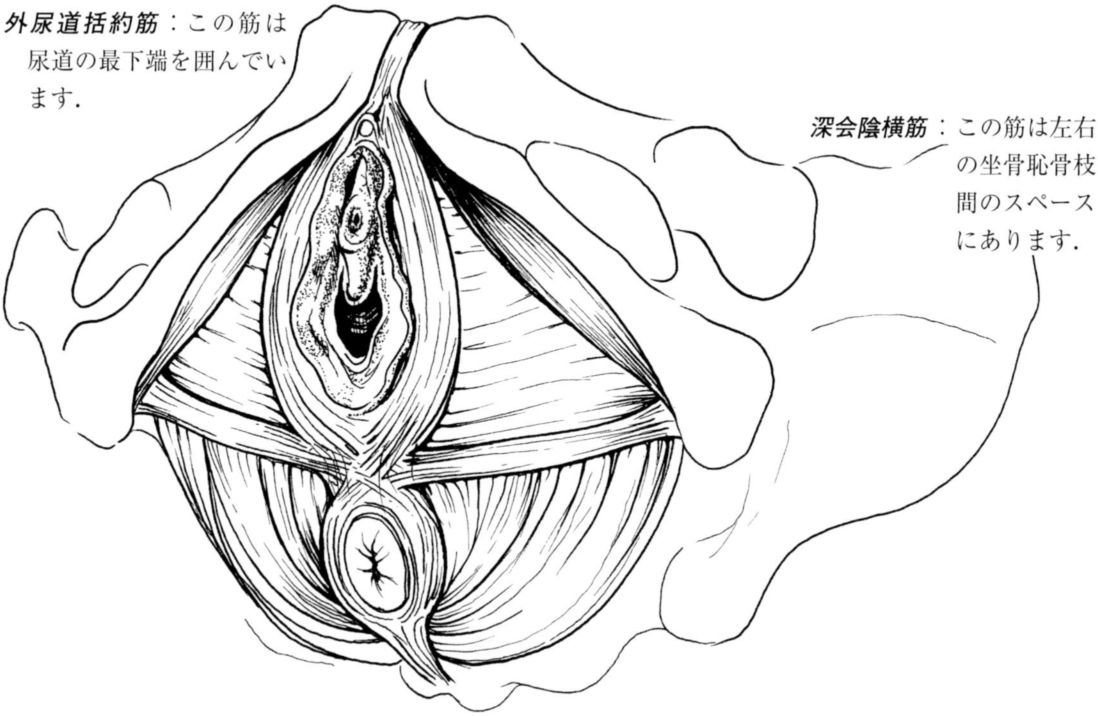

会陰膜深層の下に**勃起体**が固定されています．これは毛細血管に富む勃起性組織で，膨張することができます．**白膜**という弾力性のある膜に包まれています．

海綿体組織が両側の坐骨恥骨枝に細長く沿い，前方で結合してクリトリスを形成しています．

クリトリスは男性のペニスに相当する勃起体で，恥骨の真後ろにあります．長さ約3cm，直径約0.5cmの円柱形をしています．

前庭球は外陰部の両側にあります．

外陰の後部には**バルトリン腺**があります．性交時にはここから，膣内を滑らかにする液体が，膣の入り口に開口する溝を通って分泌されます．

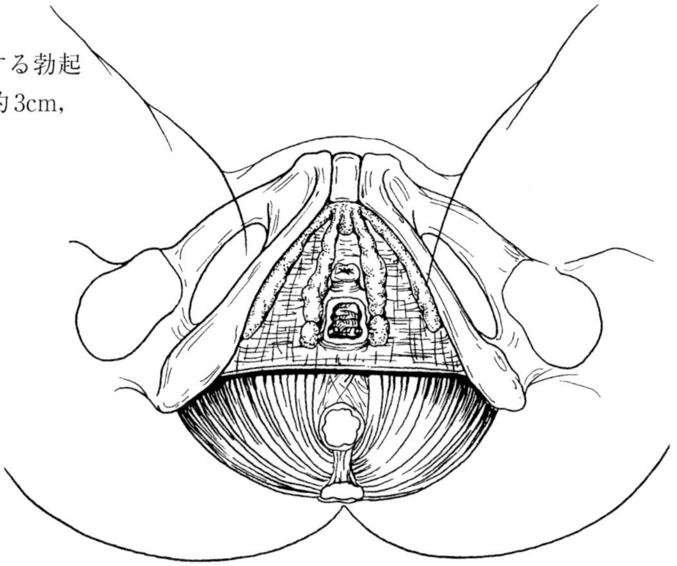

骨盤底深層の筋群

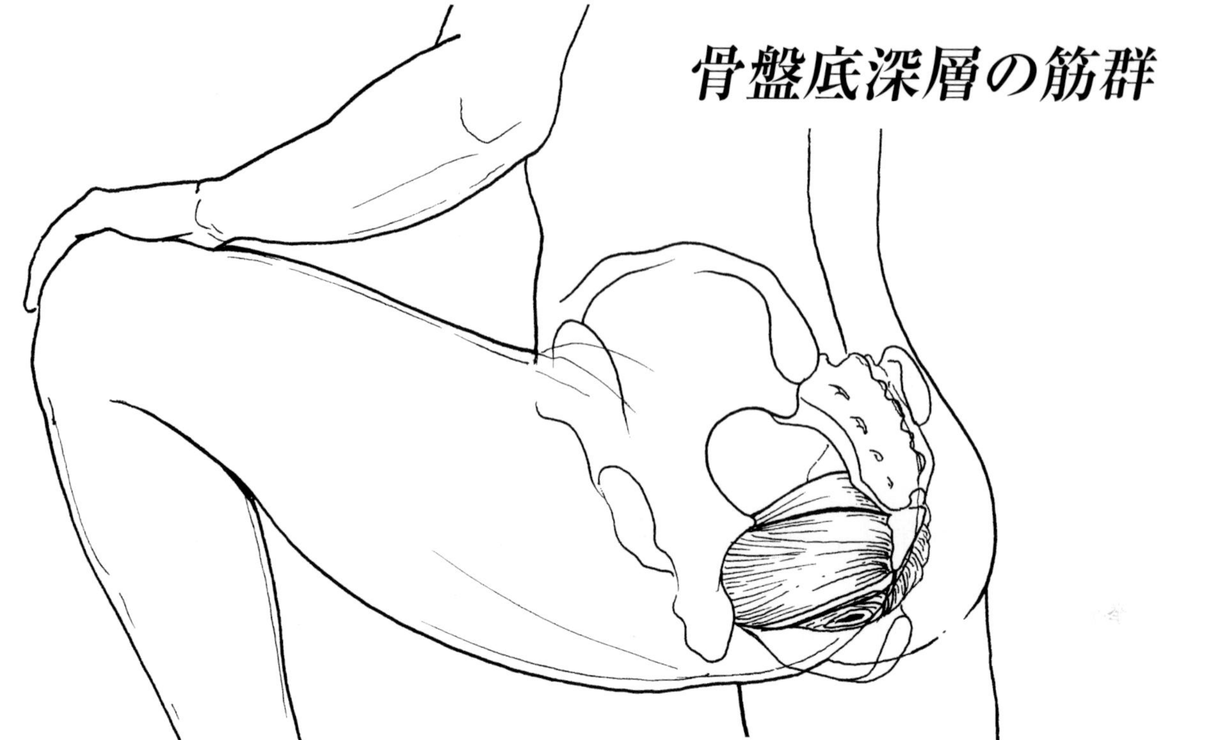

骨盤底深層の筋群は，前述の小骨盤内の筋層の上に位置し，より内臓に近い所にあります．全体の形状としては，下に凸，上に凹のドーム状を呈しています．上が凹んだ形状は横隔膜と逆になることから，***骨盤隔膜***と呼ばれています．

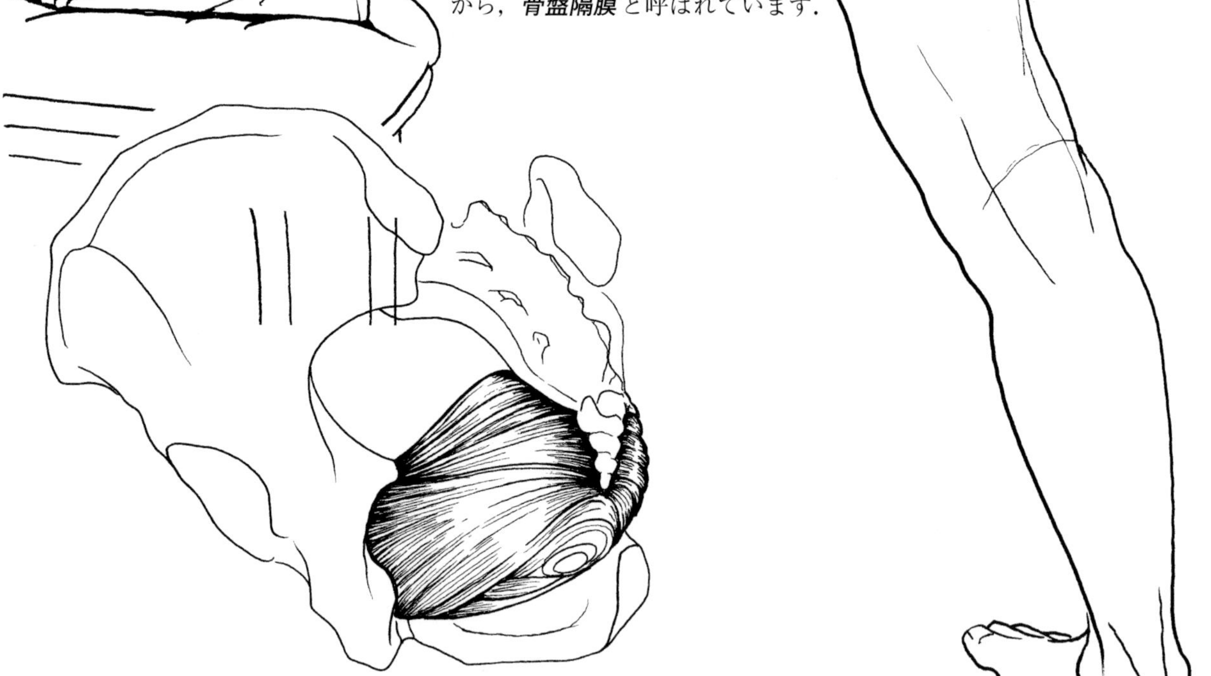

また骨盤底深層の筋群は，その凹んだ形状で***小骨盤内臓器を支えるハンモック状***をなしており，***腹圧の変化***に応じて，受動的（弾性による）にも，能動的（筋緊張による）にも反応します．

肛門挙筋と尾骨筋

骨盤底深層の筋群は肛門挙筋と尾骨筋で構成されています．

肛門挙筋

この筋は，小骨盤内臓器の開口部周囲を別々の筋束で馬蹄形にとり囲む非常に強力なものです．内側の筋と外側の筋で構成されています．

内側の筋 は ***恥骨直腸筋*** です．細長い形状で厚みがあり，恥骨上に起始部を持ち，肛門の周りを囲んで停止します．この筋に近接する恥骨尾骨筋は，坐骨上の肛門挙筋腱弓まで走行し，直腸も囲んでいます．

これらの筋束は小骨盤内臓器を支持するために非常に重要です（p.108 参照）．

外側の筋 は ***腸骨尾骨筋*** で，下記の部位に大きなシート状の筋束として広がっています．すなわち，恥骨と閉鎖孔をまたぐ肛門挙筋腱弓の後方部分，坐骨棘と尾骨に付着しています．

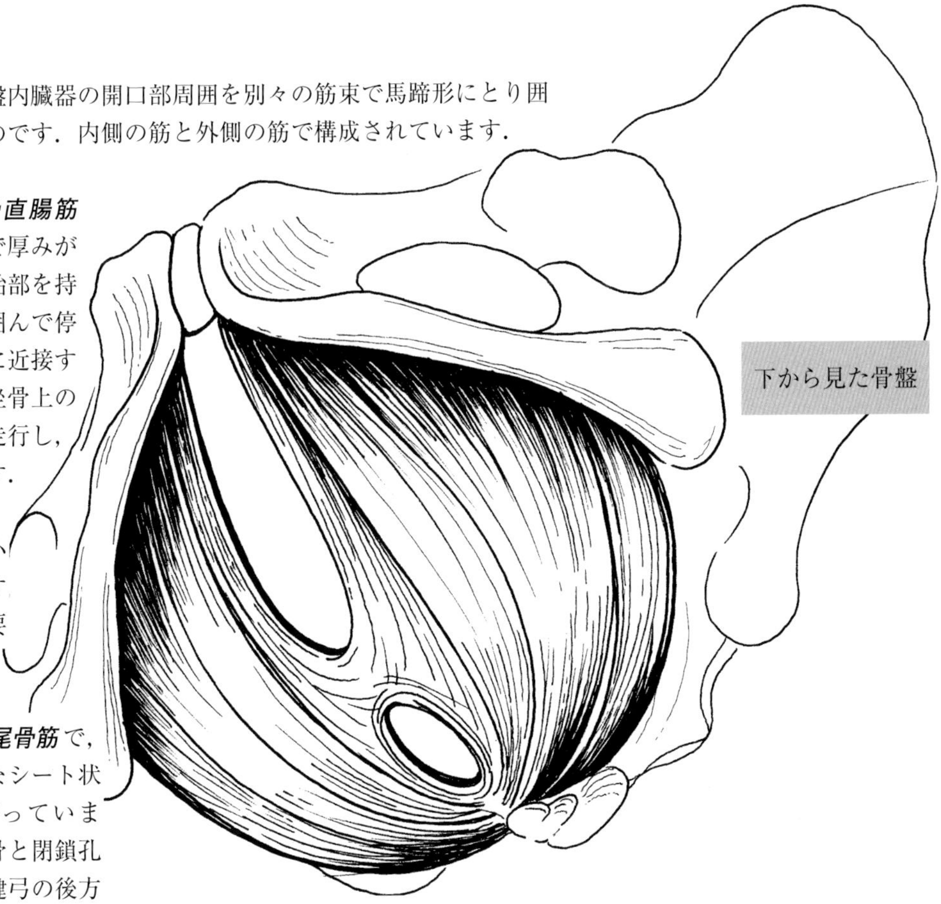

下から見た骨盤

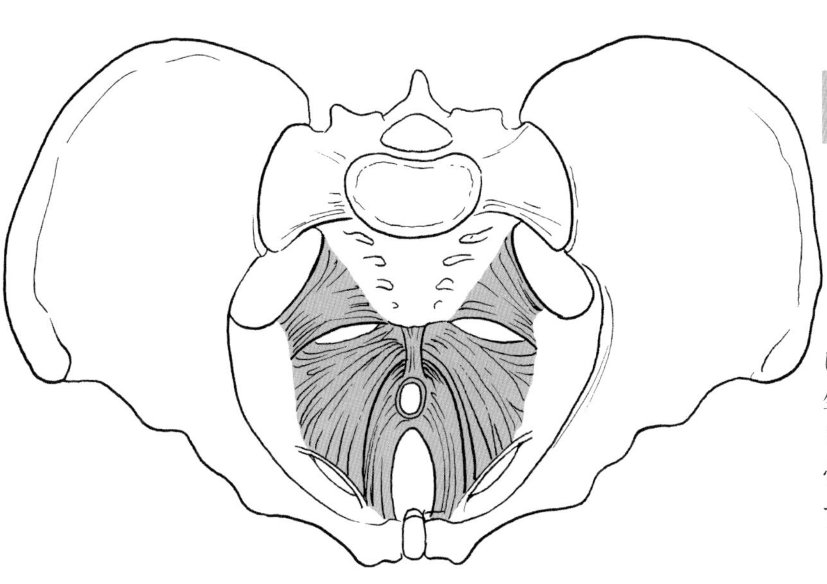

上から見た骨盤

肛門挙筋の後方の同じ高さに ***尾骨筋***（訳者注：または坐骨尾骨筋と言います）があります．この筋は坐骨棘，仙骨，尾骨の間に広がっています．

尿生殖裂孔

骨盤底の前方では，左右の肛門挙筋が溝を作っています．この溝の部分を***尿生殖裂孔***と言います．

尿生殖裂孔は，膀胱と尿道の連絡部分，子宮と膣の連絡部分にそれぞれ対応しています．

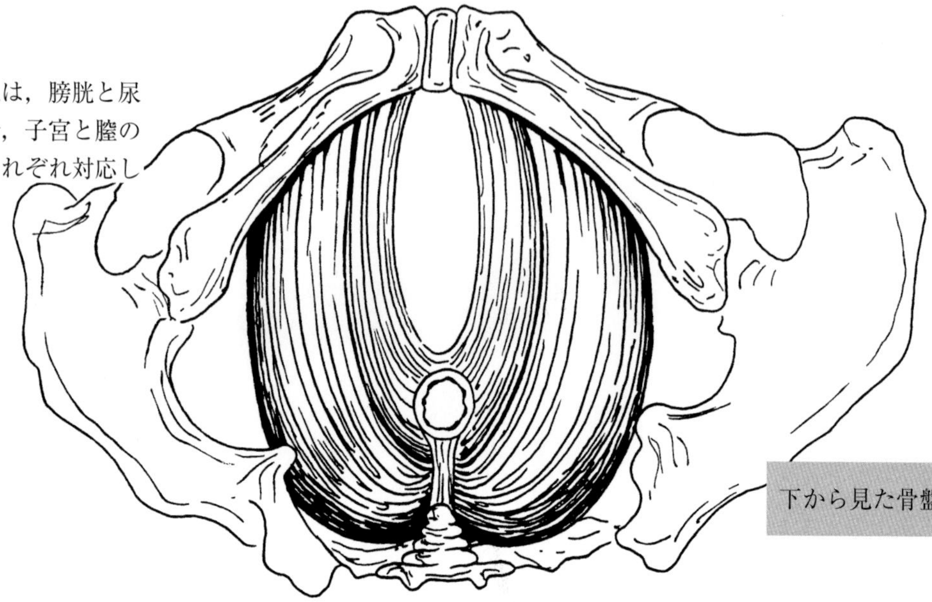

下から見た骨盤

尿生殖裂孔は***分娩時には広い通路***になりますが，同時に，***支持組織のうちで非常に脆弱な部分***です（p.39 参照）．

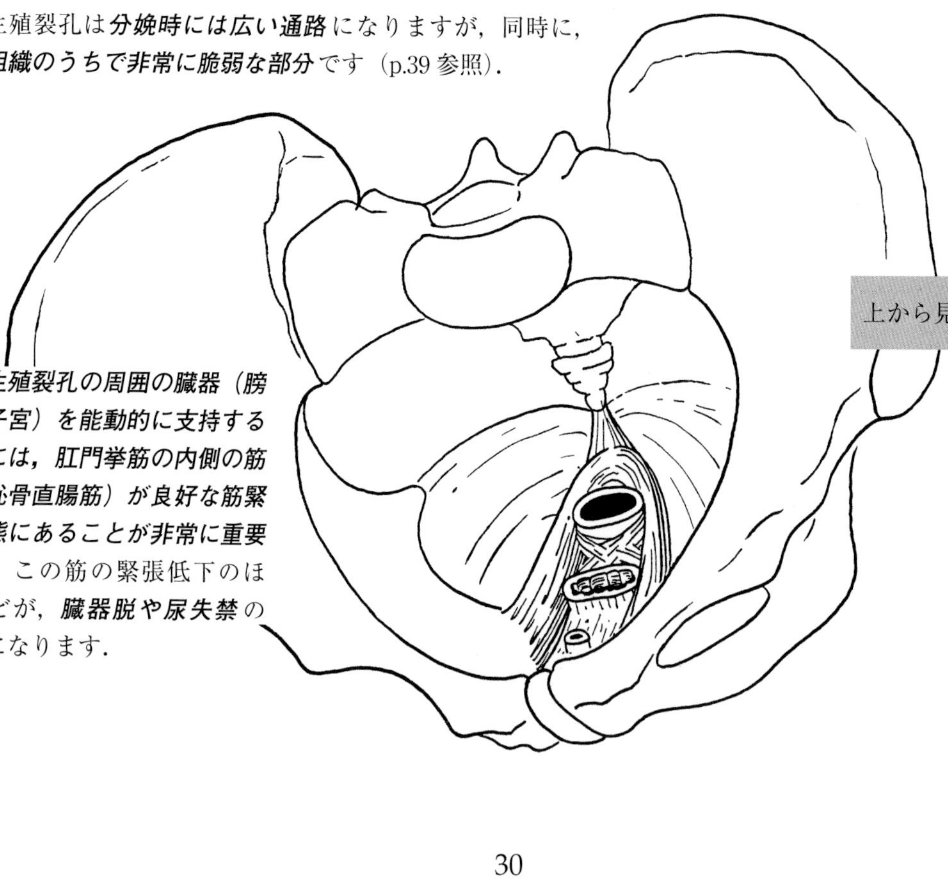

上から見た骨盤

尿生殖裂孔の周囲の臓器（膀胱と子宮）を能動的に支持するためには，肛門挙筋の内側の筋束（恥骨直腸筋）が良好な筋緊張状態にあることが非常に重要です．この筋の緊張低下のほとんどが，***臓器脱や尿失禁***の原因になります．

骨盤底表層と深層の筋群の小骨盤内の位置

ここまで，骨盤底筋群の二層構造，すなわち表層の筋群と深層の筋群について学びました．

この２つの筋群は，小骨盤内で異なる高さに存在します．また，形状と筋の走行も異なっています．

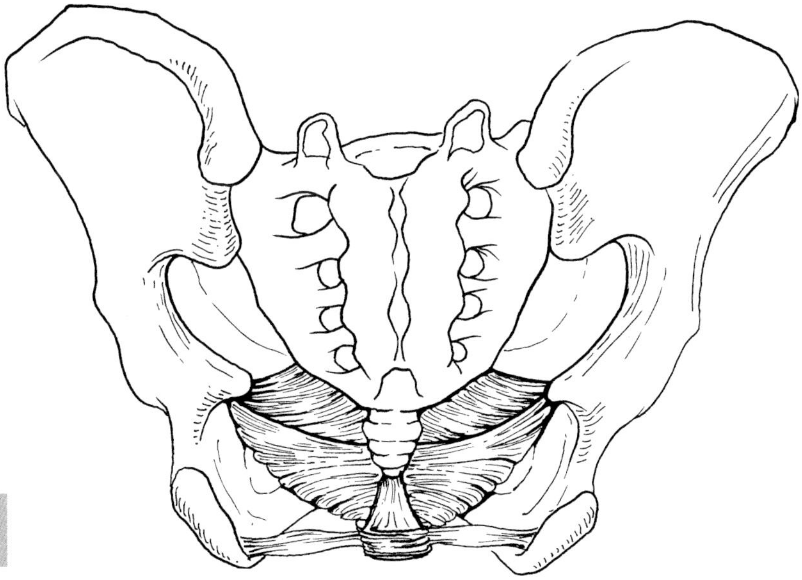

後方から見た骨盤

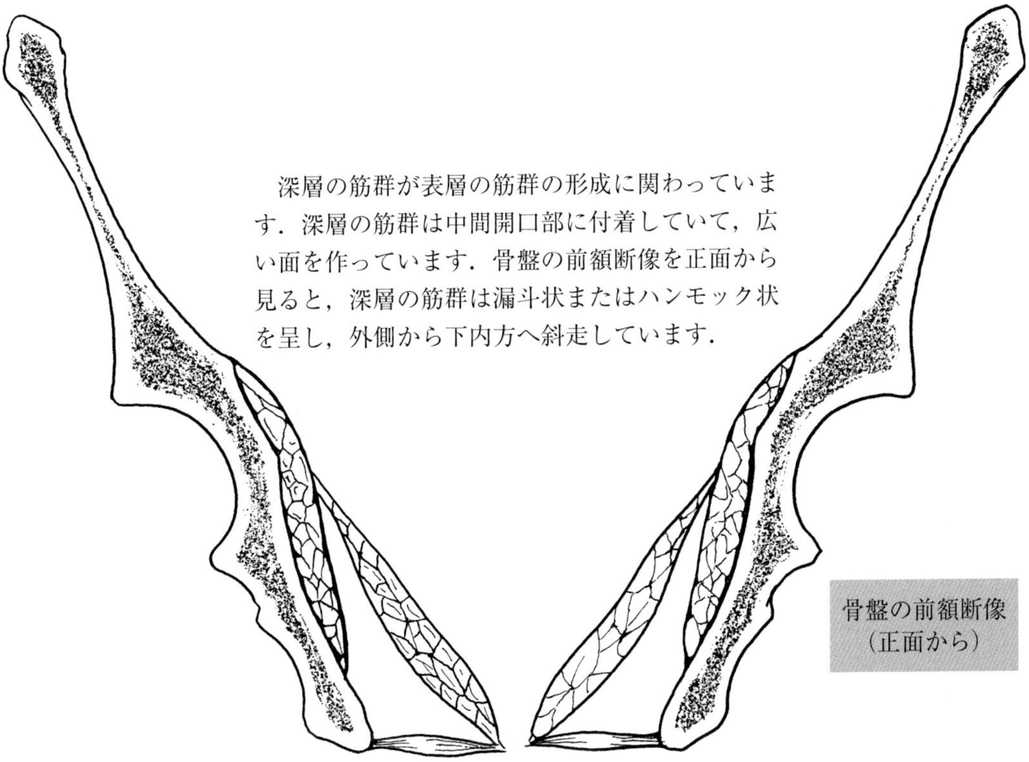

深層の筋群が表層の筋群の形成に関わっています．深層の筋群は中間開口部に付着していて，広い面を作っています．骨盤の前額断像を正面から見ると，深層の筋群は漏斗状またはハンモック状を呈し，外側から下内方へ斜走しています．

骨盤の前額断像
（正面から）

表層の筋群が深層の筋群の形成に関わっています．表層の筋群は下方開口部に付着していて，筋束は織り交ざっています．骨盤の前額断像を正面から見ると，表層の筋群は水平に見えます．

会陰腱中心

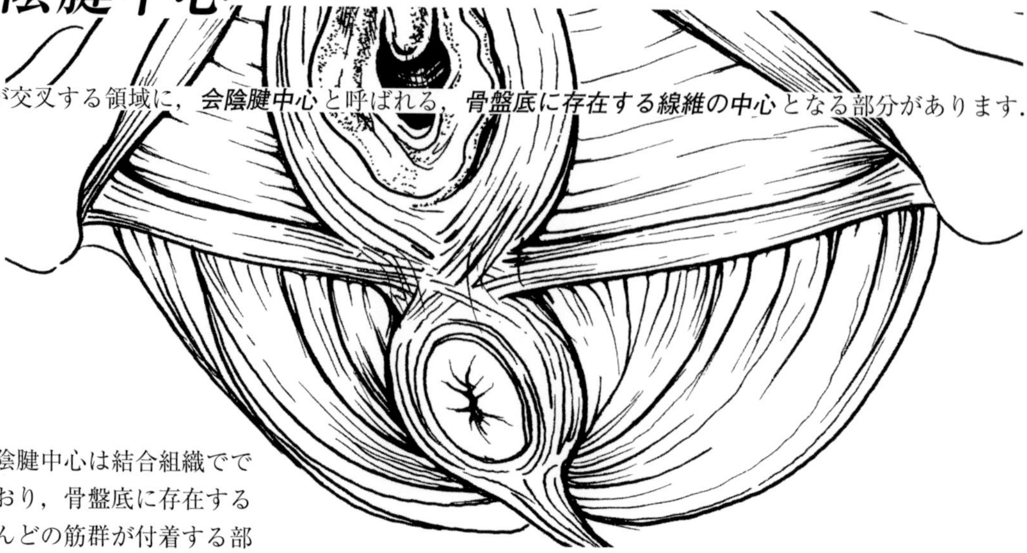

筋が交叉する領域に，***会陰腱中心***と呼ばれる，***骨盤底に存在する線維の中心***となる部分があります．

会陰腱中心は結合組織でできており，骨盤底に存在するほとんどの筋群が付着する部位です．付着する筋は，会陰横筋，球海綿体筋，肛門挙筋，肛門括約筋です．

会陰腱中心はかなり弾性に富んだ構造をしています．会陰組織の中央に位置し，支持組織として，周囲筋群の抵抗力を***強化する***役割を果たしています．

会陰腱中心と出産

会陰腱中心には，分娩の際の特に児頭娩出の瞬間に，大きな張力がかかります．裂傷を避けるには，息まずに，会陰が徐々に自然と広がるのを待ちます．

会陰切開術

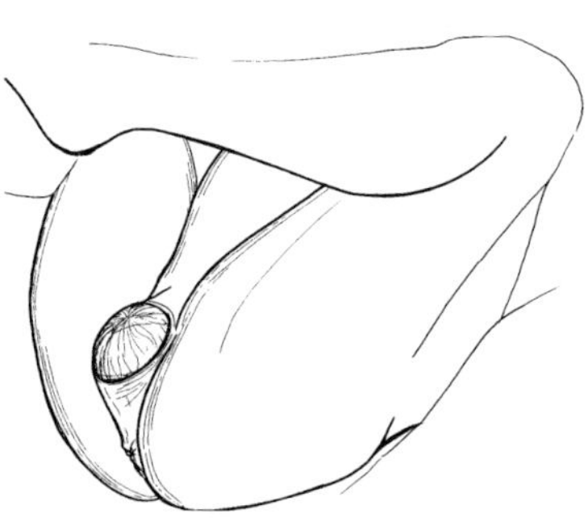

会陰腱中心には，状況によっては，***会陰切開***という外科的処置が実施されます．分娩時間の短縮を目的とする場合や，胎児を圧迫から早急に解放する必要がある場合，または会陰の伸展性不良により会陰裂傷のリスクがある場合に外科的処置が実施されます．

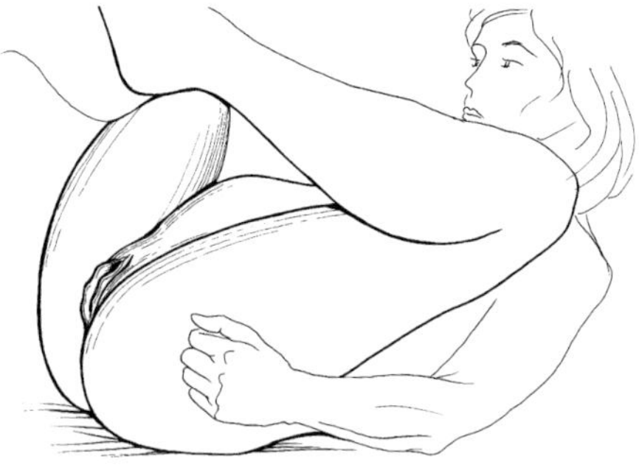

会陰切開術の適宜実施，つまり組織が蒼白（微小血管の血流遮断の兆候）になる前に切開術が実施されれば，会陰腱中心は保護されることになります．術後は完全な縫合が必要です（裂傷部を細かく縫合し，微小出血のケアをおろそかにしない）．このことが，その後の会陰部の機能と状態を良好に保つことにつながります．

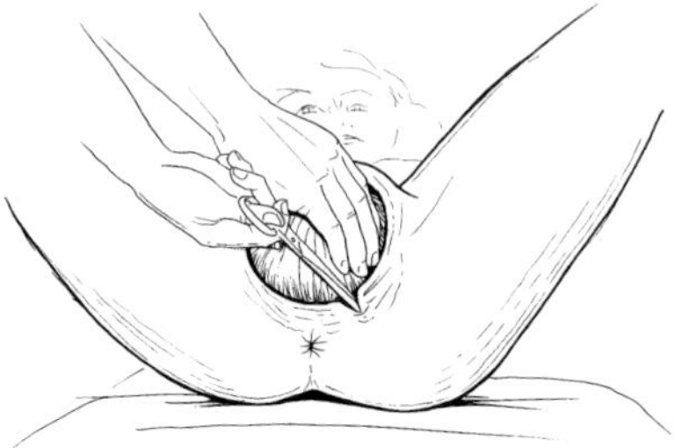

妊娠中に分娩に向けたエクササイズを実施することで，会陰切開のリスクを低減できます（p.137〜143 参照）．

第３章
小骨盤内臓器

膀胱，子宮，直腸はすべて，骨盤の最下部で最も狭い部分，つまり骨盤のくぼんだ部分である小骨盤の中にあります．

これら３つの臓器は，下記のようにそれぞれ異なった系に属します．
・膀胱は泌尿器系
・子宮は生殖器系
・直腸は消化器系

これらの臓器は会陰まで伸び，そこで開口します．骨盤底の筋と腱膜が，これらの臓器を支持しています．これらの臓器は，収縮可能で，かつ弾性に富んだ筋で構成されており，そのため適切な貯留と排出を交互に繰り返すことができます．これら３つの臓器は容量の変化に応じてその位置を変えるため，大きな可動性を必要としています．小骨盤内そのものにはさほど柔軟性がないため，この可動性は臓器を囲む線維細胞性の筋膜靱帯組織の部分で生じています．

この章では，小骨盤内臓器それぞれの配置と働き，そして小骨盤内の支持機構について学びます．
小骨盤内の臓器と支持機構をよく理解しておくことは，骨盤領域について正確に学ぶために欠かすことができません．なお，それぞれのイラストは本文で述べることに関する部分のみ示しています．

小骨盤内臓器の配置

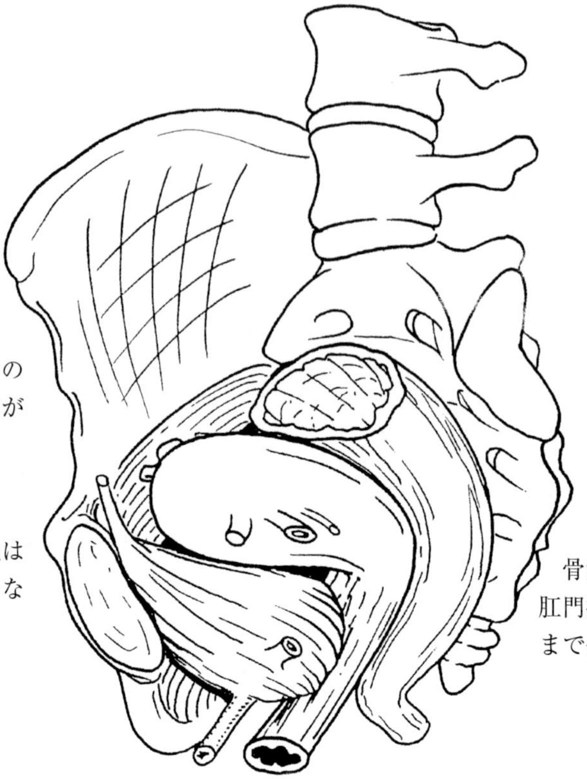

骨盤底の前部には，2つの臓器，すなわち膀胱と子宮が位置しています.

小骨盤内の前方で，膀胱は尿道を伸ばし尿道口までつながっています.

骨盤底の後部で直腸は，肛門括約筋に囲まれる肛門まで伸びています.

子宮は膣および膣口へつながっています.

これら3つの臓器は一見して互いに重なり合っています．直腸は尾骨と肛門挙筋の後部と重なり合い，膣は直腸と，子宮は膀胱と，膀胱は膣と，それぞれ重なっています.

この**重なり合う**配置が，特に身体をまっすぐに起こした姿勢において臓器の安定性を保つことに貢献しています.

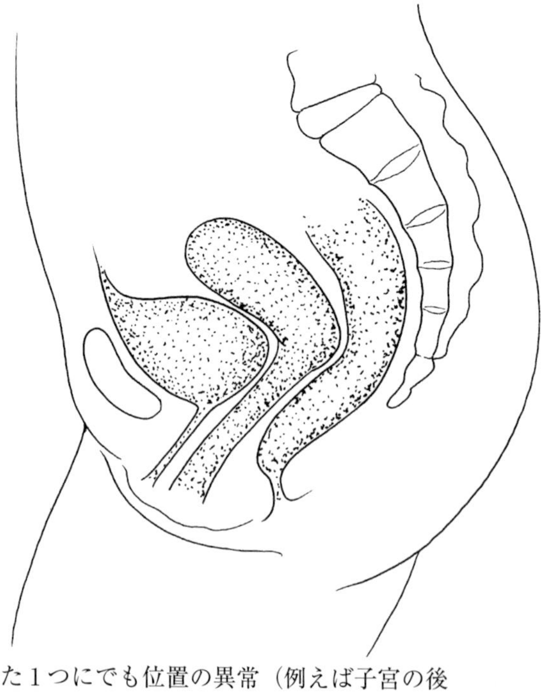

しかし，この安定性は，これらの臓器のうちのたった1つにでも位置の異常（例えば子宮の後傾）があると損なわれることがあります.

小骨盤内臓器の複数の支持機構

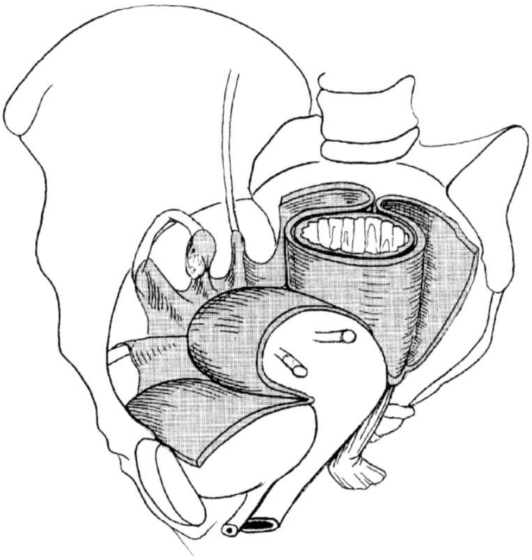

瓦を並べたような配置

臓器が互いに重なり合う配置そのものが，全体の支持性を生み出しています（前ページ参照）．

各臓器は間仕切られて吊り下がっている

それぞれの臓器は腹膜の下方部分に強く付着し，吊り下がっています．腹膜は各臓器をかたどるように被っていて，膀胱子宮窩と直腸子宮窩という 2 つの窩を形成しています．

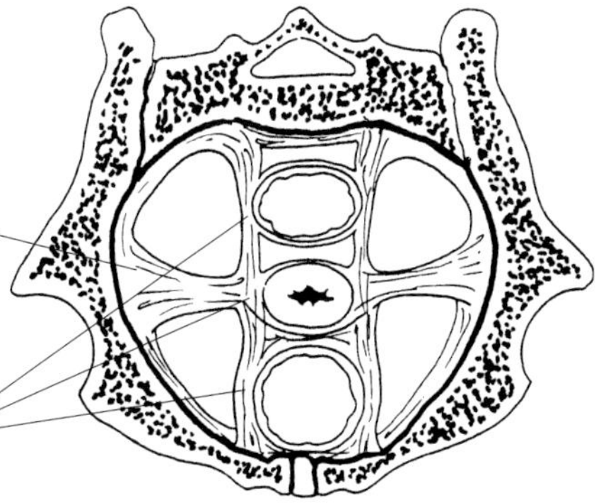

*子宮両側の間仕切り：*腹膜が大きく反転して 2 つの層をなし，卵管が上方へ持ち上げられる格好になっています．この腹膜を子宮広間膜と言います（p.46 参照）．

*子宮前後の間仕切り：*仙骨から恥骨へ向かって 2 本の線維束が伸びていて，3 つの臓器を取り囲む支帯となっています（***子宮と仙骨との間の筋膜は肥厚し***，これは仙骨子宮靱帯と呼ばれています）．この筋膜は腹膜に比べてそれほど重要ではありません．

小骨盤内臓器同士の連結

小骨盤内の臓器はところどころ連結している部分があります．例えば，膣と尿道は膜性組織により互いに連結しています（p.38～45 参照）．

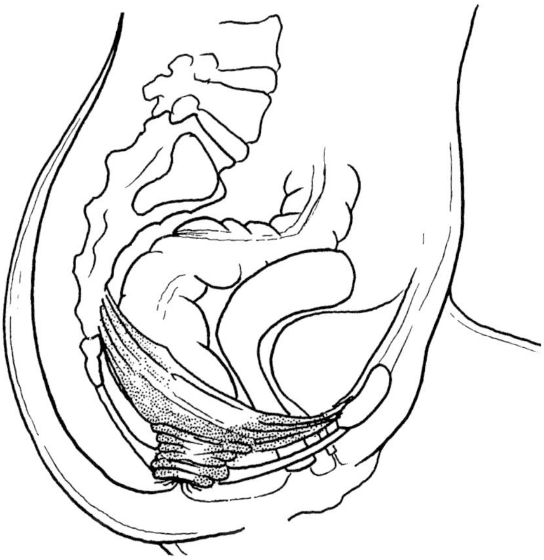

小骨盤内の臓器は，第 2 章で学んだ***骨盤底筋群***（p.28～29）によって下方から***支えられています***．これは，各臓器の間仕切りとなっている子宮広間膜や支帯などによる支持機構とは異なり，収縮あるいは伸張による能動的支持機構です．

このように，小骨盤内の臓器を安定させるために多くの因子が異なった形で関与しています．このことによって，時に応じてその容量を著しく変化させることができるのです．もしこれらの支持機構のうちどれかが，特に分娩の最終段階において機能しなくなると，全体の均衡が崩れることになります．

膀胱

膀胱は筋線維でできた膜性の袋であり，排尿を行うまでの間，その袋の中に尿を貯留しておきます（小便をすることを***排尿***と言います）．

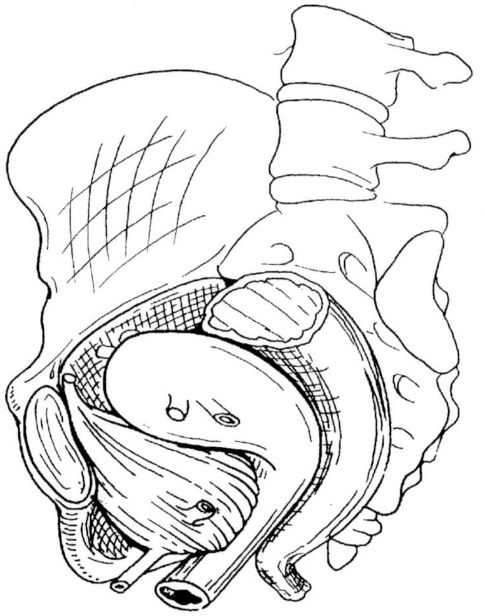

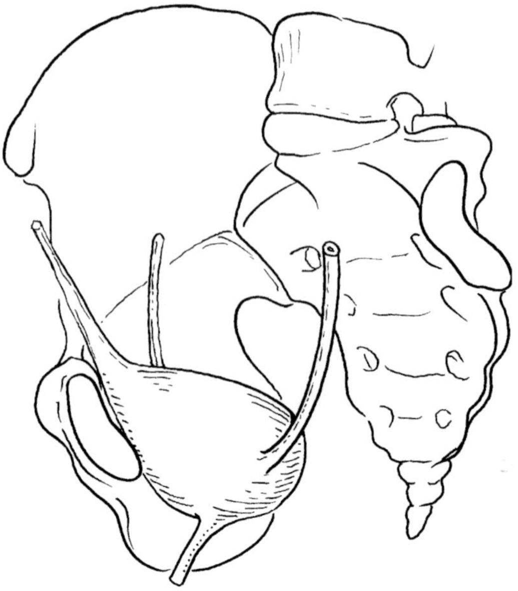

膀胱は恥骨のすぐ後ろ，子宮の前にあり，小骨盤内で最も前方にある器官です．

膀胱は体積と形状が大きく変化します．

空の時は，あたかも畳まれているかのように小さくなっています．その体積では恥骨結合を乗り越えることはありません（内容量は数ミリリットルです）．

内壁の表面には数多くのヒダがあります．

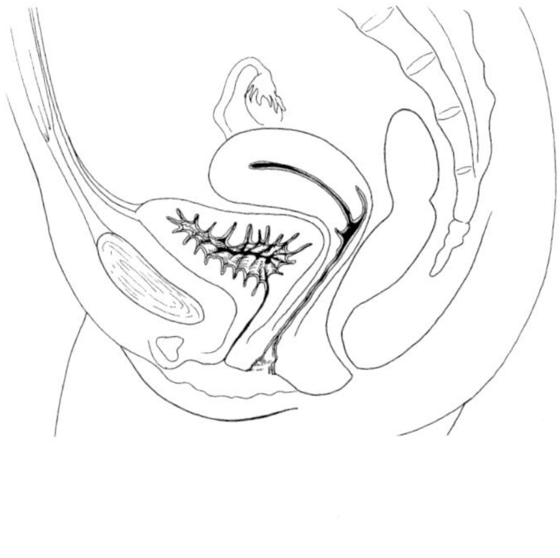

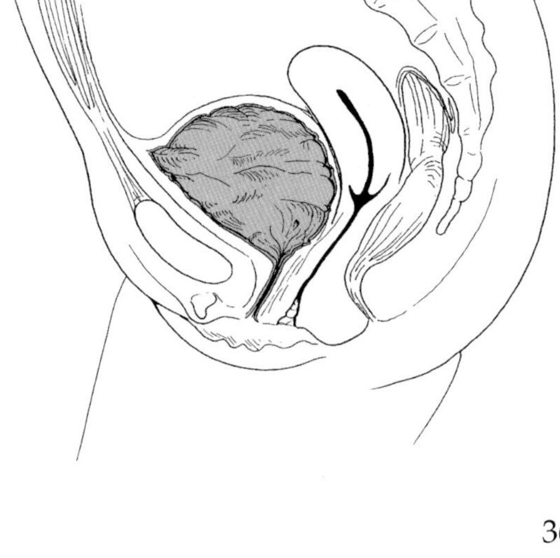

尿が充満すると膀胱は膨張します（平均して500ミリリットルから2リットルまでの蓄尿が可能です）．球状になり，腹部の位置までせり上がります．

内壁の表面はヒダが消えて滑らかになります．

尿は2本の***尿管***を通って少しずつ腎臓から膀胱へ流れます．

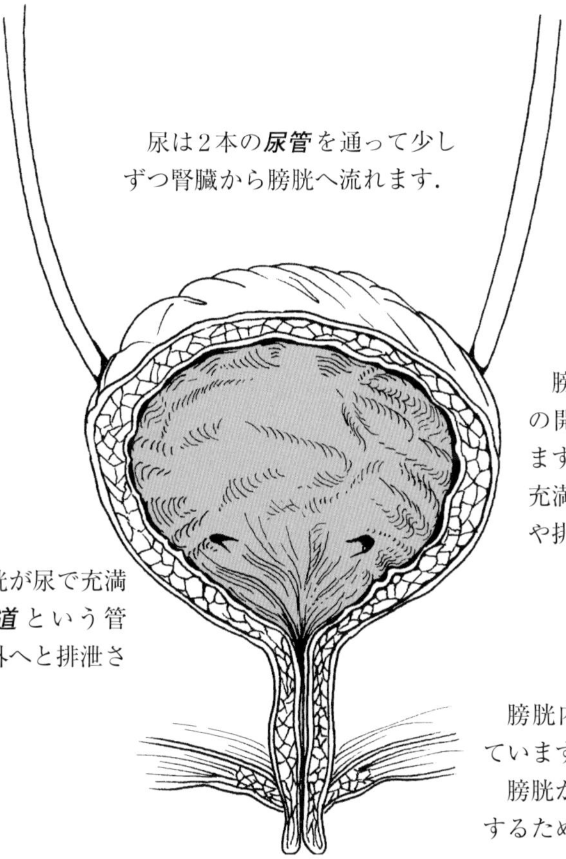

膀胱の前額断像

膀胱の下部には三角形に配列された3つの開口部があり，これを***膀胱三角***と言います．膀胱三角は伸張性を持たず，膀胱が充満した際にそのことを知覚して***排尿欲求***や排尿反射のトリガーとなります．

そして膀胱が尿で充満すると，***尿道***という管を通って体外へと排泄されます．

膀胱内壁は***排尿筋***によって作られています．

膀胱が尿で充満すると，膀胱を空にするためにこの筋が収縮します．

尿道

尿道は膀胱内に貯留された尿を外へ排出するための導管です．

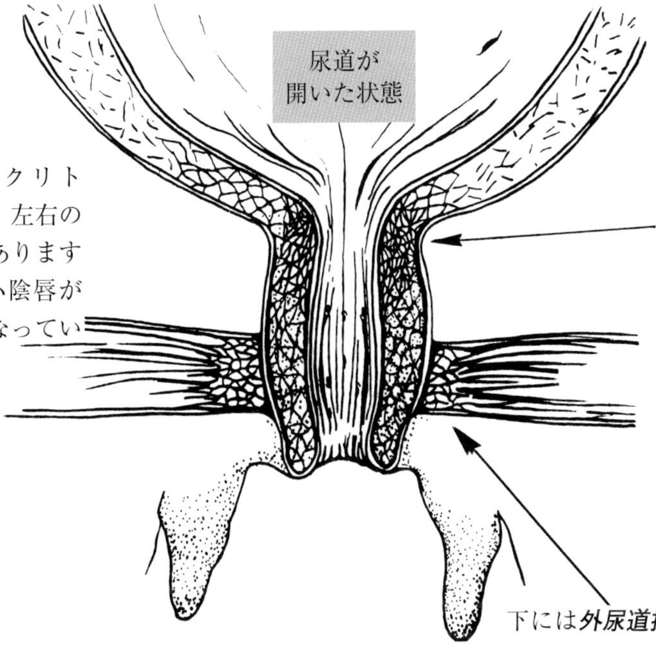

尿道が開いた状態

尿道口は，クリトリスと膣の間，左右の小陰唇の間にあります（この図では小陰唇が開いた状態となっています）．

尿道は，***内尿道括約筋***という，膀胱に最も近い上部にある筋によって閉じられています．この筋は反射性の不随意筋で，副交感神経系支配の平滑筋です．通常は収縮しています．排尿のために排尿筋が収縮する時に，この筋が弛緩し，開口します．

下には***外尿道括約筋***があります．

外尿道括約筋は内尿道括約筋とは逆に，随意のコントロールが可能です．

排尿反射時は，内尿道括約筋と外尿道括約筋が協調して働きます（p.40 参照）．

小骨盤内における膀胱と尿道の支持性

小骨盤内の上方，前方，下方，後方，側方での，***膀胱の受動的な支持要素***として以下のものがあります．

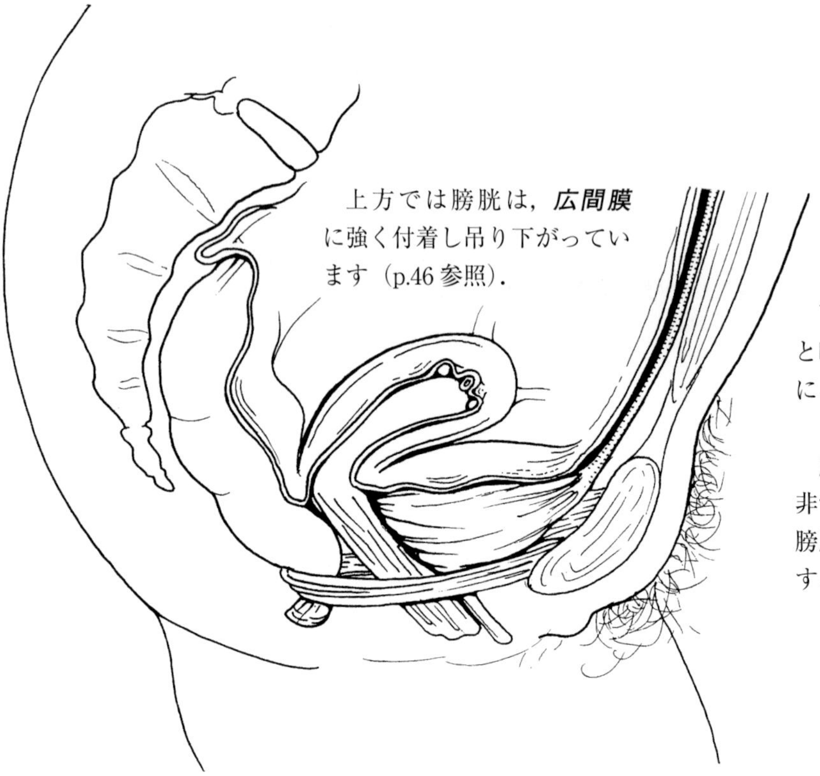

上方では膀胱は，***広間膜***に強く付着し吊り下がっています（p.46 参照）．

前方では膀胱は，***臍索***《さいさく》と呼ばれる，膀胱前上端から臍まで伸びる線維性のヒダに吊り下がっています．

下方では膀胱は，***恥骨膀胱靱帯***と呼ばれる，恥骨に付着する靱帯によって支持されています．

広間膜，臍索，恥骨膀胱靱帯は非常に可動性が大きく，そのため膀胱の容量が変化した場合に対応することが可能です．

膀胱底はかなり強く固定されています．

後方では，膀胱底と尿道後部が膣に寄りかかり，膀胱膣中隔（***ハルバン筋膜***）と呼ばれる結合組織によってしっかりとつながっています．あたかも膀胱底と尿道後部が***一体となっている***かのようです（しかしこの構造の強度は低く，骨盤底筋群が弱化すると***膀胱瘤***を生じる可能性があります．p.83 参照）．

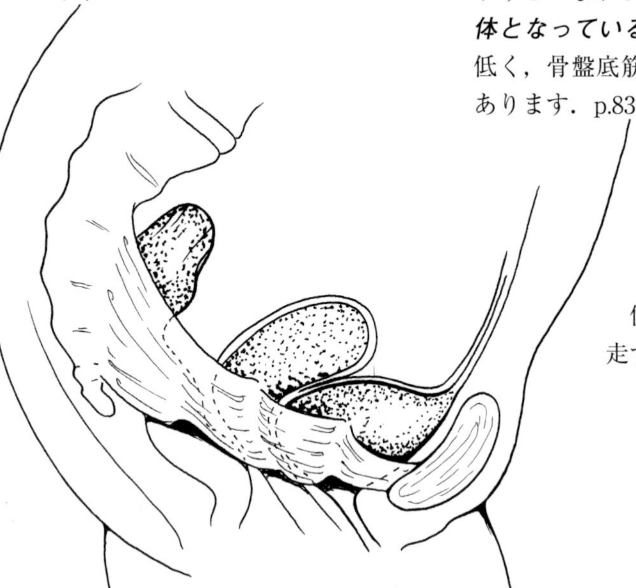

側方では膀胱は，仙骨から恥骨まで縦走する支帯につながっています．

尿道の下部は，坐骨恥骨枝に付着する線維性の腱膜組織である**会陰膜**を通過します．

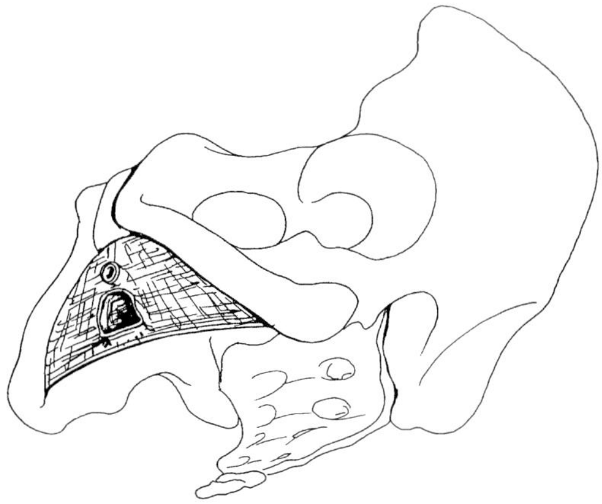

筋の能動的要素：膀胱と尿道の真下には筋はなく，会陰組織と両側肛門挙筋の内縁との間で隙間をつくっています．これを尿生殖裂孔と呼びます（p.30 参照）．

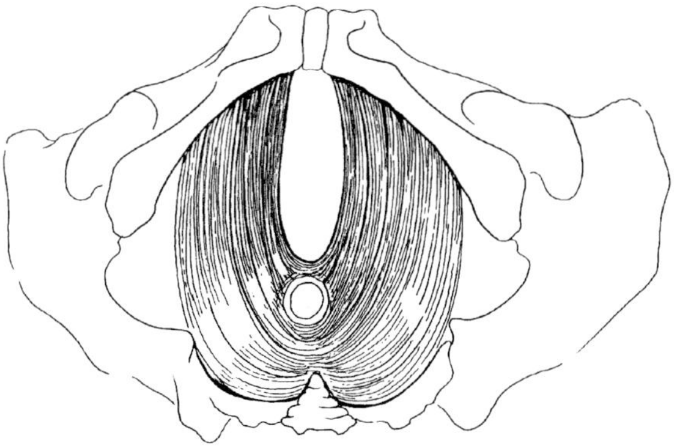

尿生殖裂孔の縁部分は，分娩時に会陰全部が拡張する瞬間に伸張を強いられる最後のゾーンです（p.76 参照）．

また尿生殖裂孔の縁部分は，難産の場合に最初に損傷を負う***脆弱な部分***です．

加えて尿生殖裂孔の縁部分は，小骨盤内臓器が会陰組織に直接支持されていないため***脆弱である***とも言えます．

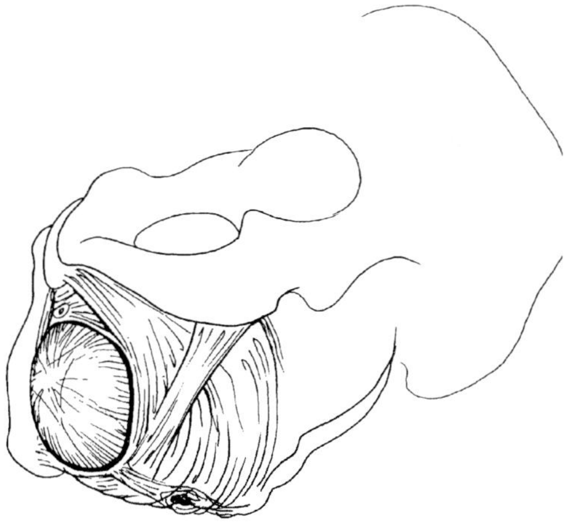

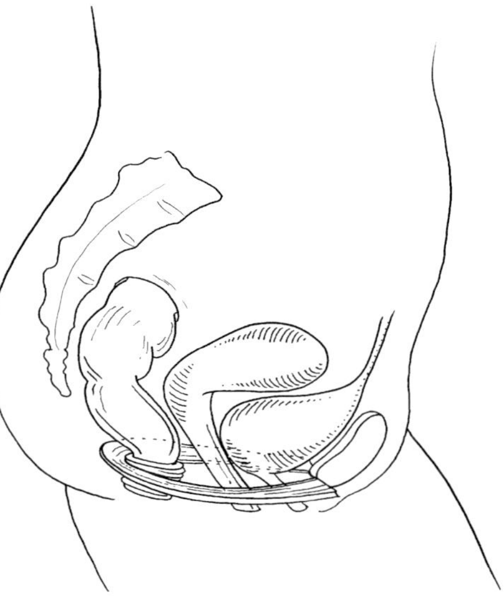

尿生殖裂孔を支えるのは尿生殖裂孔の***両側***にある以下の３つの筋組織です．

- ・深会陰横筋
- ・球海綿体筋
- ・***肛門挙筋の最も内側の筋束***（恥骨直腸筋）

恥骨直腸筋は，尿生殖裂孔を支える最も強力で重要な筋です．この筋の弱化は常に臓器ヘルニアの発生要因となります．

排尿

尿を放出する行為を***排尿***と言います．

膀胱内に約 200 ミリリットルの尿が貯留すると，排尿反射が起こります．すなわち，膀胱三角の***感覚受容器が賦活され***，その反応として排尿筋が収縮し，***第一の括約筋である内尿道括約筋が弛緩します***．

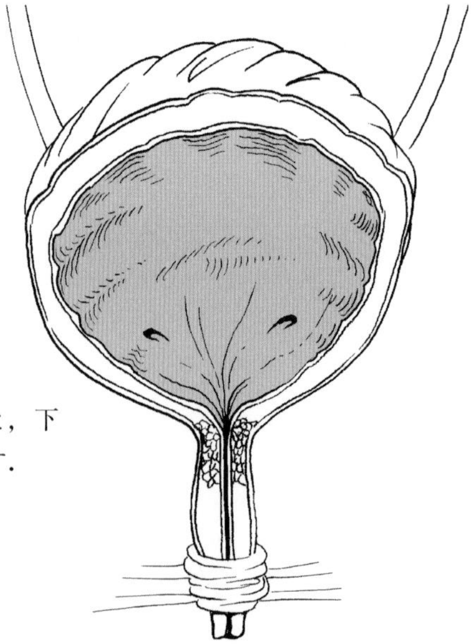

このように，***尿意***を感じると，下記のいずれかの反応が起こります．

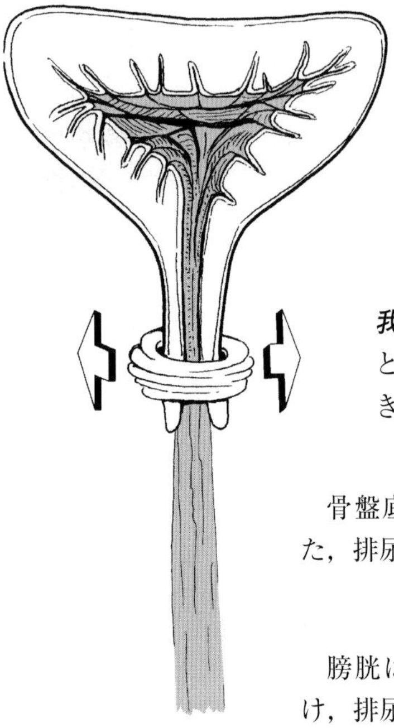

排尿：第二の括約筋である外尿道括約筋が弛緩して排尿に至ります．

排尿の延期：意識的に排尿を***我慢***して括約筋の収縮を続けると，尿意が消失し，排尿を延期できます．

骨盤底筋群の適度な緊張による支持もまた，排尿の***コントロール***に関与しています．

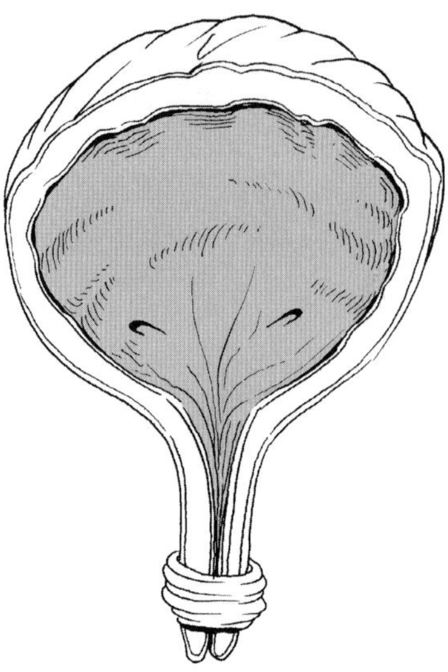

膀胱は，次の尿意を催すまで尿を溜め続け，排尿するか，さらに蓄尿を続けるかを判断することになります．

何回も尿意を我慢して膀胱に尿が充満すると，排尿を抑制できなくなります．しかし，膀胱には 2 リットルというかなりの量の蓄尿ができる能力があります．

このシステムは反射によるものであり，***筋の収縮・弛緩という感覚と反応が適切に作用することが肝心です．この反射システムを適切に機能させ続けることが非常に重要であり***，排尿を中断するエクササイズを実施する場合には下記の注意事項を守る必要があります（***排尿の中断***については p.123 に詳細を述べてあります）．

・排尿感覚や排尿反射に対する応答が乱れたり消失したりするリスクがあるため，排尿の中断を何回も行うのではなく，1 回だけにする
・膀胱内圧が十分である排尿開始に近い段階でのみ，排尿の中断を行うこととする
・排尿が終了するとき，膀胱を完全に空にするように注意を払う
・排尿の中断を習慣的に行うことで排尿反射が乱れないようにするため，排尿のたびに中断することはやめ，1 日 1～2 回にとどめる

上記の注意事項はすべてエクササイズの章（p.123）に再掲してあります．

妊娠中と出産時の膀胱と尿道

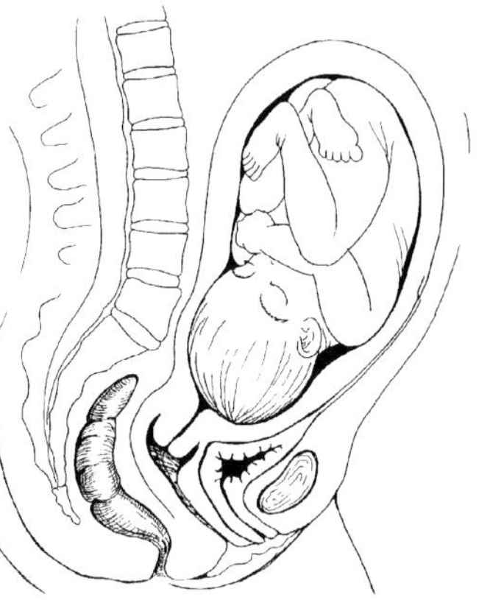

妊娠中，特に最後の3カ月は，大きくなった子宮が膀胱を圧迫します．あまり知られていませんが，この期間中は排尿を抑制しにくくなります．尿道と尿道括約筋が引き伸ばされるからです．

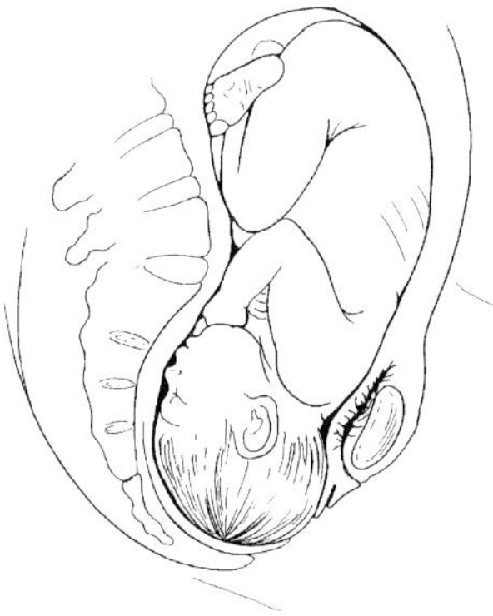

分娩時，膀胱が空になっていると，膀胱と尿道は胎児の下降によって圧迫されます．一方，もし膀胱が充満していると，胎児の下降を妨げることになります．したがって，尿が溜まっているのであれば膀胱を空にすることが必要であり，自然排尿ができない場合はカテーテル導尿を行います．

尿道括約筋の伸張は避けられません．娩出相では膣の下方部が拡張しているため，尿道括約筋の線維が伸張されるのです．その結果，膀胱後部の角度が変化しますが，このことがしばしば将来的に尿失禁を引き起こす原因になります（p.80 参照）．

出産後，下記の２つの問題が起こる可能性があります．
・括約筋系が損傷している可能性がある
・尿意が感じられない
どちらの問題も膀胱を上方へ膨張させ子宮復古を阻害することにつながるため，確認が必要です．

その後
産後２カ月間は，排尿の途中で意識的に完全に中断することができないということはよくあります．尿失禁は，分娩時に尿道括約筋が極度に伸張されたことに起因するか，あるいは膀胱瘤（正常位置からの膀胱の脱出*）に合併することがよくありますが，通常は一時的な症状です．尿失禁が長く続くなど変調があった場合（p.80～81 参照）は，医師の診察が必要です．

過剰な腹圧がかからないように動いている限りは，小骨盤内臓器は産後数週間で次第に元の状態に戻ります．p.66～67 の記載事項のうち，特に下記のことを守ってください．
・***重い物を持ち上げないこと***（p.145 参照）
・***早期から腹筋強化を行わないこと***，また腹筋強化を始める場合は***下腹部と会陰を膨隆させないようにすること***
腹筋群のエクササイズについては p.110 を参照してください．
産後，腹筋群のエクササイズを必要とするかどうかは，産院での会陰の状態の評価結果によって決まります．

---

*膀胱が通常あるべき場所から下垂した結果として，膀胱の脱出が引き起こされます．この場合，膀胱と尿道の圧状態が逆転するという病的な状態が生じます．膀胱内圧が高くなると，通常は閉鎖されている内尿道口にその圧が集中してしまうからです．

子宮

子宮は妊娠するための器官です．

内部が空洞になっている三角形の筋性の袋であり，粘液と血管に富み，受精卵が着床し成長することができます．

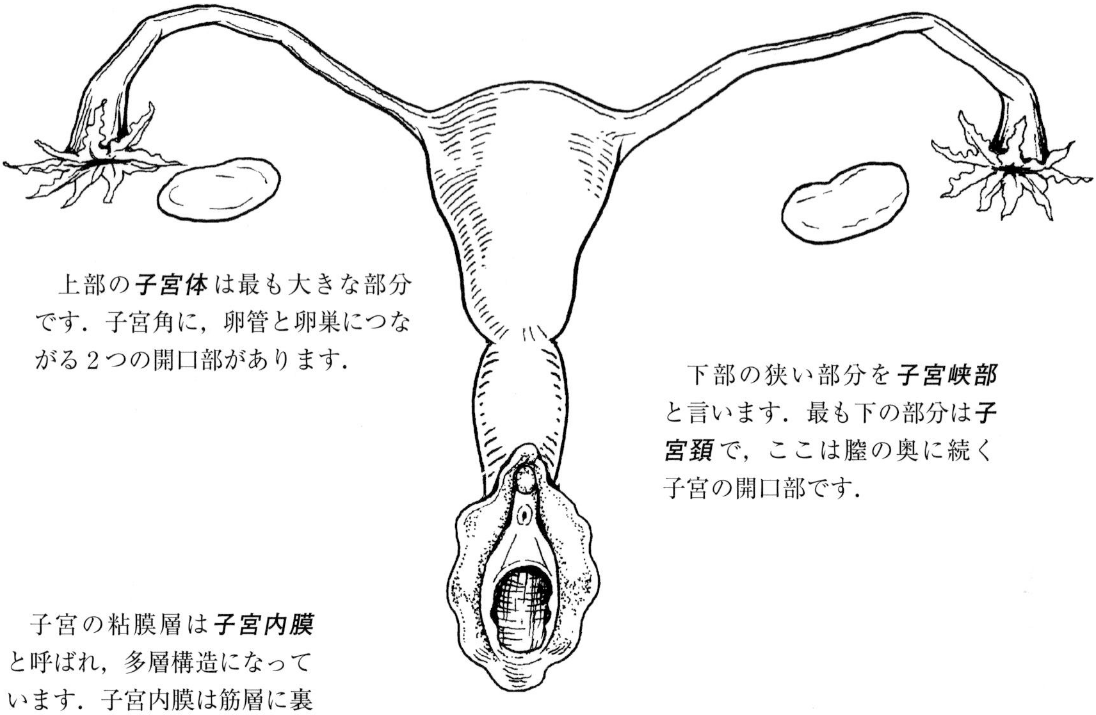

子宮の前額断像：子宮は膣上に位置する

上部の***子宮体***は最も大きな部分です．子宮角に，卵管と卵巣につながる2つの開口部があります．

下部の狭い部分を***子宮峡部***と言います．最も下の部分は***子宮頚***で，ここは膣の奥に続く子宮の開口部です．

子宮の粘膜層は***子宮内膜***と呼ばれ，多層構造になっています．子宮内膜は筋層に裏打ちされています．

子宮は前方に膀胱，後方に直腸があり，小骨盤内の中央に位置しています．

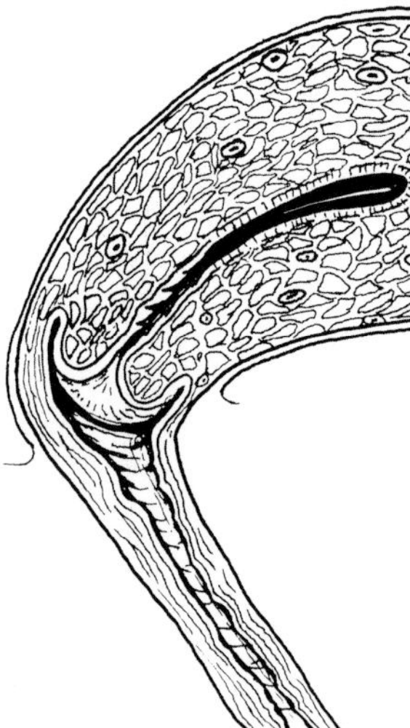

右から見た子宮および膣の縦断像

側方から見ると，子宮は前方に傾斜しています．これを前傾と言い，わずかに前方にカーブしているのを前屈と言います．

子宮の粘膜は卵巣周期毎に再生されます．周期前半に膜は厚みを増し，受精卵の着床に備えます．もし妊娠しなければ粘膜組織は月経中に剥脱します．

子宮は，大きく拡張することができる臓器の1つです（妊娠時，特に多胎妊娠時）．また，筋層が存在し収縮能があります．子宮頚の外子宮口が開いて胎児が娩出されるためには，この収縮能が非常に重要になります．

膣

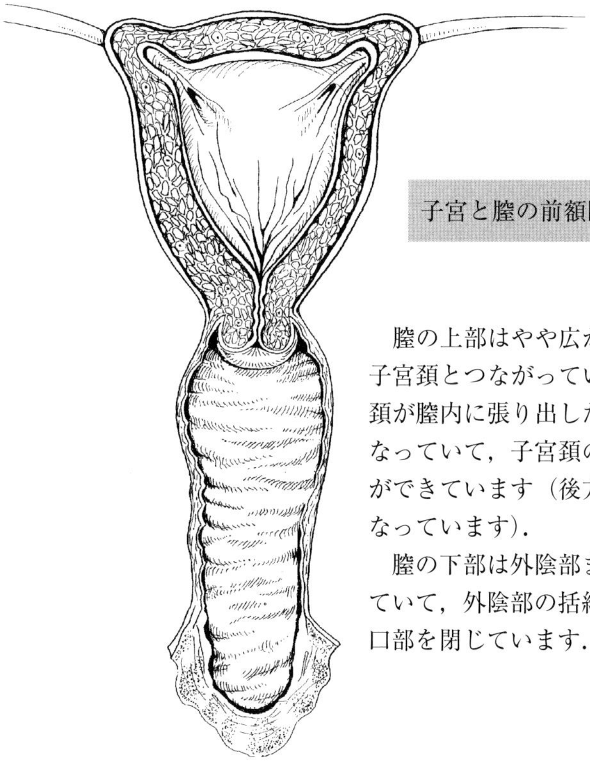

子宮と膣の前額断像

膣は性交器官です．筒の形をしていて，長さはおよそ8cmあり，子宮と外陰部の間にあります．前方に向かってわずかに凹んでいて，水平面に対し後方へ約70°傾斜しています．

膣の上部はやや広がっていて，子宮頚とつながっています．子宮頚が膣内に張り出したような形になっていて，子宮頚の周りには溝ができています（後方の溝は深くなっています）．

膣の下部は外陰部までつながっていて，外陰部の括約筋が膣の開口部を閉じています．

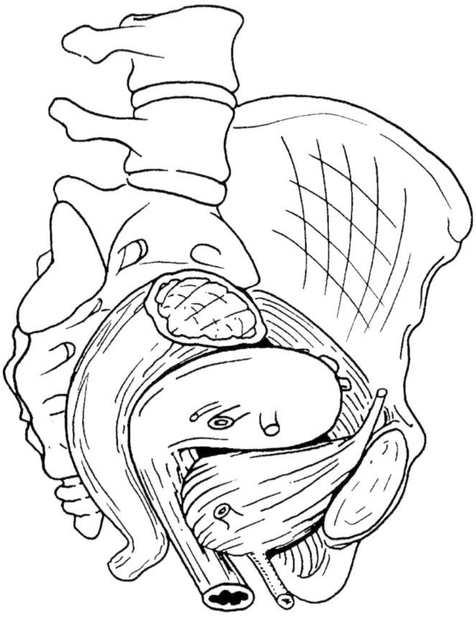

膣は，前方の膀胱および尿道と，後方の直腸との間に位置しています．

膣の前壁と後壁は通常は互いに接しています．膣壁は粘膜で被われていて，多数の伸縮性に富む筋線維からなる***ヒダ***があります．

これらの筋線維は，膣の出口に向かう下部において，より発達しています．

膣粘膜は下記の2つの筋性の層に被われています．

・縦走線維からなる表層

・輪走線維からなる深層

これらの筋線維は膣口に向かう下部でより発達しています．

性交の際，膣粘膜はペニスを挿入させるために，伸張しつつ液を分泌します．

分娩の際に胎児が通過しやすいように，***妊娠中は***粘膜は，かなり柔軟に伸張できる状態になります．

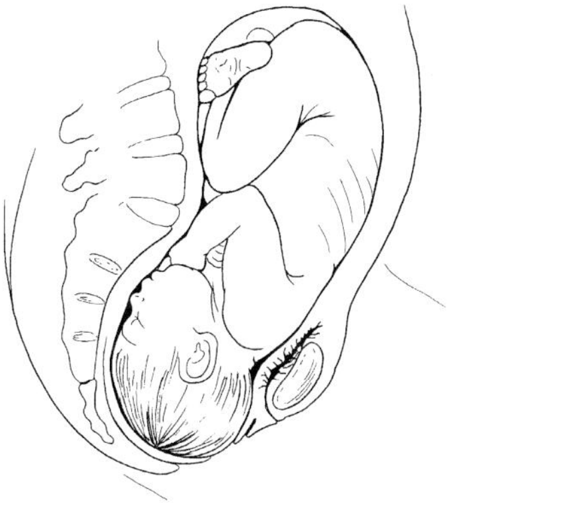

分娩時には，アコーディオンのプリーツのヒダのように組織が広がります．したがって膣の損傷はまれで，あったとしても表層のみですみます（ただし真菌症のように組織の質が低下している場合は除きます）．

小骨盤内における子宮と膣の支持性

位置による支持：

子宮は下方にある**膀胱に寄りかかっています**．これは膀胱が空の時に顕著です．

子宮はあたかも支柱のような**膣によって支えられています**．

膣は**直腸によって後ろから支えられています**．

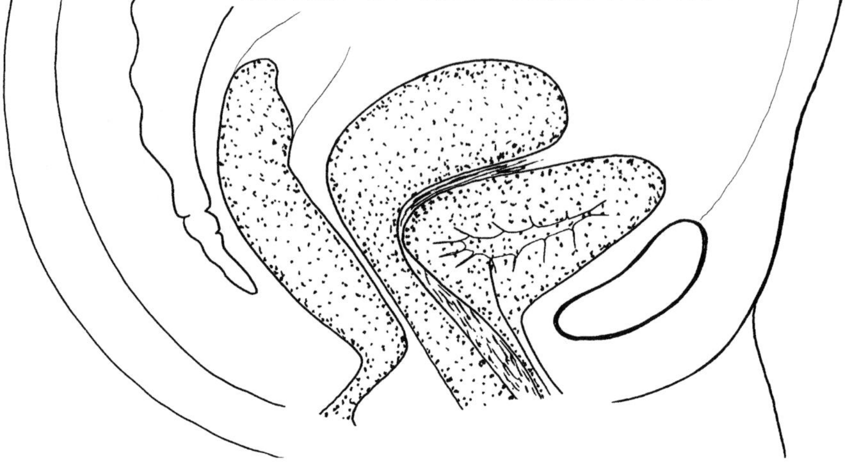

接合による支持：

子宮の下部（後ろ半分）は，**直腸膣中隔**という膜性の組織を挟んで膀胱に接合しています．膣は，膀胱の下部（膀胱三角）と**膀胱膣中隔**という筋膜組織を挟んで尿道に接合しています．

支持組織による支持：

膣は，深会陰横筋の下にある結合組織である**会陰膜**の上に乗っかっています．

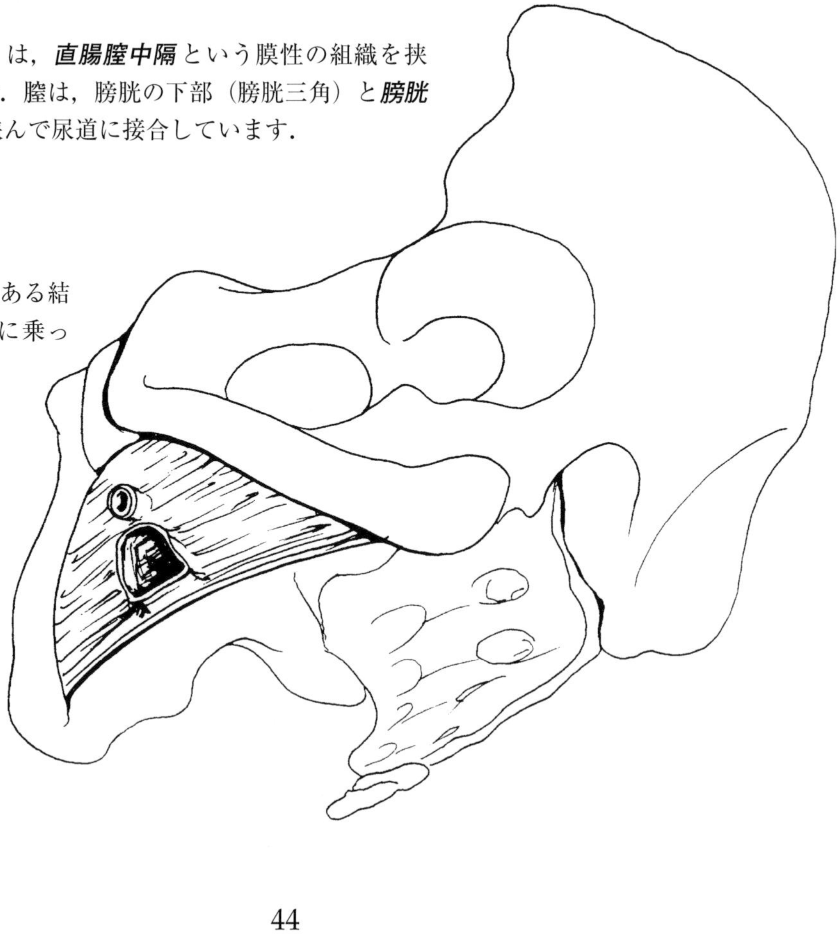

靭帯による支持：
子宮後部は，***仙骨子宮靭帯***によって仙骨につながっています．

子宮は***広間膜***によって側方が支えられています（詳細はp.46参照）．

子宮は前方を向いていて，***子宮円索***によって恥骨につながっています．

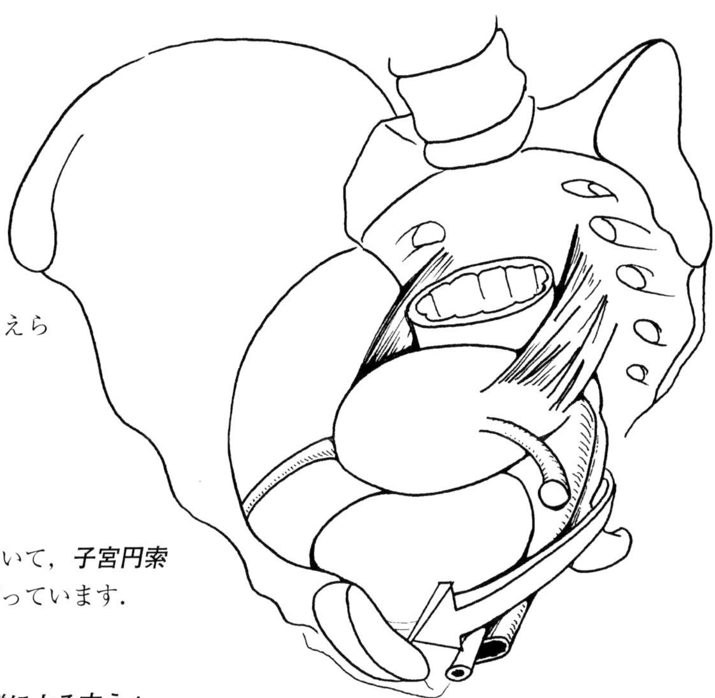

筋群による支え：
膣は深会陰横筋と接しています．

膣下端のすぐ上部が***肛門挙筋***の内縁に接合し，膣が堅く固定されています．これが最も強い支持です．子宮脱の主な原因は肛門挙筋の弱化です．

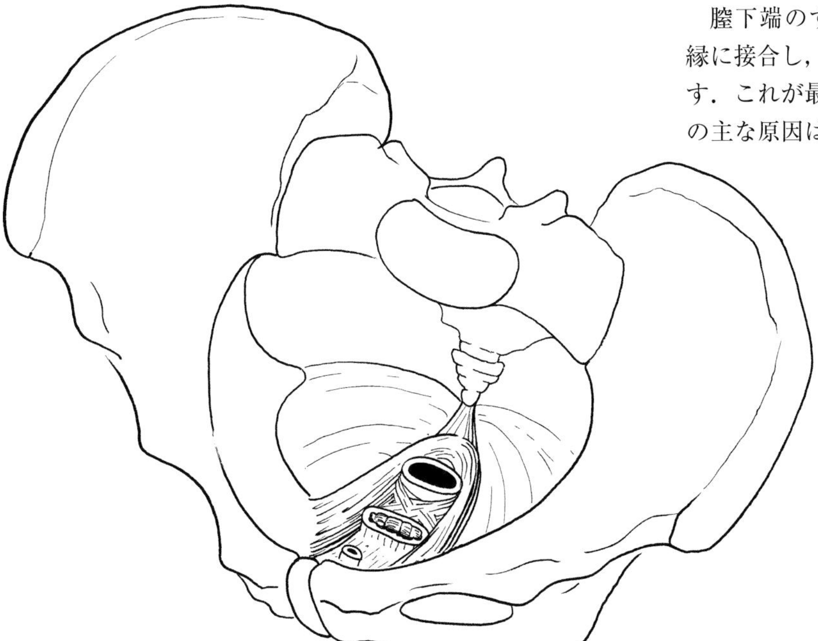

まとめ：
子宮の上部（子宮底）は非常に可動性が大きく，その位置は，膀胱（前方）と直腸（後方）の充満の程度によって移動します．子宮の下部（子宮頚）はずっと堅く固定されています．小骨盤内のさらに下方で膣は強固に固定され，その安定性が子宮の支えとなっています．

広間膜

腹膜は小骨盤内臓器を被い，子宮の前方と後方に下記の深い溝（ヒダ）を形成しています．

・後方は直腸子宮窩（***ダグラス窩***）

・前方は膀胱子宮窩

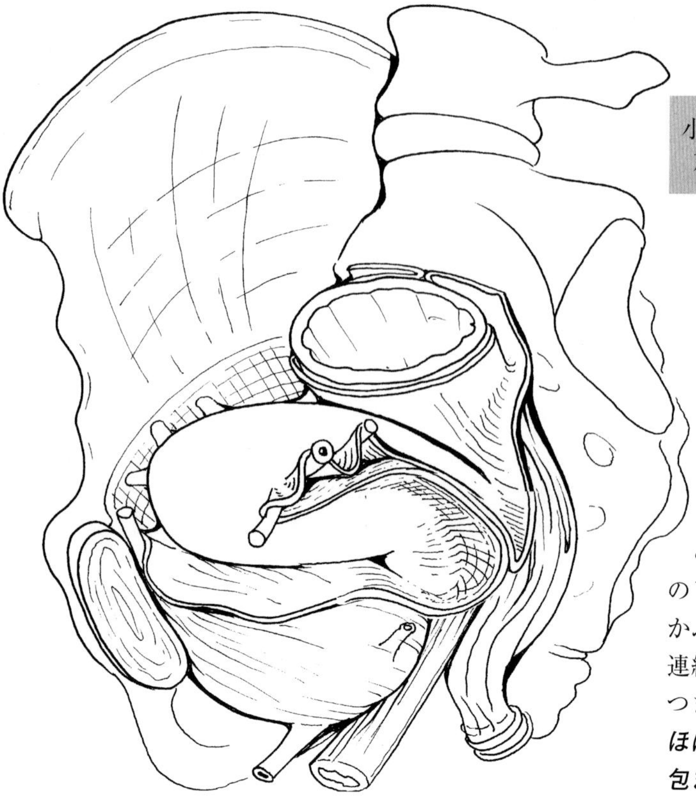

小骨盤内臓器を左から見た図

この前方と後方のヒダは子宮上にかぶさり，互いに連結しています．つまり，子宮は，***ほぼ完全に腹膜に包まれているのです．***

前方と後方のヒダが連結した層は両側へ広がり，二重の***大きい仕切り***を形成して，小骨盤腔の壁面に付着しています．これを***広間膜***と言います．

上方では広間膜は非常に薄く，下記の構造によって持ち上げられています．

・子宮円索

・卵管

・子宮と卵巣をつなぐ筋膜の翼

広間膜はかなり可動性があります．

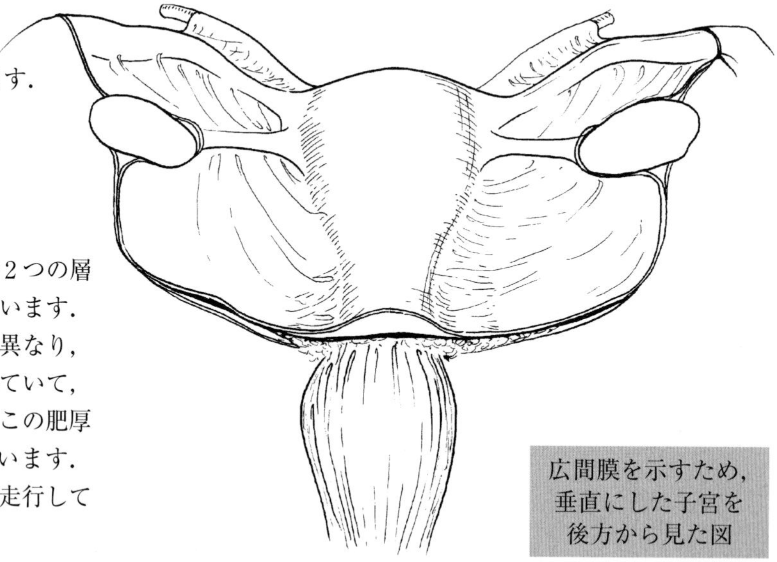

広間膜を示すため，垂直にした子宮を後方から見た図

子宮頚のレベルでは，広間膜の２つの層の間にある密性線維層が肥厚しています．ここは，このエリアの他の組織と異なり，子宮基部を骨盤腔に強固に固定していて，非常に可動性が少ない部分です．この肥厚している部分を***子宮傍組織***と言います．この組織内を尿管，血管，神経が走行しています．

妊娠中の子宮

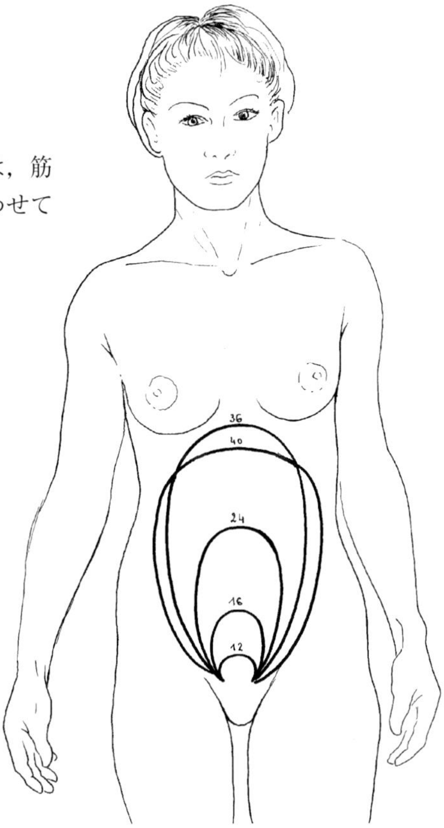

子宮は，妊娠の初期段階から肥厚が始まります．具体的には，筋線維の数が増え，形が変化します．そして，胎児の成長に合わせて次第に伸び上がっていきます．

胎児/子宮の大きさと位置が変化し，初期（妊娠 12 週）には骨盤内の上方へ達し，次に下腹部，それから臍の下に達します（24 週）．36 週には，肋骨および横隔膜の下縁に達します．

40 週にはさらに大きくなり，かつ骨盤腔の方へ少し下降します．この状態は「胎児が骨盤に進入した」と表現されます．（注意：妊娠後期の“***胎児が骨盤に進入した***”で用いた engagé と，分娩時の児頭嵌入で用いたエンゲージメントとは意味が異なります（p.10 参照）.）

子宮を吊り下げている靱帯，特に仙骨子宮靱帯と子宮円索が胎児の成長に対応します．靱帯は方向を変化させながら，かなり伸張された状態になります．

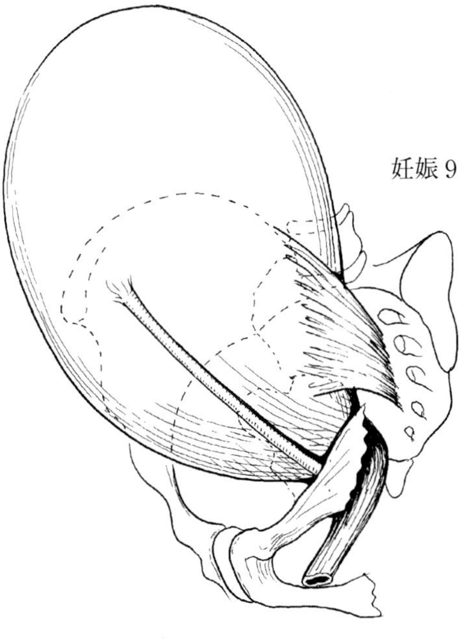

妊娠 9 カ月の子宮

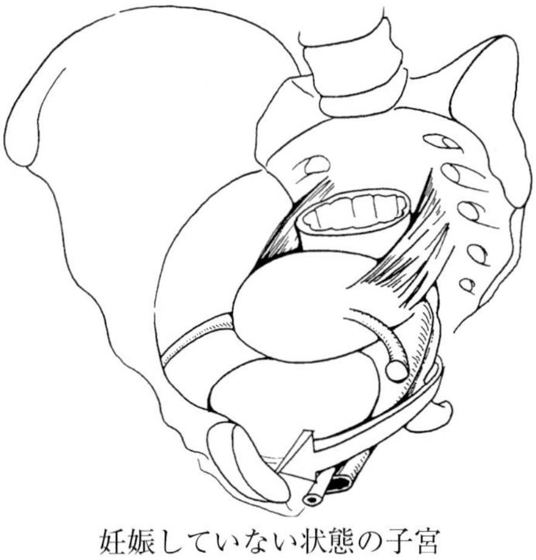

妊娠していない状態の子宮

出産日の子宮

子宮の収縮は，徐々に規則的になり，頻度を増し，強くなります．
この収縮が子宮頚部の開大と胎児の娩出につながります．

出産後

子宮は数時間以内に元の大きさとなり，小骨盤内の元の位置に戻ります．興味深いことに，子宮は本来の位置に納まります（p.145 参照）.

直腸

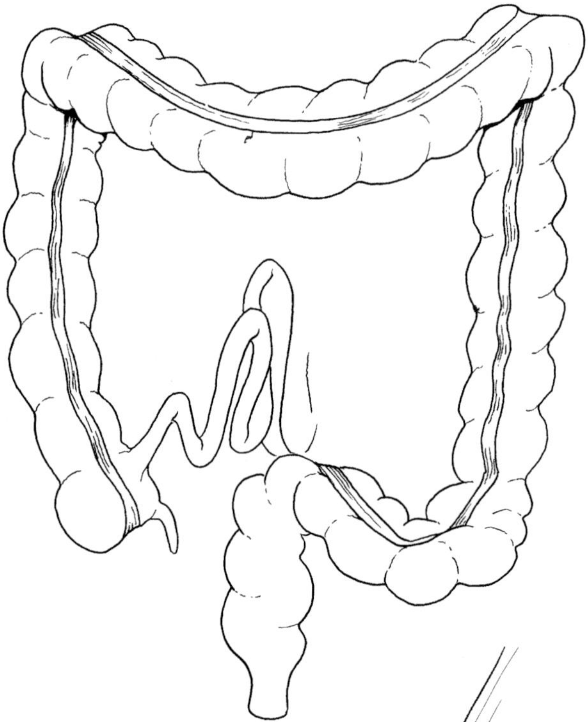

直腸は**直腸膨大部**とも言い，最終の開口部である**肛門**手前の，大腸の最終部分です．

直腸は，小骨盤内の後方，子宮と膣のすぐ後ろに位置しています．

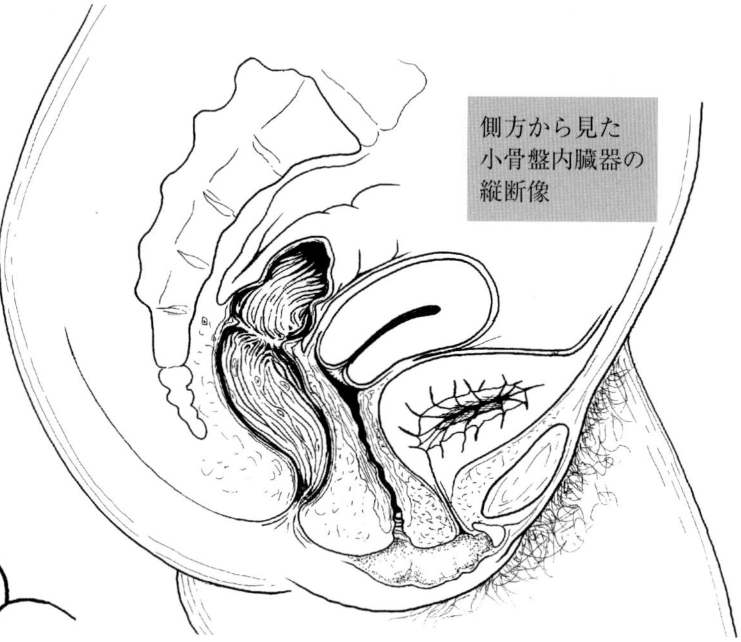

直腸は仙骨中央の高さ（S3）から始まります．側方から見ると，直腸が仙骨に沿って前方へ凹の形状をしているのがわかります．下部は骨盤底を貫通し，徐々に薄くなり，方向を変えて後下方の**肛門管**へとつながります．

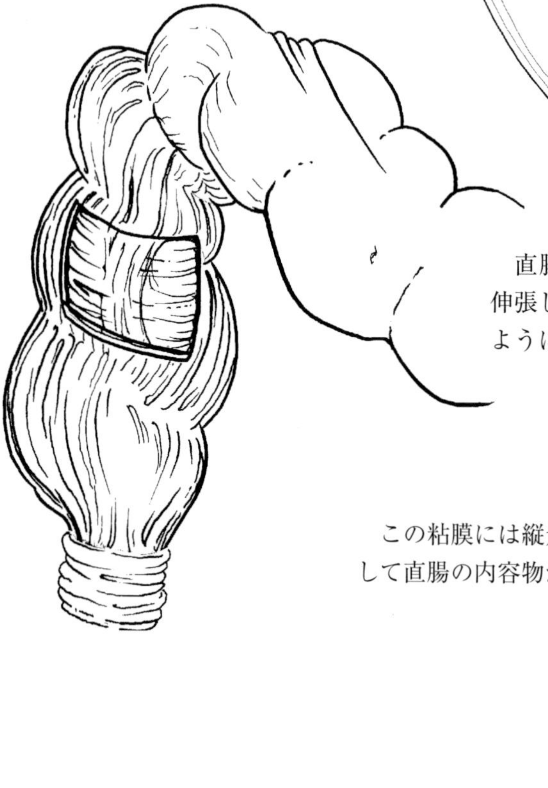

直腸深層表面は**粘膜組織**で，直腸が充満したときに伸張し消失する長軸方向のヒダがあります．また，弁のように分節を区切る直腸横ヒダがあります．

この粘膜には縦走筋と輪状筋の２つの層があり，この２つの層が収縮して直腸の内容物が体外に排出されます．

肛門

消化管終末の管を***肛門管***と言い，これは***肛門***の開口部に達しています．管の長さは3cmで，直径は2〜3cmです．開口部は，非活動時には閉じています．

肛門は，下記のように内肛門括約筋と外肛門括約筋に環状に囲まれています．

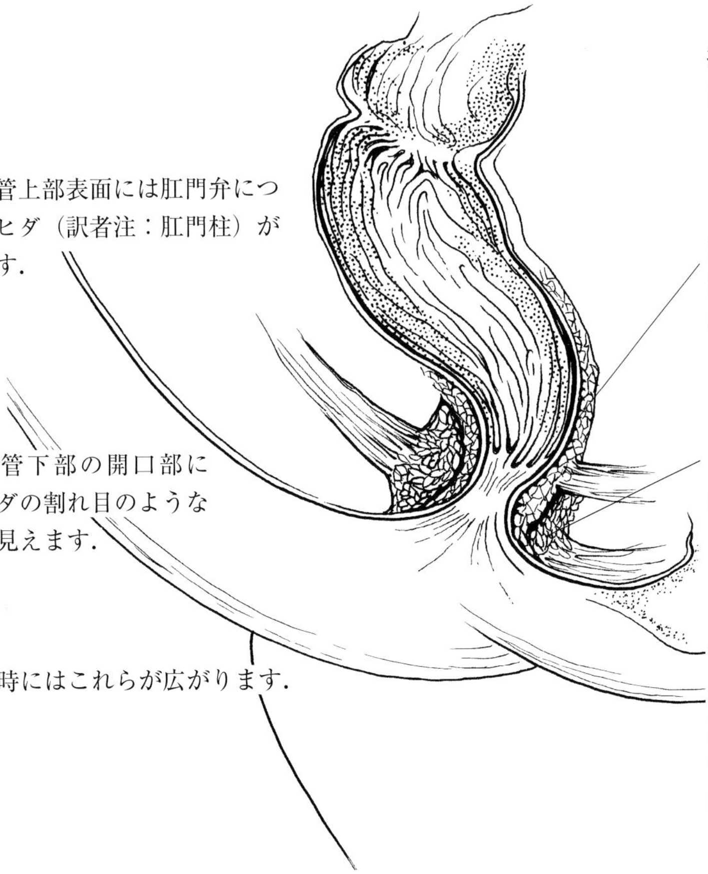

肛門管上部表面には肛門弁につながるヒダ（訳者注：肛門柱）があります．

内肛門括約筋は肛門外口を直接囲んでいます．これは小骨盤内臓器の壁を形成して***不随意収縮***を起こす***平滑筋***です．

肛門管下部の開口部には，ヒダの割れ目のようなものが見えます．

外肛門括約筋は，内肛門括約筋を囲む，より大きい筋です（長さ約3cm）．

外肛門括約筋は***横紋筋***であり，随意の収縮や弛緩が可能です．この筋は，尾骨につながる***肛門尾骨靱帯***という組織と後方で重なっています．前方は，***会陰腱中心***へ向かって伸びています．

排便時にはこれらが広がります．

肛門は肛門挙筋と交叉し（p.30参照），外肛門括約筋はその線維と連結しています．

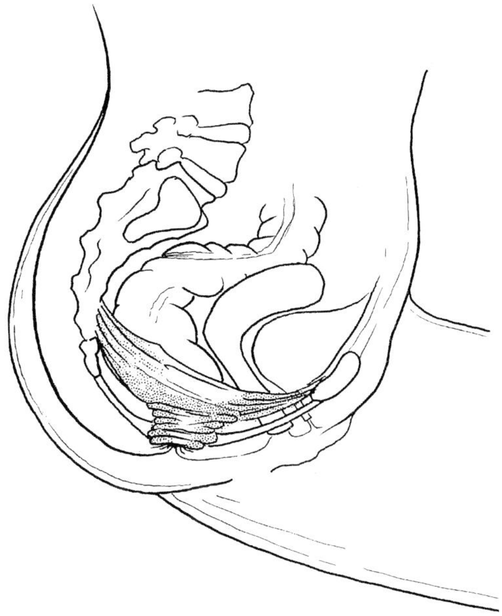

肛門が肛門挙筋と交叉する部分を***肛門直腸角***と言い，ここから肛門の向きが直腸の向きと変わり，***斜め後方に向かいます***．

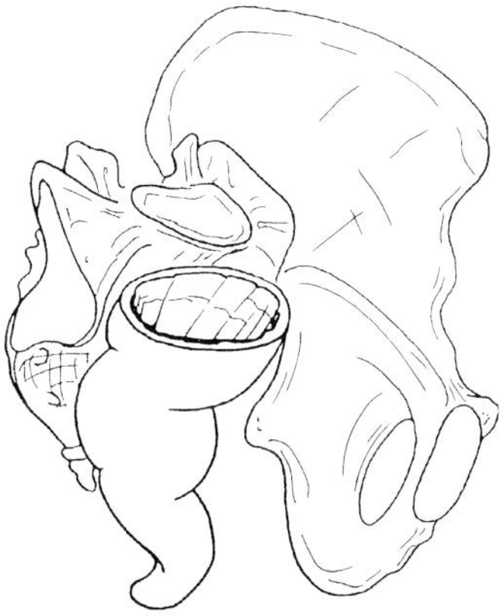

小骨盤内における直腸と肛門の支持性

受動的要素による支持

結腸からつながる直腸上部は***腹膜に被われ，接合しています***．この部分の腹膜には下記のヒダと溝があります．

・***直腸後方のヒダ***（訳者注：直腸仙骨筋膜）
・***直腸側方のヒダ***（訳者注：直腸側方靱帯）
・前方の***直腸子宮窩***（***ダグラス窩***）

さらに下方で直腸は，***子宮などを支えている支帯***（p.38 参照）によって側方が縁どられています．

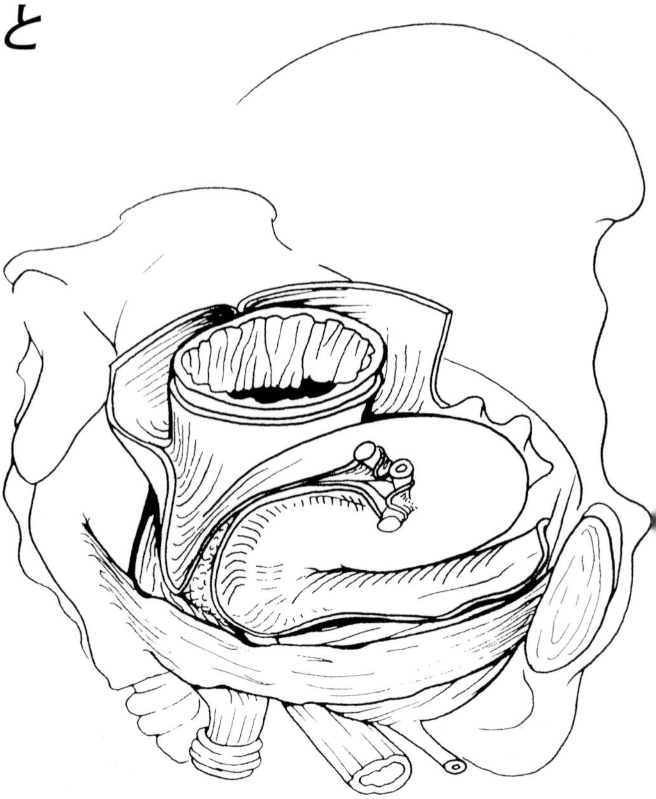

筋活動による能動的支持

直腸は***肛門挙筋***の***最も外側の線維に囲まれ***，支えられています．しかし，その線維は直腸に連結していないため，直腸のボリューム変化に対応できます．

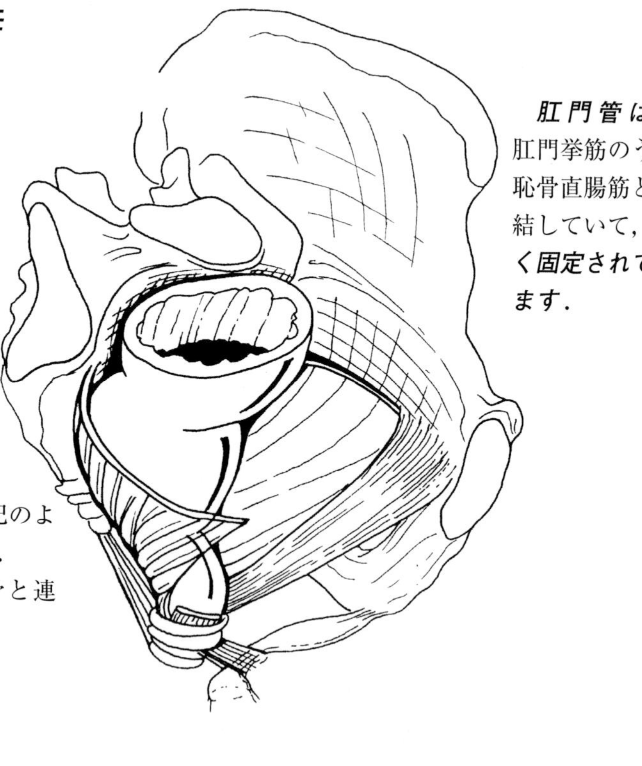

肛門管は，肛門挙筋のうち恥骨直腸筋と連結していて，***強く固定されています．***

さらに下方では外肛門括約筋が，下記のように肛門に連結しています（p.32 参照）．

・後方では***肛門尾骨靱帯***を介して尾骨と連結
・後方上部では肛門挙筋と連結
・前方では会陰腱中心と連結

これらの支持が存在することにより，肛門および肛門管領域は，直腸脱などが生じても，崩れることがないのです．

排便（排泄行為）

排尿（p.40参照）同様，**排便**も，随意性と不随意性の両方があります．

排便に至るには，2つのことが起こります．

まず直腸が充満します．充満すると感覚神経の受容器が興奮します（**便意**を知覚する）．

そして次に反射が起こります．直腸内壁の筋が収縮し，内肛門括約筋が弛緩します．排泄物は直腸下方へ移動します．

この時点で，排便行為の2つの局面のうちの1つが生じたことになります．

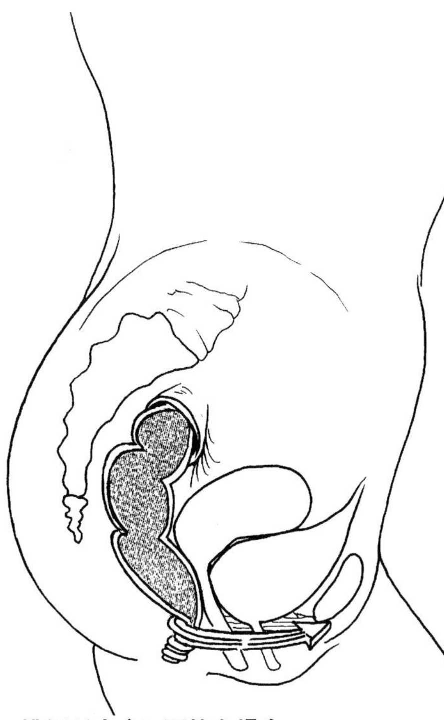

もう1つの局面は以下の2つのパターンに分かれます．

排泄がすぐにできる状況ではなく，自制が必要な場合：

自制するには，排便に関わる下記の随意筋2つのうち1つを収縮させることで可能になります．

・横紋筋性の肛門括約筋

・肛門挙筋（特に恥骨直腸筋）

肛門挙筋の収縮は，あたかも革紐で肛門を前方へ引きながら強く曲げるかのように，**肛門直腸角の角度を増大させ**，肛門を扁平にします．最も重要なのは，**便意を消失させること**です．直腸がさらに充満すれば再び便意を催すでしょう．

排便がすぐに可能な場合：

横紋筋性の肛門括約筋と恥骨直腸筋束が弛緩し，その結果，肛門直腸角の角度が小さくなります．この時点で，直腸と肛門はほぼ一直線になり，開口部は扁平ではなくなり，開口した状態になります．

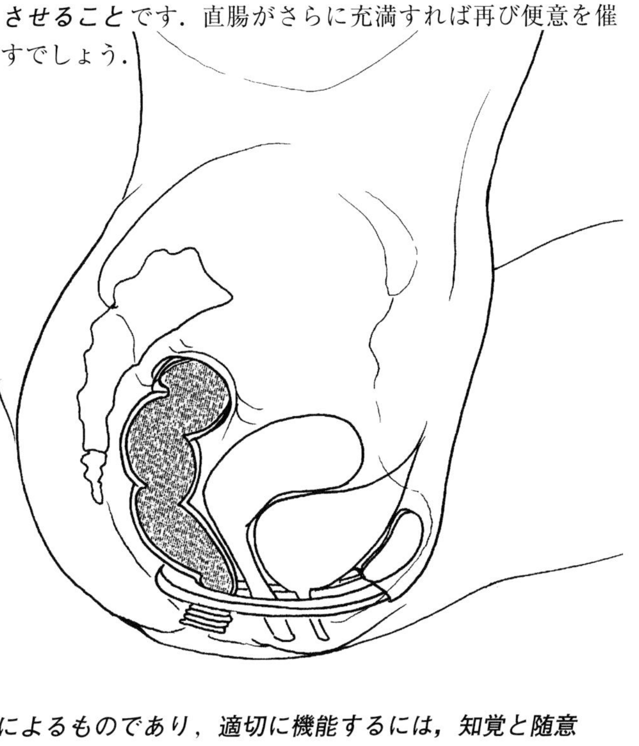

このシステムは反射（副交感神経支配下）**によるものであり，適切に機能するには，知覚と随意筋・不随意筋両方の反応が良好に調整されていることが必要です．このバランスを維持することが重要であり，**もし生活リズムが乱れたら（排便を長い間あるいはたびたび我慢するなど．p.128〜131参照），元の生活リズムに戻すことが大切です．

第4章
骨盤周囲の筋群

骨盤底筋群の収縮感覚を感じとるためには，以下に挙げる***骨盤周囲の筋群***の働きを理解することが必要となります．

・股関節深層の筋群
・殿筋群
・股関節内転筋群
・腹筋群

骨盤底筋群のエクササイズを行うと，これらの骨盤周囲の筋群が，***一緒に***，もしくは***代償的に***収縮します．

それはなぜでしょうか？ 答えは簡単です．骨盤周囲の筋群は骨盤底筋群よりも***大きくて***，日常生活の中で***よく活動している***からです．そのため，骨盤底筋群の収縮と混同されることがよくあります．

骨盤周囲の筋群の収縮が骨盤底筋群の収縮に対する気づきを邪魔しない限り，混同すること自体は特に問題ではありません．上記の骨盤周囲の筋群の働きを知り，その収縮部位を感じとることができるようになると，以下のことに役立ちます．

○骨盤底筋群と骨盤周囲の筋群を区別できやすくなります．
○いろいろな状況において，骨盤底筋群の一部あるいはすべてを収縮させながら骨盤周囲の筋群を活動させる方法を学ぶことができます．

本章では，横隔膜についても学びます．横隔膜は骨盤から離れた所にありますが，機能的に骨盤と非常に強くつながっています．

股関節深層の筋群

股関節深層の筋群は骨盤上に起始部を持ち，すべてが大腿骨上部の**大転子**という隆起部に停止しています．主に股関節の外旋に作用します．

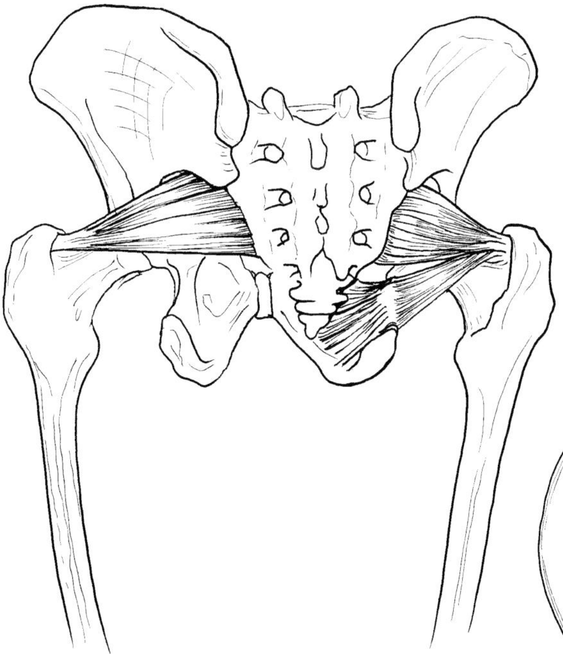

梨状筋

この筋は仙骨内面下部に起始があり，前外方へ走行して骨盤を離れ，大腿骨上に停止します．この筋は直腸に近接しているため，この筋の収縮は肛門挙筋の後部線維の収縮とよく混同されます．

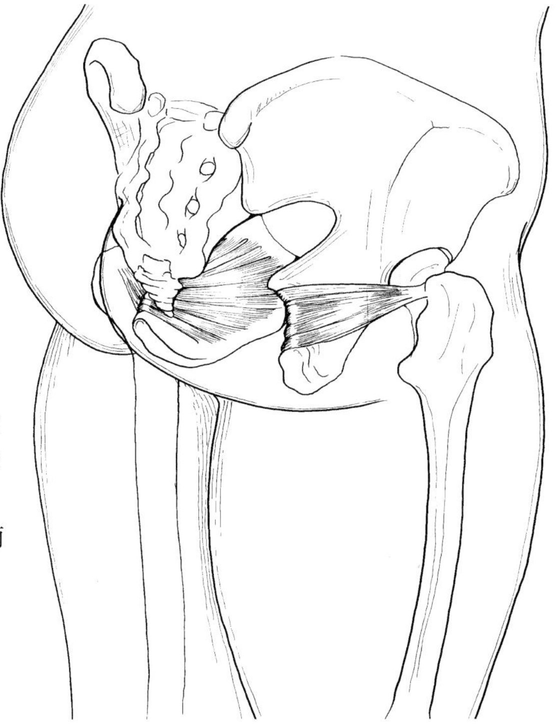

内閉鎖筋

この筋は小骨盤内側の閉鎖孔に起始があります．走行が屈折し，骨盤を離れ大腿骨へ向かうまでの部分は骨盤底筋群にかなり接近しています．

梨状筋と内閉鎖筋を収縮させないためには，両足を組んだ姿勢をとります（p.57 下段参照）．

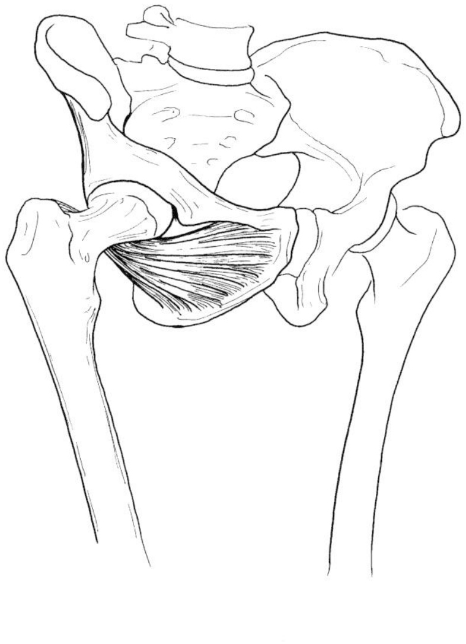

外閉鎖筋

この筋も内閉鎖筋と同様に閉鎖孔に起始がありますが，内閉鎖筋付着側と反対の面（骨盤外側）から起始します．そして大腿骨に向かいます．この筋は股関節内転筋深層に隣接していることから，会陰前方の筋群とその収縮がよく混同されます．

外閉鎖筋の収縮と他の筋の収縮を鑑別する姿勢としては，股関節内転筋群の収縮と骨盤底筋群の収縮を鑑別するために提案した姿勢（p.57 参照）を用いるとよいでしょう．

殿筋群

殿筋群は骨盤の側方から後方にあり，3つの筋からなります．骨盤の側方に**中殿筋**があり，その少し前方に**小殿筋**があります．この2つの筋は，骨盤底筋群とはっきり区別でき混同することがないため，ここでは詳細な説明は省きます．

3つめの筋は，殿筋群で最も知られている**大殿筋**です．

大殿筋

3つの筋のうち最大で，かつ最も表層にあります．

大殿筋は仙骨から尾骨にかけてが起始部であり，大腿骨上部と**腸脛靱帯**という帯状線維に停止します．

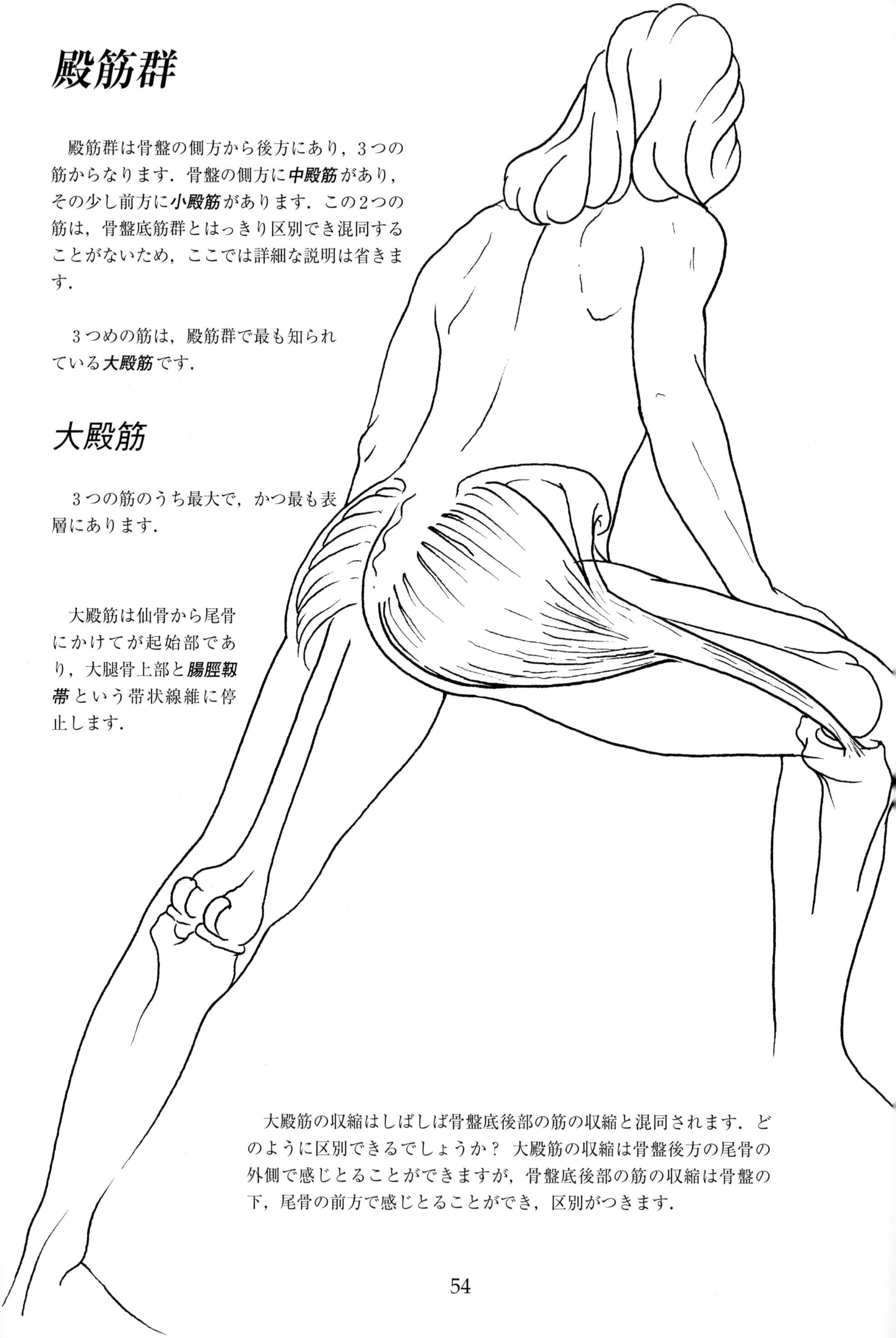

大殿筋の収縮はしばしば骨盤底後部の筋の収縮と混同されます．どのように区別できるでしょうか？ 大殿筋の収縮は骨盤後方の尾骨の外側で感じとることができますが，骨盤底後部の筋の収縮は骨盤の下，尾骨の前方で感じとることができ，区別がつきます．

骨盤底後部の筋群と大殿筋を明確に区別するための姿勢

骨盤底後部の筋には下記のものがあります．

- 肛門挙筋の後部線維
- 肛門括約筋
- 直腸の筋

大殿筋を収縮させずに股関節を屈曲させることで区別する姿勢として以下の３つがあります．

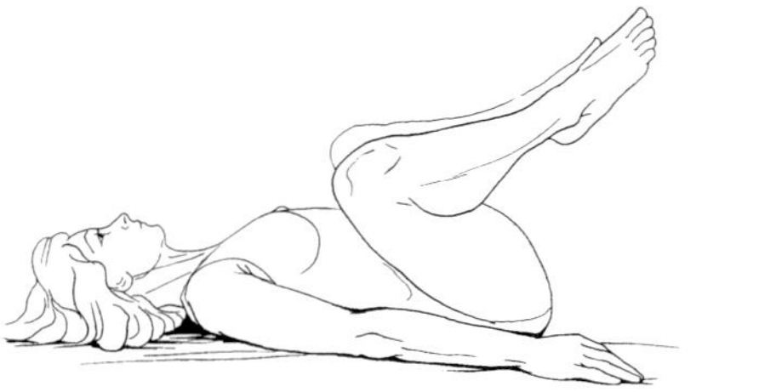

○背臥位（仰向け）で，股関節を深く屈曲させた姿勢をとります．

○正座で，前方の椅子へもたれかかり，股関節を深く屈曲させた姿勢をとります．

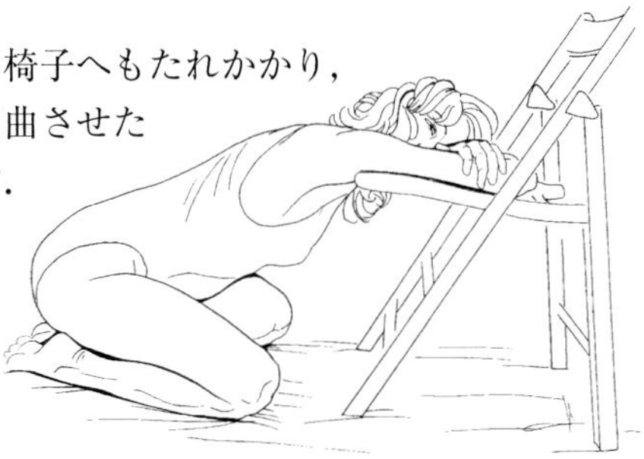

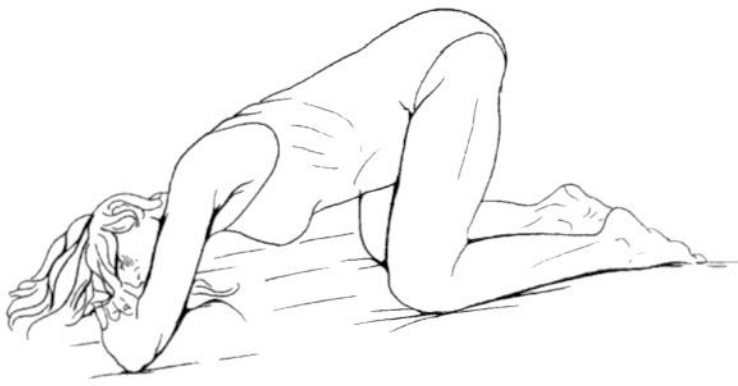

○肘関節と股関節を屈曲させた四つ這い姿勢をとります．

さらに以下の３つの姿勢もあります．

○立位で，一方の膝をもう一方の膝に向けて**大腿を内旋させた姿勢**をとります．

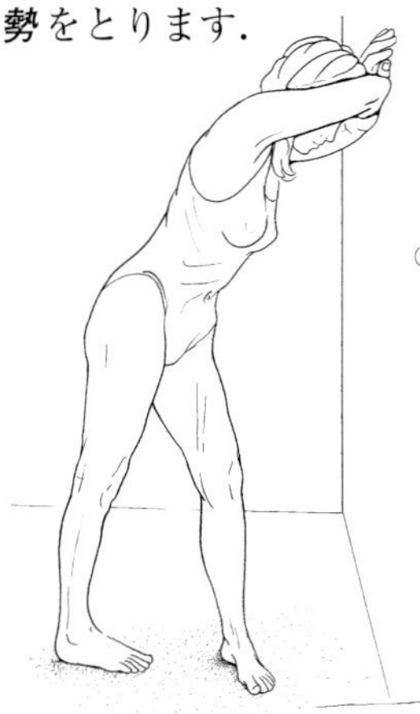

○さらに，**両膝を交叉させた姿勢**（股関節を内転位にします）をとります．この姿勢では大殿筋は収縮しにくくなりますが，骨盤底後部の筋群は収縮しやすくなります．

○骨盤底後部の筋の収縮を確実に行えるようになったら，次に逆を行います．つまり，骨盤底筋群を単独で収縮させることが難しい姿勢で練習しましょう．例えば，股関節伸展位や，両脚を前で開いた座位姿勢で行います．

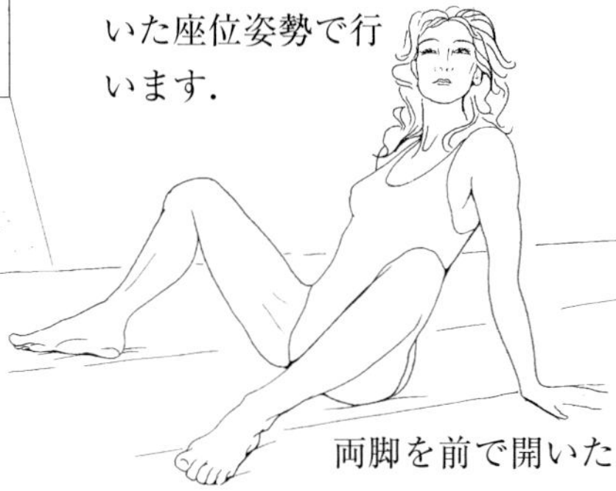

両脚を前で開いた座位姿勢

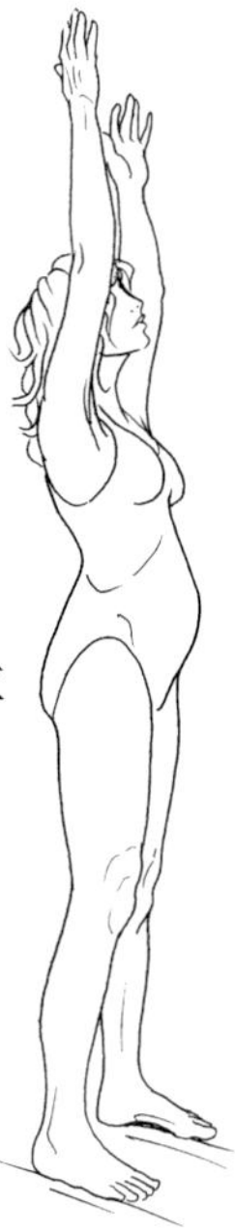

股関節伸展位

妊娠中の大殿筋の働き

妊娠中は特にホルモンの作用によって骨盤の関節は柔軟性を増し，ときにはその柔軟性が過剰になります（p.18 に記述）．このことにより，骨盤の不安定性（女性にとっては骨盤が「安定しない」という感覚）と痛みが生じることがあります．しかし，大殿筋が仙腸関節を覆っているため，大殿筋の緊張は骨盤支持に貢献します．そこで，エクササイズの章では大殿筋を強化するためのエクササイズを紹介しています（p.114〜115）．

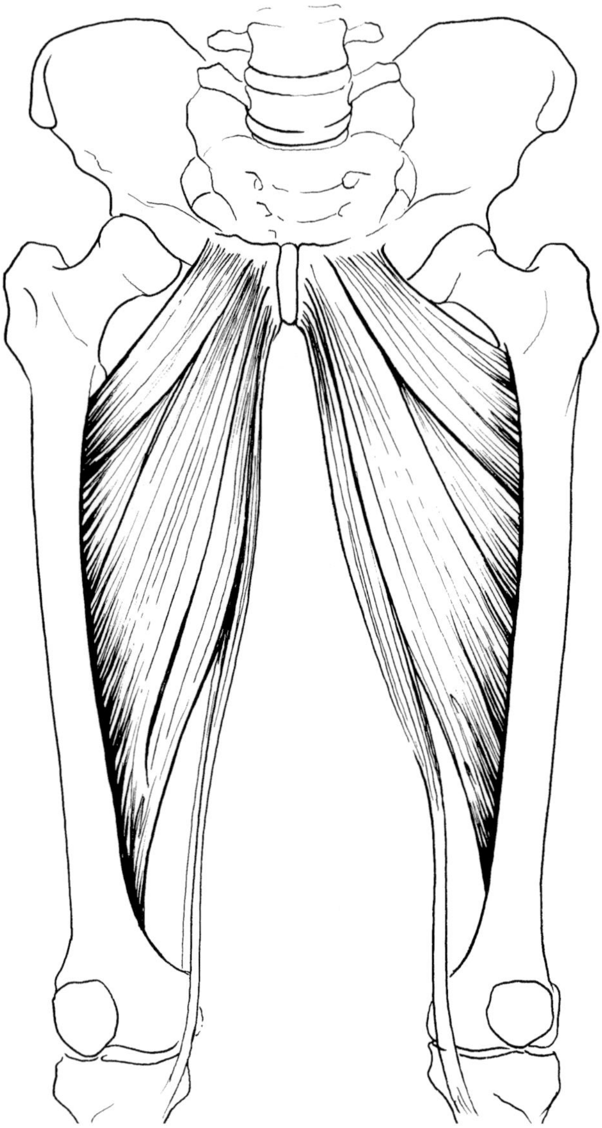

股関節内転筋群

股関節内転筋群は大腿の内側にあります．5つに区分される筋が連続して重なり合っていて，外側に位置する筋ほど長くなります．

上部に位置する小さな3つの筋は恥骨から起始し，大腿骨近位に停止します．3つの筋とは以下のものです．

- ***恥骨筋***
- ***短内転筋***
- ***長内転筋***

長い方の2つの筋は，大内転筋と，膝の下まで下降して脛骨に停止する薄筋です．

股関節内転筋群は大腿部を内側へ引き寄せる作用があります．

この5つの筋は骨盤に近いため，その収縮は，骨盤底前部の筋の収縮と混同されることがあります．

しかし，股関節内転筋群の収縮は***大腿部の内側***で感じとることができますが，骨盤の下部では感じとることができません．

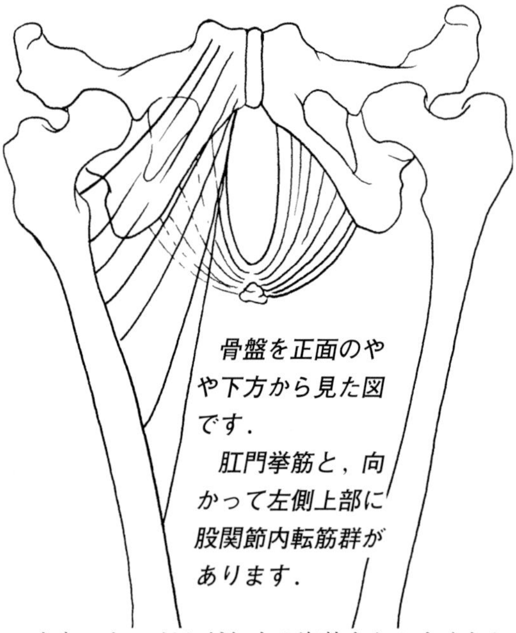

骨盤を正面のやや下方から見た図です．

肛門挙筋と，向かって左側上部に股関節内転筋群があります．

出産時

股関節内転筋群は，両大腿部を広げて座る姿勢，横になったり，しゃがんだりする姿勢をたやすくとれるよう，柔軟であることが大切です．

股関節内転筋群の収縮と弛緩を理解するためには，p.116のエクササイズを参照してください．

収縮の違いを知る方法

骨盤底の，特に前部にある肛門挙筋と尿道括約筋を収縮させるためには，以下に示したように，両大腿部を広げ***股関節内転筋群を伸張させた構え***をとります．

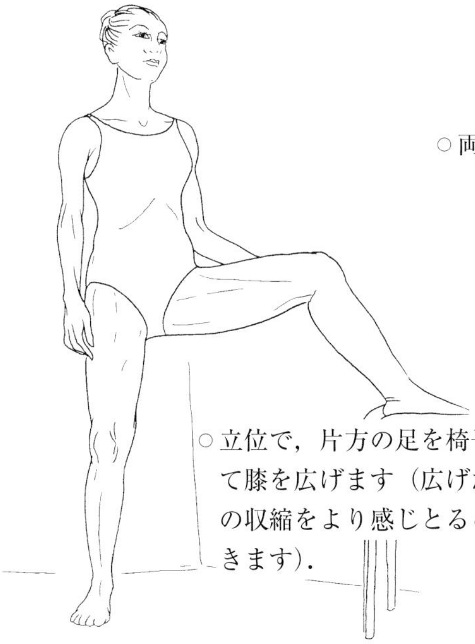

○両膝を広げて深くしゃがみます．

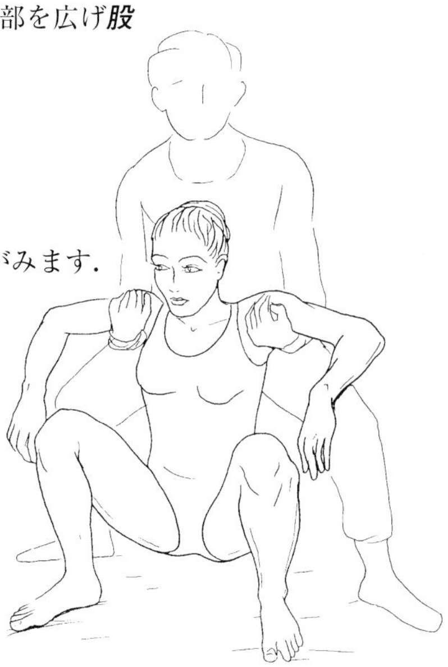

○立位で，片方の足を椅子に乗せて膝を広げます（広げた膝の側の収縮をより感じとることができます）．

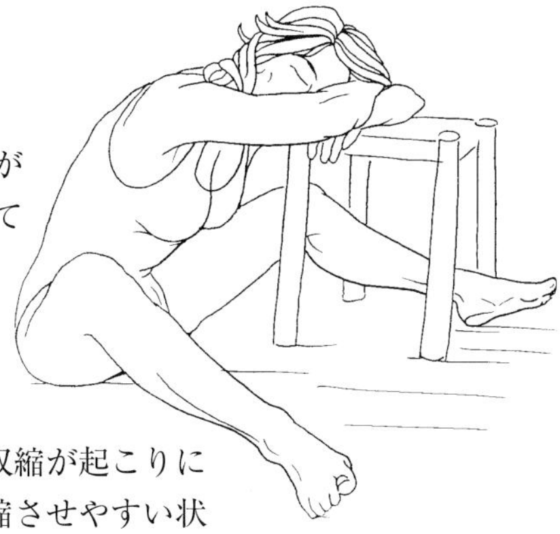

○適当に膝を伸ばしながら，両大腿部を広げて座ります．

上に示した姿勢では股関節内転筋群の収縮が起こりにくいため，骨盤底前部の筋群を単独で収縮させやすい状態が得られます．

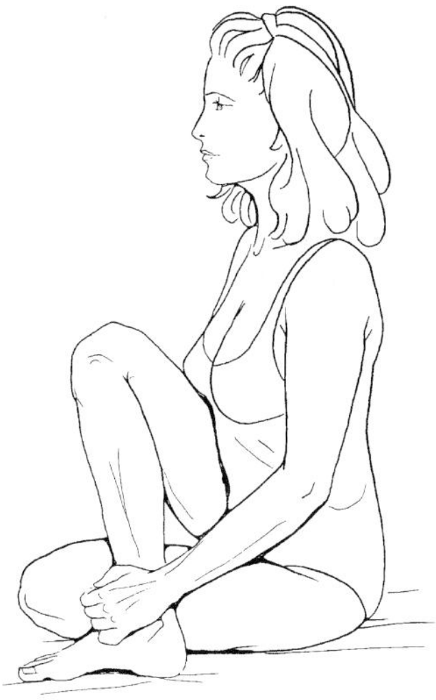

これに対し，両大腿部を閉じて両膝を曲げた姿勢をとることは，はじめのうちは避けてください．この姿勢では股関節内転筋群が収縮しやすく，骨盤底前部の筋群の収縮と区別するのが難しい状態となります．

股関節内転筋群と骨盤底前部の筋群の収縮を明確に区別して感じとれるようになったら，難しいかもしれませんが，あえて，日常生活でとる通常の姿勢で骨盤底筋群を収縮させる練習をしましょう．

腹筋群

骨盤から肋骨にかけて広がっている筋群を***腹筋群***と言います．

腹部領域については，下記のように，誤解されている点があります．

○腹部と腹筋群の領域が完全に一致しているというのは誤解です．なぜなら腹筋群の上部は肋骨の下にも広がっているからです．

○腹筋群が腹部の前面にだけあるというのは誤解です．むしろ腹筋群のほとんどは側方，さらに後方へ広がっています．

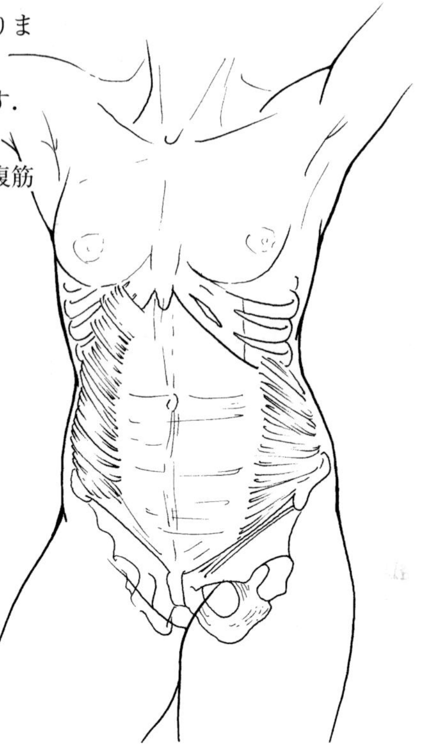

腹直筋

腹直筋は腹部前面の中央にあります．この筋は胸郭（胸骨）の前面から恥骨に伸び，その長い線維の存在は簡単に感じとることができます．***下部線維***は***骨盤底前部の筋***のすぐ近くにあります．

すべての腹筋群のうち，骨盤底筋群の収縮と最もまちがえられやすいのがこの下部線維です．

体幹の側方では，腹筋群は重なり合って三層構造になっています．この腹筋群は肋骨と骨盤の間を覆っていて，後方では腰椎に，前方では長い腱膜に付着しています．

腹横筋

腹横筋は最深層にあります．この筋の線維は水平に走行しているため，収縮すると，あたかもベルトを締めるかのように腹部の周りを締めることになります．この筋は呼気筋として働きます．強制呼気の際やくしゃみや咳をするときに，下部肋骨のあたりで，その収縮を感じとることができるでしょう．

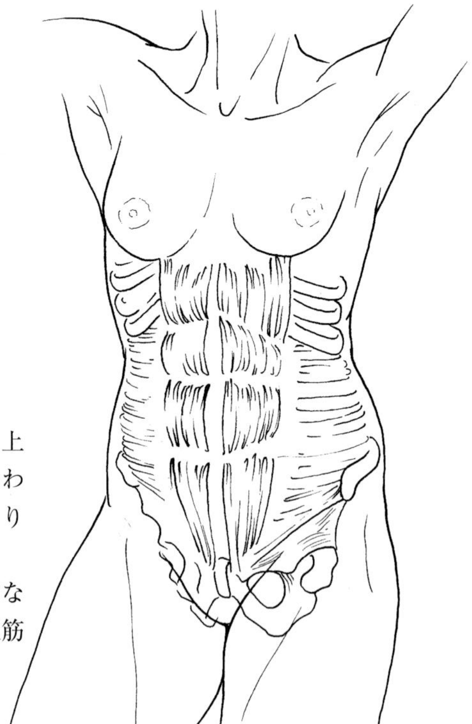

内腹斜筋と外腹斜筋

内腹斜筋と外腹斜筋は筋線維が織り交ざっていて，腹横筋の上で二層になっています．腹斜筋は呼気の際に腹部を絞る動きに関わっています．また，胸郭と骨盤の間で回旋や側屈を担う作用もあります．

腹斜筋群は***妊娠中***に大きく伸張されるため，出産後は注意しながら強化することが必要です（p.110 と p.144 参照）．***分娩中***，腹筋群はさまざまな役割を果たしています（p.62～64 参照）．

腹筋群と骨盤底筋群の強化

腹部全体，つまり腹筋群を強化するために同時に収縮させるようにすると，体幹は強く締めつけられます．

しかし，締めつけによって体幹が小さく圧縮されるわけではなく，その締めつけの影響は，下記のように，**他の方向へ向かうことになります**（例えば水風船の場合のように）．

○ **上方へ向かう**：体幹を締めつけると，肺の空気を空にするために大きく息を吐く場合のように，締めつけの影響が上方へ向かい，腹圧が胸郭へ押しつけられます．

○ **下方へ向かう**：体幹を締めつけると，娩出の際のように締めつけの影響が下方へ向かい，骨盤底に腹圧が押しつけられます．

○ 同時に上下両方向へ向かう：最も一般的に起こるパターンです．

ですから，腹筋群のエクササイズにおいて，下腹部（下部腹筋群と骨盤底筋群）を適切に緊張させず，砂時計のようにウエストを強く締めるような方法をとってしまうと，**骨盤底に過剰な圧がかかる**ことになります．

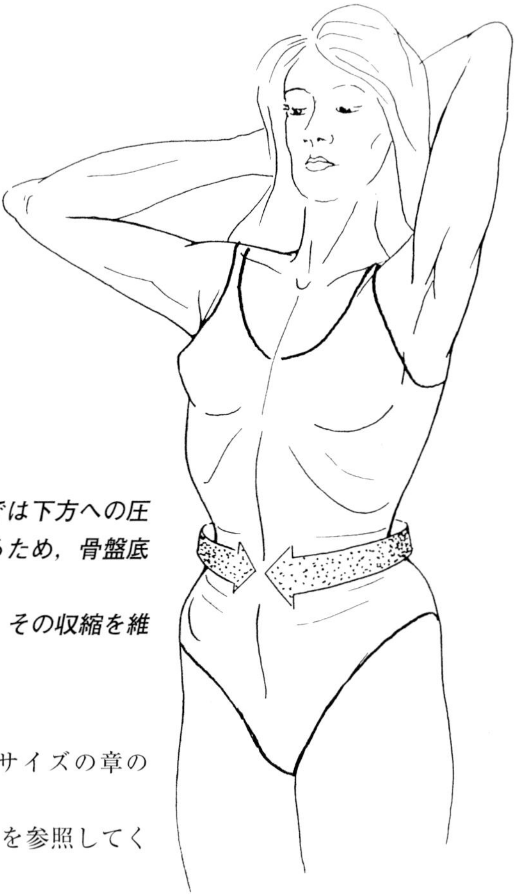

骨盤底に過剰な圧がかかり，特に下記の理由で骨盤底筋群が脆弱になっていると，問題が生じやすくなります．

・妊娠中

・産後から数週間経過しているのに損傷がある（裂傷や会陰切開術による）場合

そして，その結果として，

・骨盤底の緊張が低下している場合

・臓器脱がある場合

いずれの場合も腹筋群強化のためのエクササイズでは下方への圧が生じ，また下腹部や骨盤底が広がることにつながるため，骨盤底に対しては有害となります．

腹筋群のエクササイズは，**骨盤底筋群を収縮させ，その収縮を維持しながら実施する**ことが大切です．

これらの筋のエクササイズについては，エクササイズの章のp.110～113を参照してください．

妊娠中であれば，ガイドラインの章のp.139～143を参照してください．

横隔膜

骨盤底筋群は，胸郭と腹部の移行部にある大きな筋である横隔膜とよく比較され，下部横隔膜とか第二の横隔膜と呼ばれます．

横隔膜は**ドーム**状をしていて，その頂は白真珠色で，線維性（収縮しない）領域を有しています．これが**横隔膜の腱中心**です．

横隔膜の線維は腱中心から**放射状に**下降し，胸郭内面，胸骨，肋骨，腰椎に付着しています．

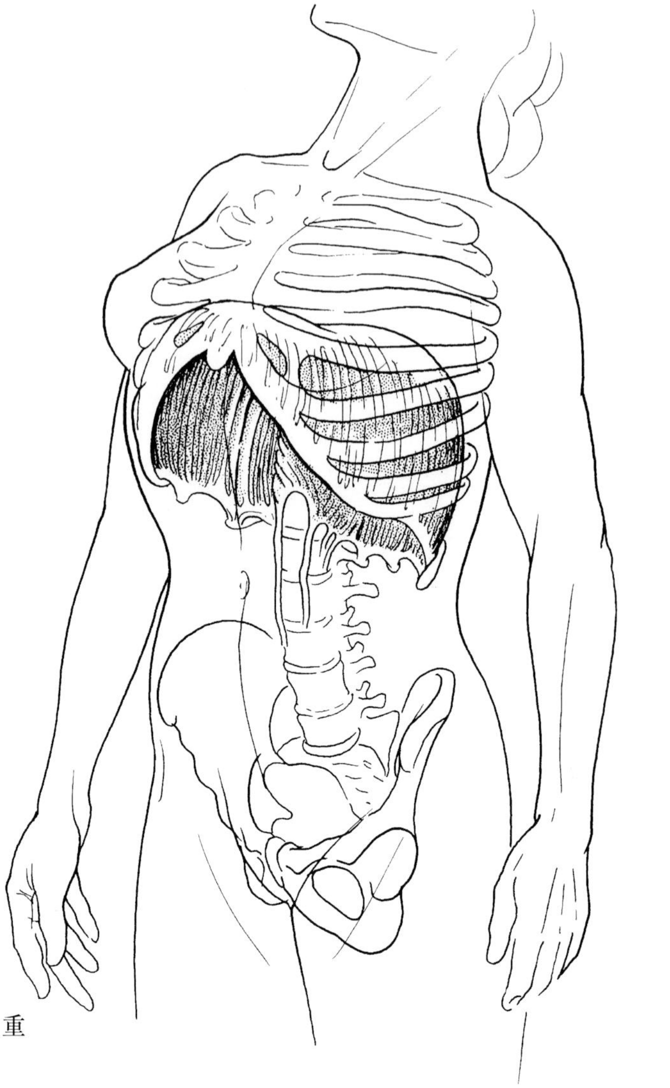

横隔膜の最も主要な役割は呼吸であり，最も重要な吸気筋です．

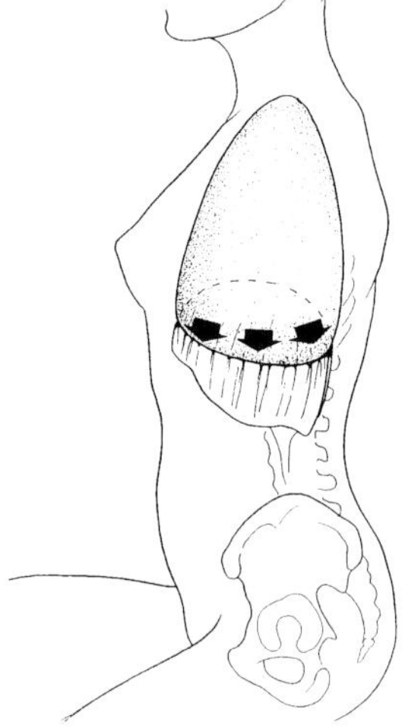

その機能は複雑ですが，ここでは要点を述べることにします．周りの筋線維が収縮したとき，横隔膜の腱中心が下降します．これにより肺は下方に向かって拡張します．拡張によって肺は空気で満たされます．これが**吸気です**．

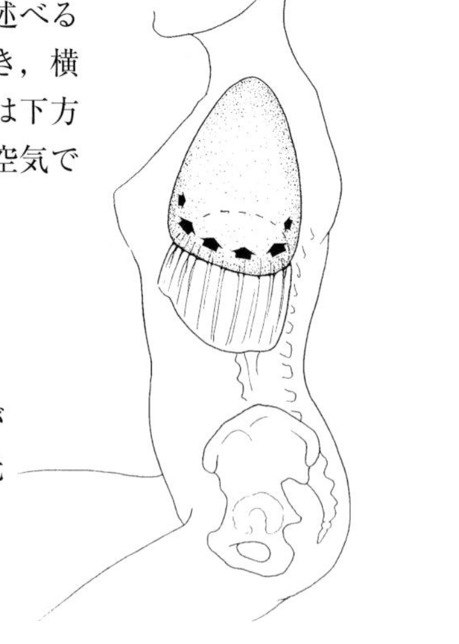

呼気では，反対に横隔膜が再び**挙上**することで，肺が元の大きさに戻ります．

骨盤隔膜（p.28）は上に凹，下に凸の形状であるのに対し，横隔膜は上に凸，下に凹の形状をしています．

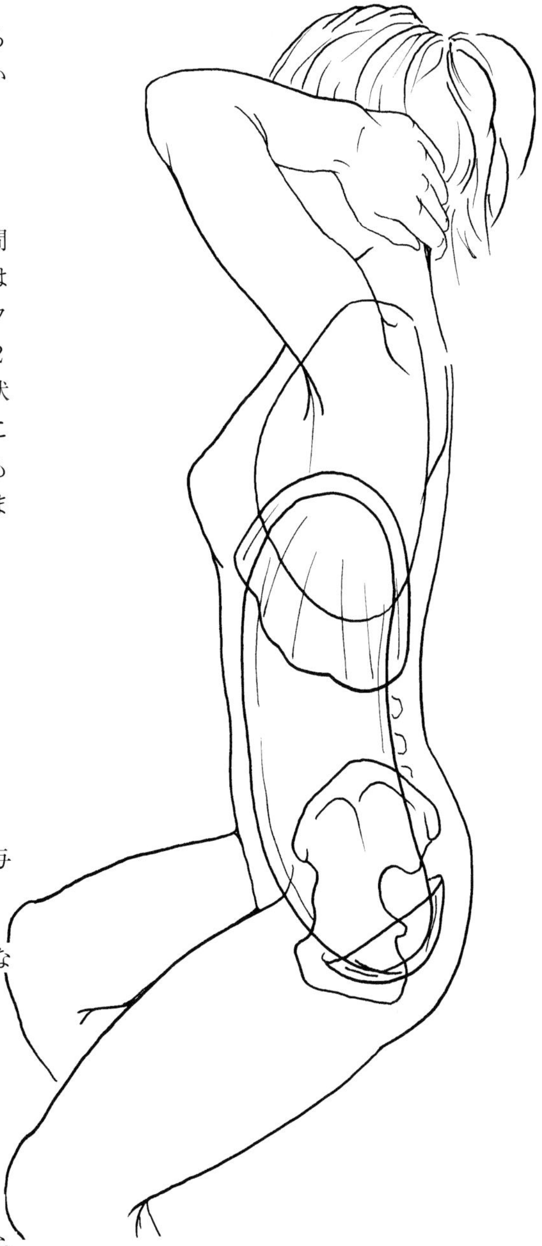

腹部臓器のほとんどが骨盤底筋群と横隔膜の間にあり，***腹膜で包まれて***います．この腹部の袋は両端に2つの隔膜があり，たとえるならばウォーターバッグのようなものと言えます．つまり，この2つの隔膜が上下両端で収縮と弛緩によってその形状を変化させ，このバッグを動かしているのです．このように，横隔膜と骨盤隔膜は離れて存在するにもかかわらず，機能的に大きく関係していると言えます．

横隔膜と娩出

横隔膜は呼吸だけでなく，他の多くの機能に関与しています（消化，循環，咳，発声……）．

さらに，腹部の他の筋と協働して，下記のような***下方への排出***に関わります．
・***排便***
・ときには***排尿***
・***分娩***の最終相での娩出

分娩の最終相の詳細は以下の通りです．
分娩の最終相を***娩出***（p.75参照）と言います．この最終相で女性は，子宮頚が拡張するときと明らかに異なる感覚を感じます．それは，「***押し出したい***」という強い感覚であり，通常はこの感覚はコントロールすることができません．この欲求は子宮筋の***強い収縮***につながります．これは会陰に胎児の圧がかかることで引き起こされるもので，***娩出反射***と言います．

（しかしながら，この娩出反射は，母体が自らの意思で娩出させようとして圧をかけるのが早過ぎて子宮口が全開した場合や，硬膜外麻酔を受けた場合は，必要な感覚がほとんど生じないため，出現しないことがあります．）

分娩最終相で胎児を娩出する際には，いくつかの異なる力が必要であることを理解しましょう．

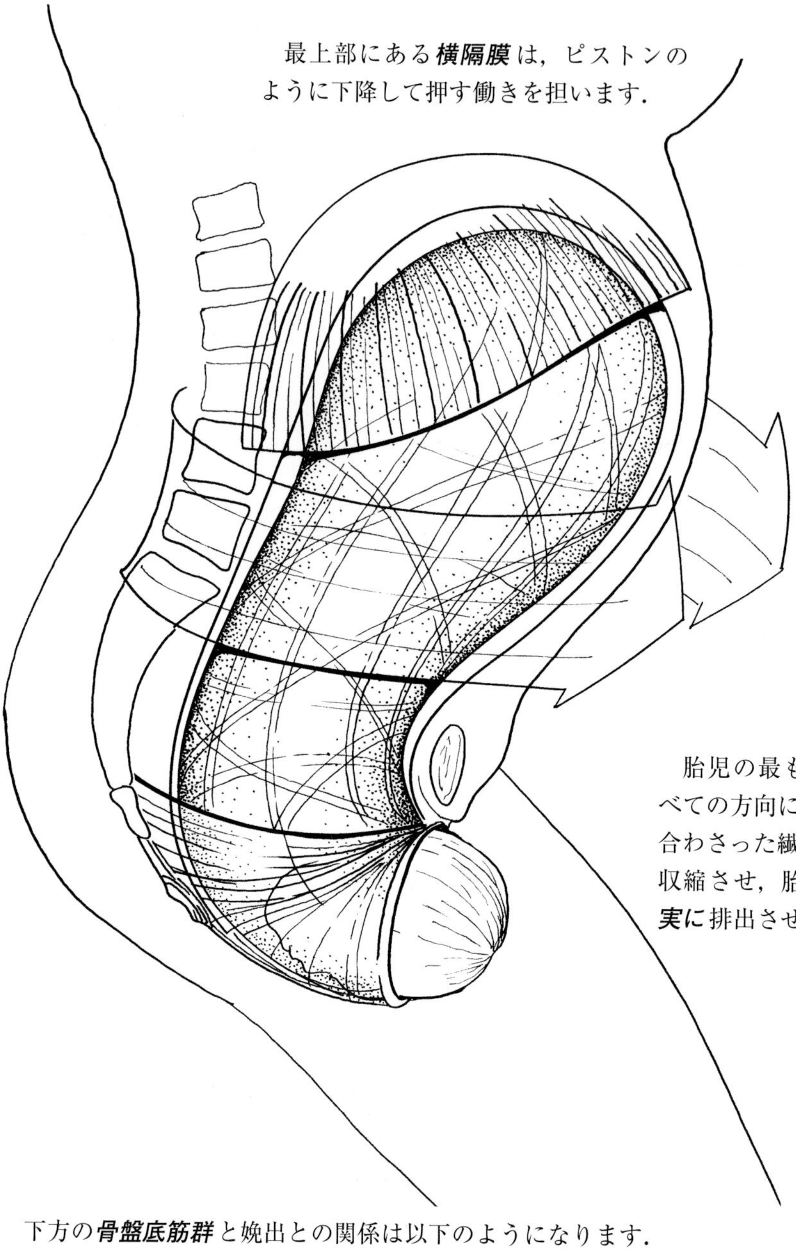

最上部にある***横隔膜***は，ピストンのように下降して押す働きを担います．

力のかかり方を簡略的に示した図

腹部全体を取り巻く***腹筋群***（ここでは曲線の矢印で示してあります）は，腹部の周囲全長にわたって締める働きをします．

胎児の最も近くに位置する***子宮***は，すべての方向に走行する線維（ここでは織り合わさった繊維模様で示してあります）を収縮させ，胎児を***最も近くから***，***最も確実に***排出させます．

下方の***骨盤底筋群***と娩出との関係は以下のようになります．
○骨盤底筋群が収縮すれば胎児の通路を塞ぐことになります．
○骨盤底筋群が弛緩して広がれば胎児を通過させることになります．

最終的には，母体の体幹の肢位により，胎児の***重さ***が娩出に作用するかしないかが決まります．
○上記の図には，母体の体幹が起き上がった状態での出産の様子が描かれています．この状態では，胎児の重さ自体が胎児を会陰方向へ移動させ，そして会陰の外側へ滑り出させることになります．
○上記の図を 90° 回転させて母体を水平にすると，胎児の重さが下降を助けることにはならず，娩出の最終相を妨げることになることがわかります．

吸気を止めた息み
—横隔膜の関与

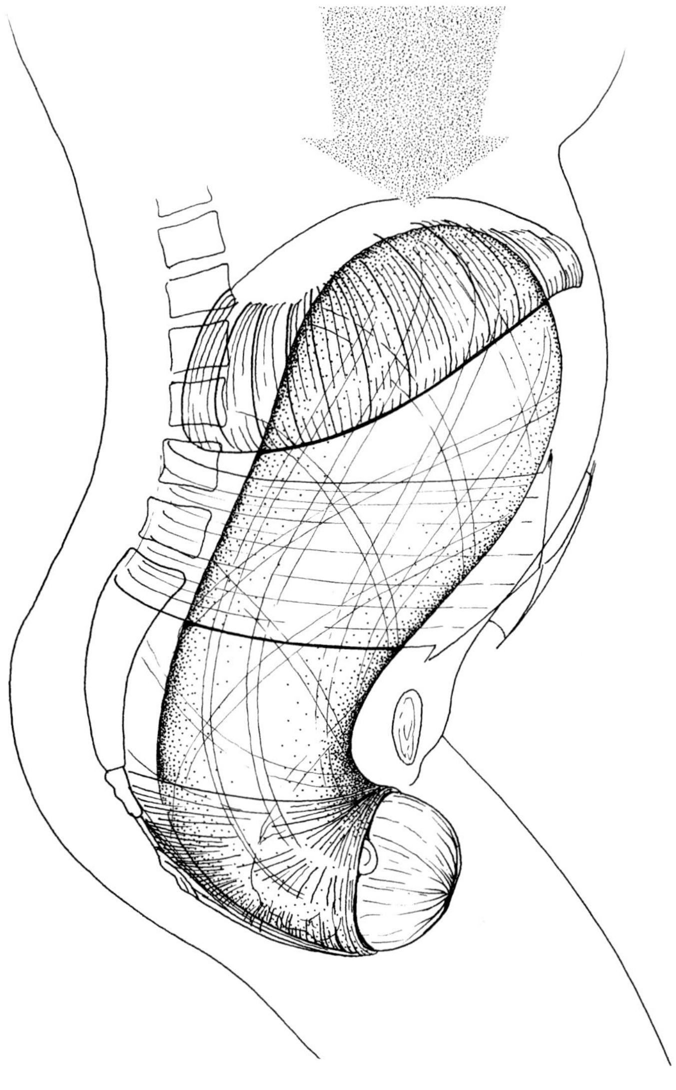

横隔膜の収縮により丸天井が下降し，腹部全体が下方へ押されます．これに加え，腹筋群により，腹部がほぼ全長にわたって締めつけられます．

横隔膜と腹筋群の協働により，娩出に効果的な（必ずしも必要ではありませんが），下方への強力な圧が生み出されます．

分娩（最終相）において，この圧がしばしば必要になります．

産婦への指示は下記の通りです．

1）息を吸ってください

2）息を止めてください

3）***息んでください***

つまり，横隔膜と腹筋群の収縮を促します．これを***吸気を止めた息み***と言います．

スタッフが「息んで*！*」と励ますこともあります．

ときには，「便をするときのように息んで*！*」という言い方を聞くことがあります．しかし，この言い方では，息む方向が誤ってしまいます．膣ではなく，肛門または会陰腱中心の方向へ圧が向かってしまいます．そのため，子宮頚部の裂傷や会陰切開を招く可能性が高まります．

この息み（訳者注：努責とも言います）***には，下記のような利点と不利な点があります．***

利点：

ある程度の強さの息みは，分娩最終相において効果的であり，特に胎児の生命に関わる緊急時には非常に有効です．

不利な点：

息みが強すぎると，会陰の，特に靱帯組織を損傷するような過剰な圧が生じることがあります．また，強烈な息みは骨盤底筋群に反射を誘発し，本来なら，より伸張させるために弛緩すべきところを，***収縮を引き起こし***，無理矢理引き伸ばす事態につながります．これは筋損傷や裂傷のリスクを高めます．そのため，産婦は一般的に，***会陰が開大する第二相が始まったら息みをやめるよう***言われます．息みをやめることで必ず深層の靱帯損傷を防げるというわけではありませんが，表層筋の裂傷は避けることができます．

呼気に合わせた息み
—横隔膜が関与しない理由

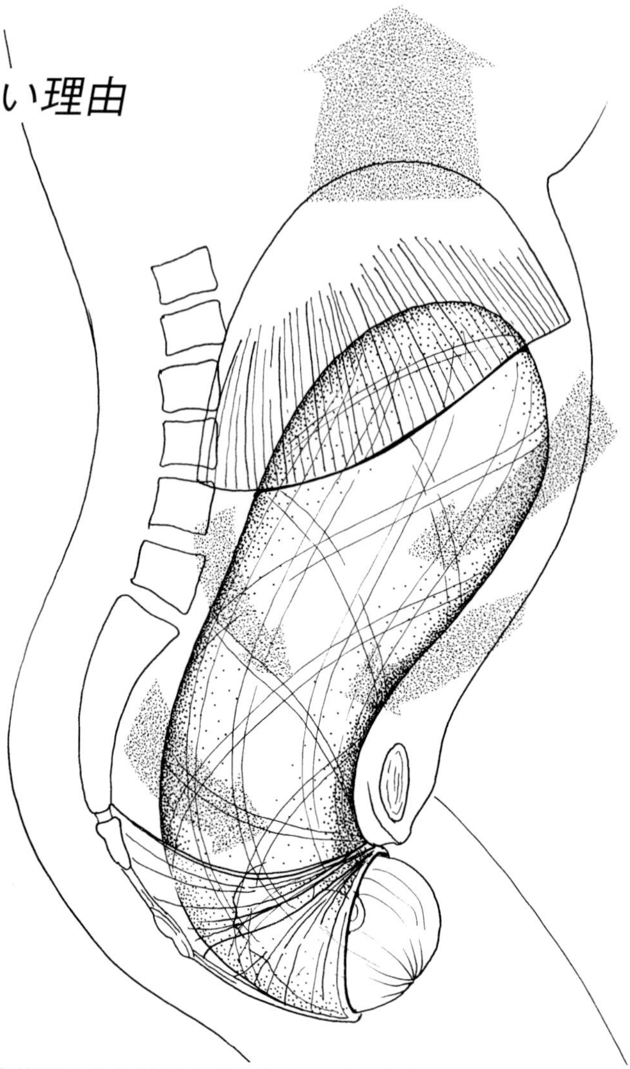

まさに娩出が完了した瞬間，横隔膜の役割が終わります．産婦が，溜息のように，細く（しかしおそらく持続的に）**息を吐くと，肺は上昇し，それに伴って横隔膜が持ち上がります．**

娩出にはもはや横隔膜の役割は不要となり，その後は**主に子宮筋**と，おそらくは腹筋群の最深層かつ最下部領域（腹直筋と内腹斜筋の前下部線維）がその役割を担います．

この娩出の方法には，下記のような利点と不利な点があります．

利点：

会陰への圧が徐々に加わるため，骨盤底筋群をより弛緩させるための時間を持つことができます．この**子宮による押し出し**は，腹部や横隔膜による押し出しよりも，胎児により近い所で作用するため，**正確な方向づけがもたらされます．圧の力はより明確に**膣と会陰前部に向き，会陰腱中心の裂傷のリスクを下げてくれます．

不利な点：

胎児の生命に関わる**緊急時**の場合は，吸気を止めた息みにより，**より時間をかけずに**娩出しなければなりません．特に，出産前や，長時間の分娩行為により母体が疲れていると，子宮の**活動が低下する**ことがあり，そのような場合は，子宮の活動に，最下部の腹筋群の作用を連動させるようにしなければなりません．

第5章
諸動作の分析

本章では，骨，関節，筋，内臓の，諸々の動作への骨盤の関わりを観察し，くわしく解説します．エクササイズの章（第8章）で，これらの分析内容を活用することになります．

骨盤底に圧が
強くかかる諸動作

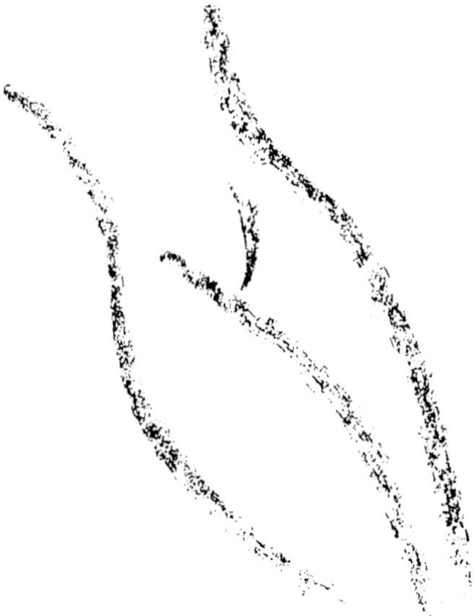

さまざまな状況において下記の骨盤底の各部位は，**抗力が大きい状態**（**筋がより強い収縮を求められる状態**）となります．

・骨盤底筋群

・3つの開口部とそれぞれの括約筋

諸動作で生じる圧を，**弱い圧**（+）から**最も強い圧**（+ + + +）までの4段階に分けました．

下記の条件の場合，**腹部の重量の圧が**骨盤底上に**急激にかかります．**

・**ジャンプ**（+ + + +）

・**ランニング**（+ + +）

・**速歩き**（+ +）

（これら3つとも，スポーツ活動のうち特に激しいスポーツ活動において頻繁にみられるものであり，骨盤底筋群の強い筋活動がスポーツ活動で惹起されるのはそのためです．）

骨盤底は下記のような場合にも**腹部の重量を支える**必要に迫られます．

○ **しゃがんだ姿勢**で両大腿部を腹部に押しつけた状態（p.69参照）の場合：腹部が肥満しているとかなり強い圧力（+ + +）が生じます．

○ベルト着用や，細身のジーンズなど**きつ過ぎる衣服**着用により腹部を圧迫する場合：骨盤底方向への圧（+ +）を強めます．

○ **腹筋群の緊張が非常に高い**（体質が筋肉質か，スポーツで鍛えて）女性の場合：エクササイズにより砂時計のような体型，つまり体幹を腹帯で締めつけたような体型を作ってしまうと，逆に骨盤底に圧を加えることになります（+ +）．そのため，p.110〜113に腹筋群の正しいエクササイズの方法を示しました．

排尿，排便，分娩など下方へ排出する行為では，腹筋群とともに**横隔膜が腹部全体に圧をかけます**（+～+++）.

重い荷物を持つとき（+++）や**階段を登るとき**（+）のように，両大腿部が強い力を発揮するために腹部を固める場合も同様です.

腹部は腹筋群の収縮によって上方へ押し戻されることがあります.

この収縮が強く生じる，あるいは急激に生じると，発生した圧の一部が**下方**へ向かい，骨盤底に圧をかけることになります.

具体例を以下に挙げます.

・**大きな声で話す**（+）**または叫ぶ**（++）
・**強く息を吐く**：風船を膨らませる（+++），ロウソクの火を吹き消す（++）
・**大声で笑う**
・**咳をする**（気管支炎により慢性的に咳をする女性の会陰は強く刺激され，ときに疲弊しています）（++++）
・**嘔吐**（+++）
・最も激しい**クシャミ**（++++）

これらのすべての状況において，下記のリスクが高まります（p.80～83参照）.

・**尿漏れのリスク**
・**臓器脱のリスク**

しかし，骨盤底に圧がかかる原因となる上記の動作は，特別なエクササイズでの動作ではなく，ごく日常的になされる動作であり，これらの動作により発生する圧を正しく理解していれば，ときには**骨盤底筋群をより強化するため**に用いることができます．そこで，**協調と統合**を目指した，より応用的なエクササイズの手段としてこれらの動作を用いる方法を，エクササイズの章（第8章）で紹介しています.

しかしながら，病的な尿漏れや臓器脱がすでに認められる場合にそのようなエクササイズを行うことは，それらを悪化させる可能性があるため，実施することをお勧めしません．病的レベルのものと思われる場合は，まず主治医へ相談してください.

しゃがみ姿勢

しゃがみ姿勢は，分娩中のある時期に利用される姿勢です．この姿勢における骨盤底の働きと，いくつかの内臓の働きを理解するために，詳細にみていきます．

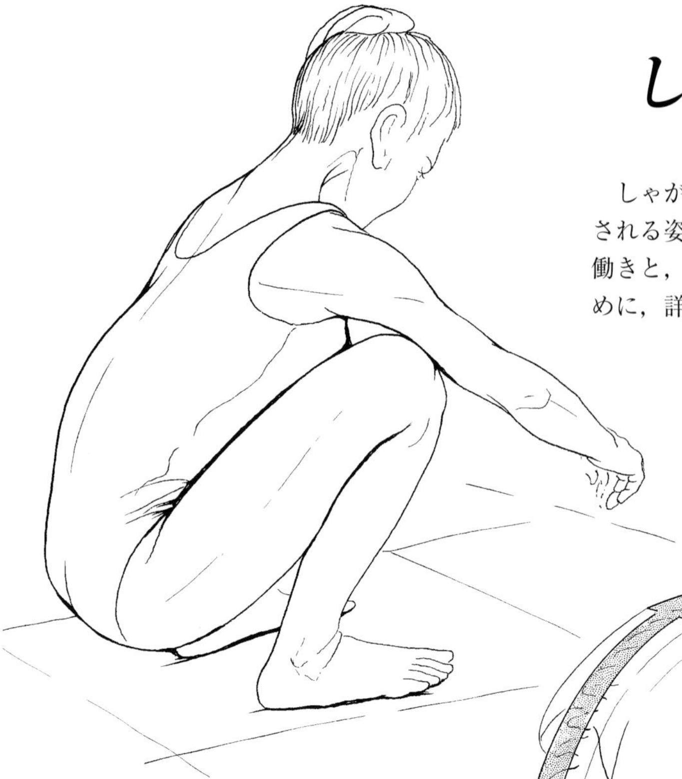

しゃがみ姿勢の骨盤への影響：

両股関節と膝関節を深く屈曲させるため，寛骨を大きく後傾させます．

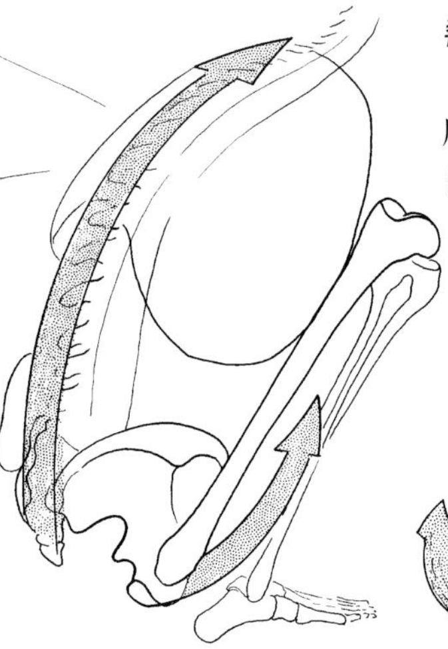

バランスを保つために体幹を前傾させます．しゃがみ姿勢では仙骨後面に付着する体幹後面筋群が伸張されるため，仙骨は腸骨の動きに追随できません．尾骨は後方に残ったままで，坐骨が前方へ移動することになります．

これは仙骨の***うなずき運動***に相当します．つまり下方開口部が拡大します．

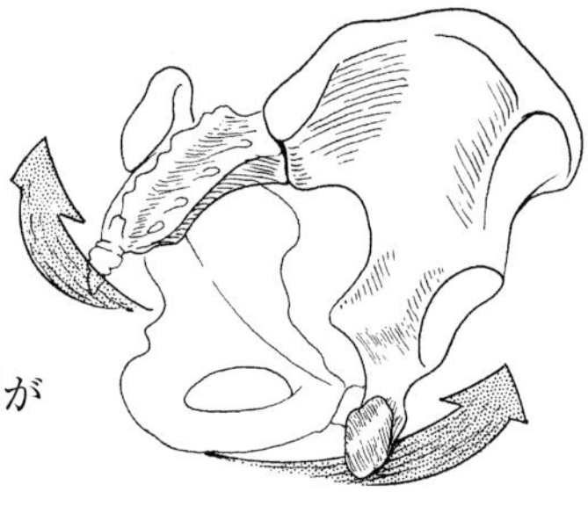

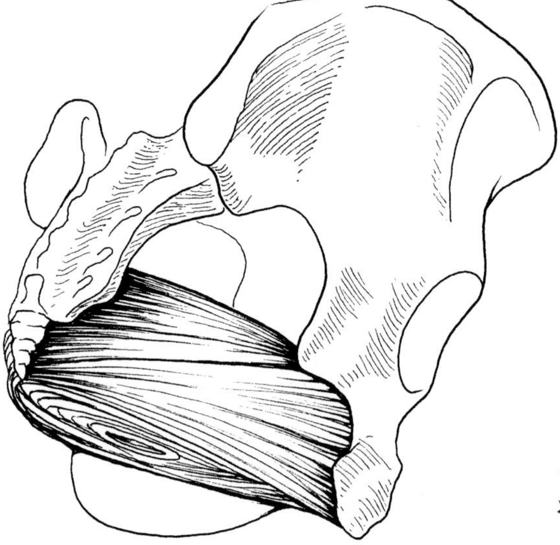

しゃがみ姿勢の骨盤底への影響：

この姿勢では皮膚と筋層が緊張状態を強いられ，骨盤底は前後方向に伸張されます．

前後方向の伸張により骨盤底領域をはっきり感じとることができるでしょう（エクササイズの章の p.104 参照）．そして，筋の緊張状態が反射活動を誘発し収縮が促されます．

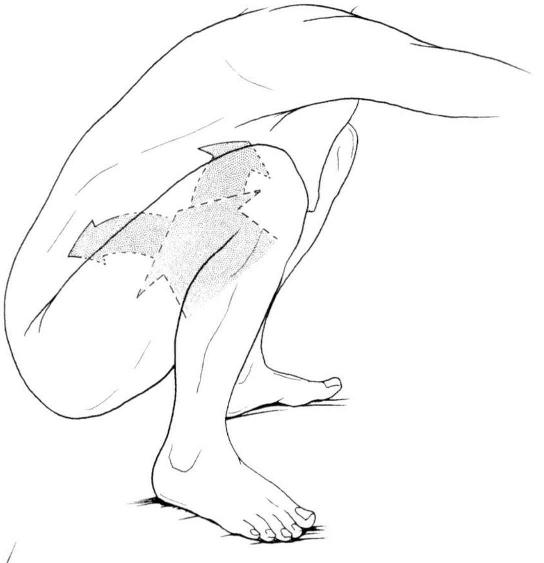

しゃがみ姿勢の腹部への影響：

腹部は両大腿の後方へ押され，その圧は下記の２方向へ向かいます．

○一部は上方へ向かいます．
○一部は下方へ向かいます．

その結果，骨盤底にも圧がかかります．

これにより骨盤底筋群は抗力が大きい状態になります（p.104 参照）．

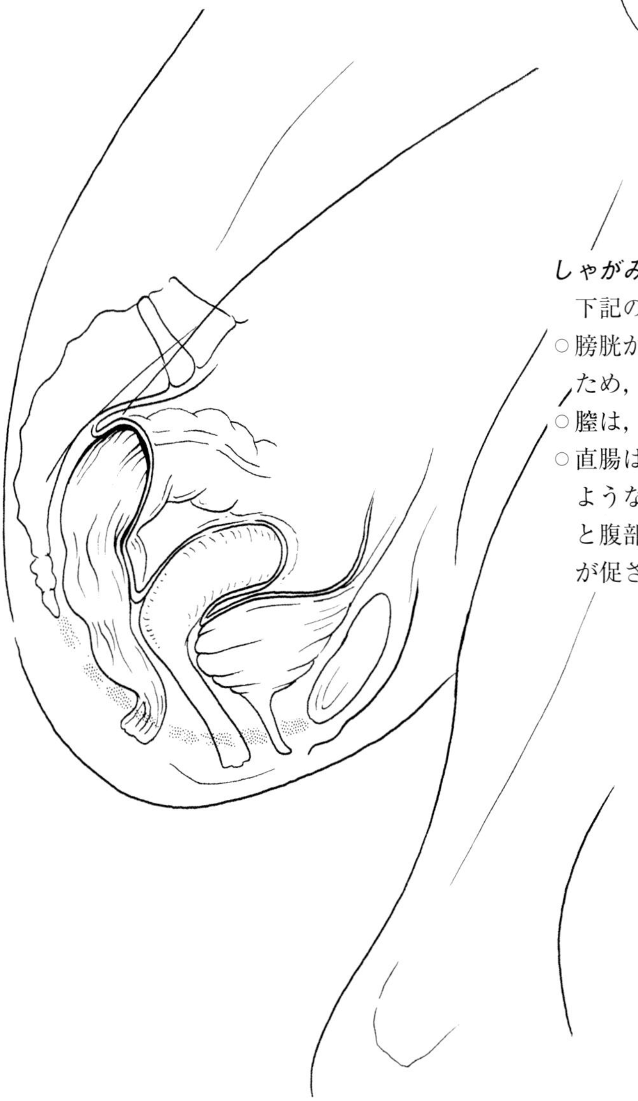

しゃがみ姿勢の小骨盤内臓器への影響：

下記の影響が見られます．

○膀胱が腹部に圧迫され，尿道が引き伸ばされるため，排尿が促されます．
○膣は，娩出に適した方向へ広がります．
○直腸は位置が移動し，後方から前方へ押されたような形になります．そして骨盤底後部の伸張と腹部の圧が後方へ加わり，結果的に排便反射が促されます．

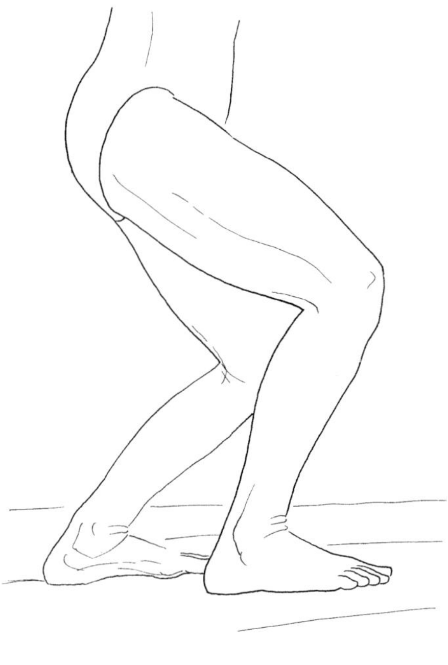

しかし実際のところ，しゃがみ姿勢は多くの女性にとって非常にとりづらい姿勢です．両方の股関節と膝関節を大きく屈曲させ，さらに足底全面を床につけた姿勢をとり続けることは困難です．

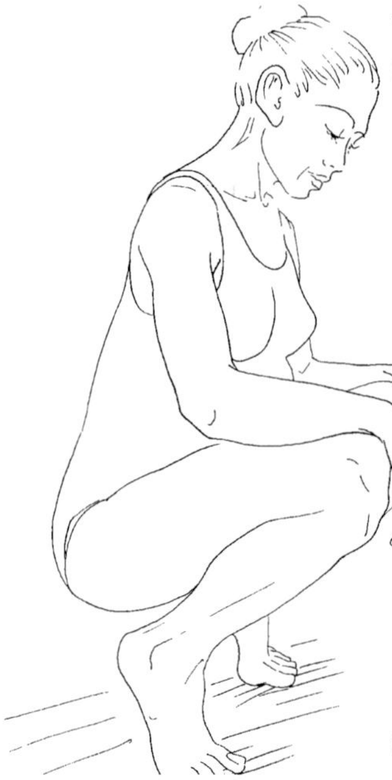

そのため，つま先を立てて前傾姿勢を保っているのを見かけます．しかし，この方法ではバランスはさらに不安定になります．

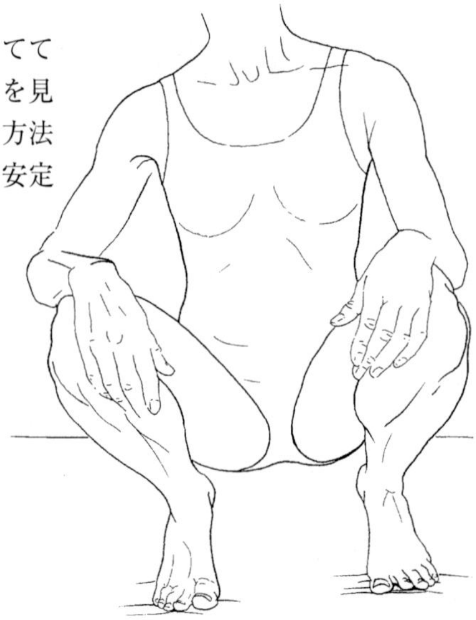

そこで，本書で示すしゃがみ姿勢を実施するために，下記の方法を用いて対応します．

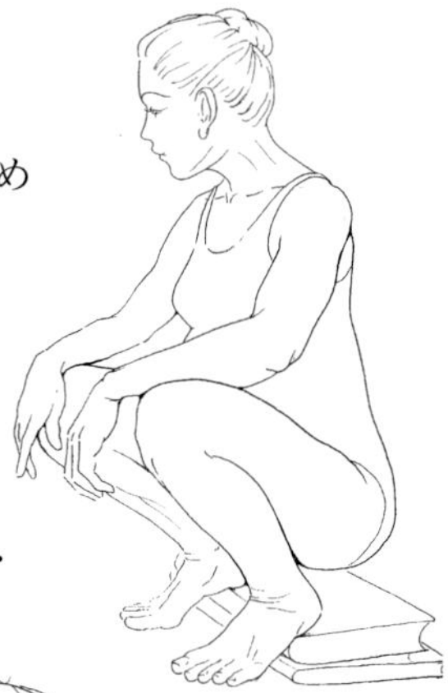

○両方の踵の下に物を入れ，数センチ高くする．

○前方に椅子を置き身体を預ける．

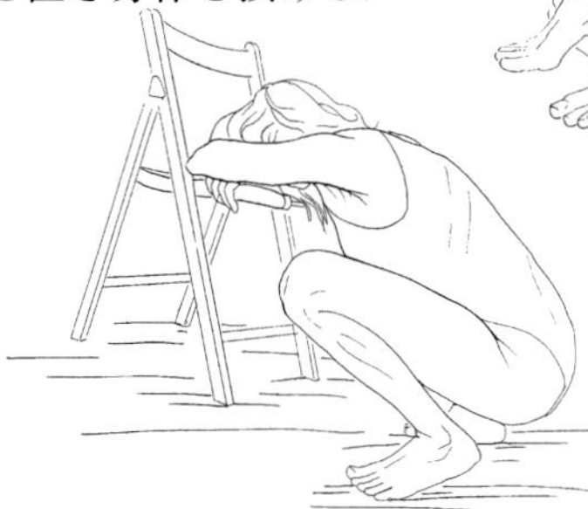

○もしくは後方に物を置いて寄りかかる．

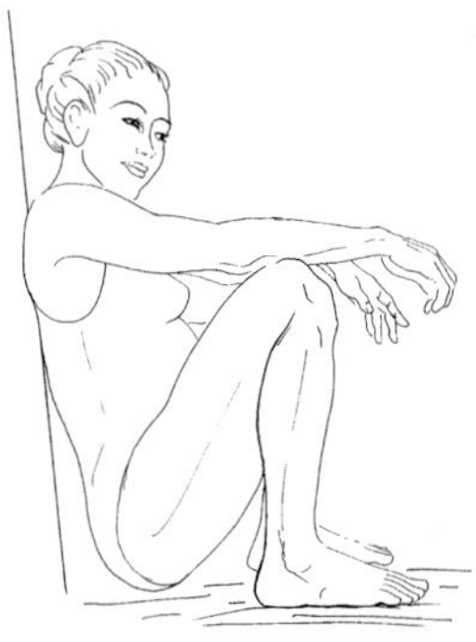

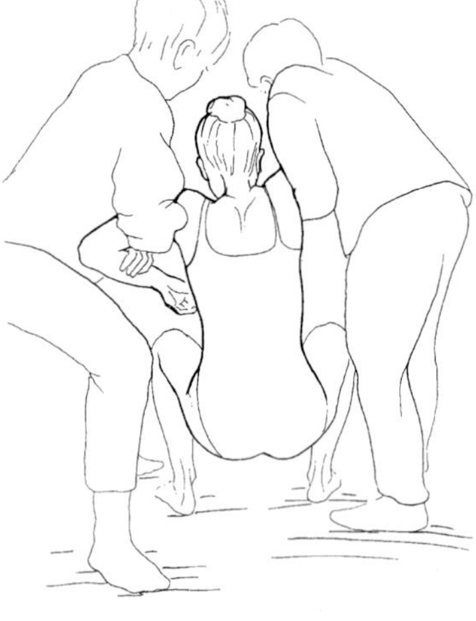

出産の際，あなたは一人または二人の人に支えられるかもしれません．つまり，支えられてしゃがみ姿勢をとるかもしれません．この支えられたしゃがみ姿勢には2つの利点があります．まず，両肩が上に上がっているため肋骨と横隔膜が挙上することになり，子宮への負担が軽減します．そして，身体が吊り下げられているため大腿部への圧迫が少なく，静脈血の循環を確保できます．

股・膝関節の屈曲・伸展位と骨盤の動き

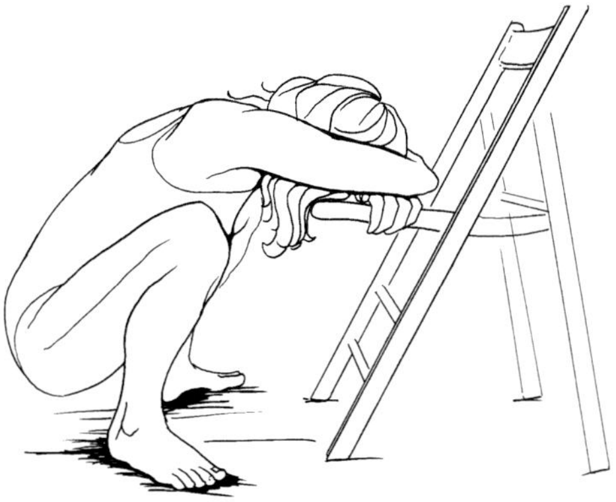

特に出産のとき

大腿の位置を変える際，股関節の屈曲角度を調整して筋や靭帯の緊張度を変えます．筋や靭帯の緊張が増すと寛骨を引っ張るため，寛骨の傾斜が変わることになります．

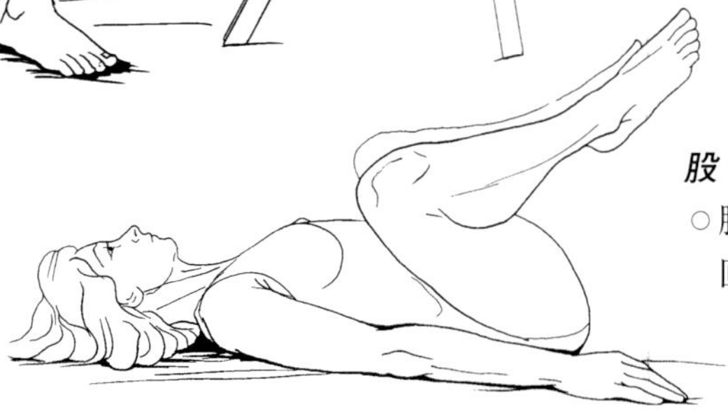

股・膝関節過屈曲位：

○股関節の筋群と靭帯を緊張させ，寛骨の後方回旋を導きます．

○坐骨は前方へ移動し，出産の娩出相で役立つ下方開口部が開きます．

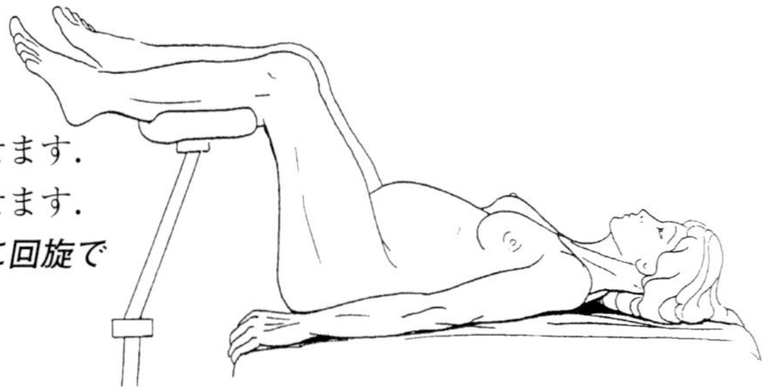

股・膝関節中程度屈曲位：

○後部の筋群と靭帯を弛緩させます．

○前部の筋群と靭帯も弛緩させます．

○寛骨は***前後どちらにも自由に回旋できるようになります．***

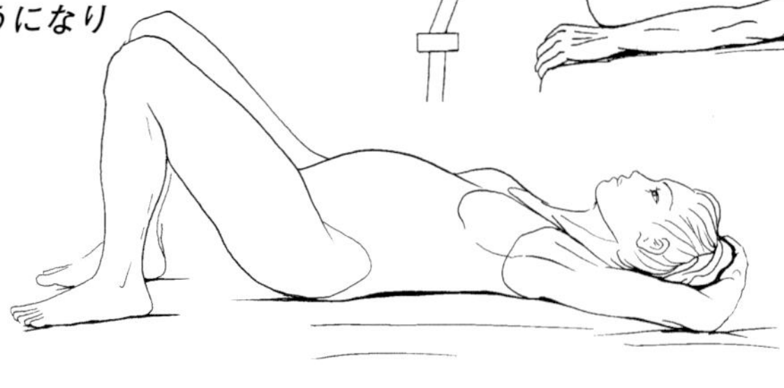

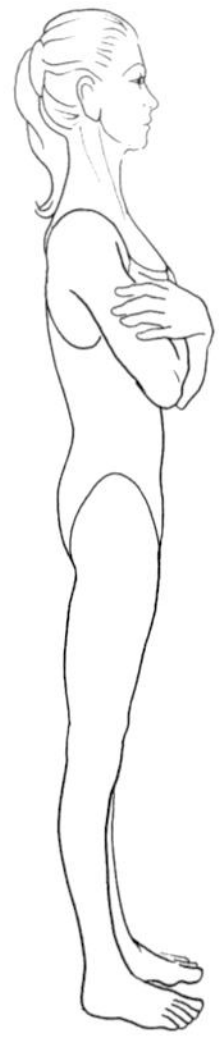

股・膝関節伸展位：

寛骨は***前方***へ引っ張られます．

しかし，背臥位では仙骨が床に接していて動けません．結果として寛骨のみが動き，仙腸関節は仙骨が起き上がる運動をした方向へ動きます．

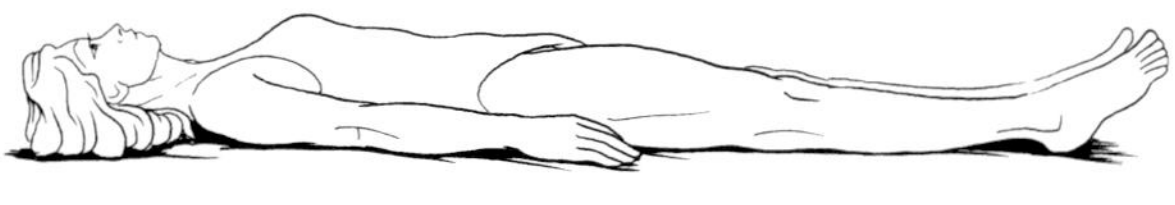

分娩と骨盤底のエクササイズ時の姿勢の例

ここに示したのは分娩時に用いられるさまざまな姿勢です．これらの姿勢に対応するために，エクササイズの章（第8章）にある内容を実施・習得することは，骨盤底の機能のためにもなります．

これらの姿勢について，下記の分析がなされるとよいでしょう．

○骨盤は**前傾**しているか，**後傾**しているか？
○骨盤は**前傾**と**後傾**のどちらにも動ける状態か？
○仙骨は**うなずき方向**と**起き上がり方向**のどちらに動いているか？
○仙骨の**うなずき方向**と**起き上がり方向**への可動性は十分であるか？
○**重力**は，分娩の際の胎児の下降と娩出に作用するか？ 骨盤底のエクササイズの際に重力はかかるのか（**重力**＋）？ 重力はかからないのか（**重力**－）？

＜臥位＞

背臥位（重力－）

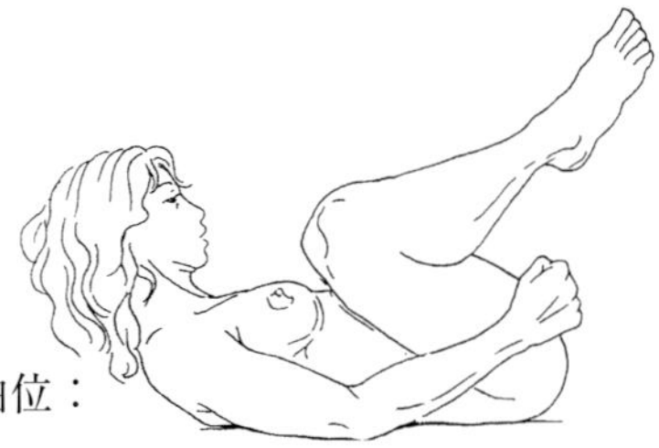

股関節過屈曲位：
骨盤後傾
うなずき

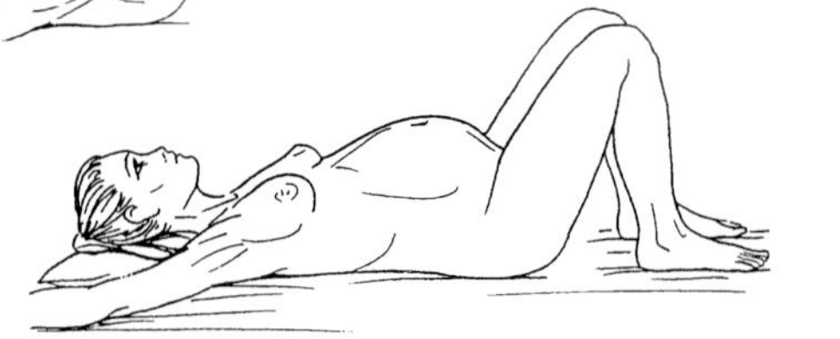

股関節中程度屈曲位：
骨盤前/後傾

側臥位（重力－）

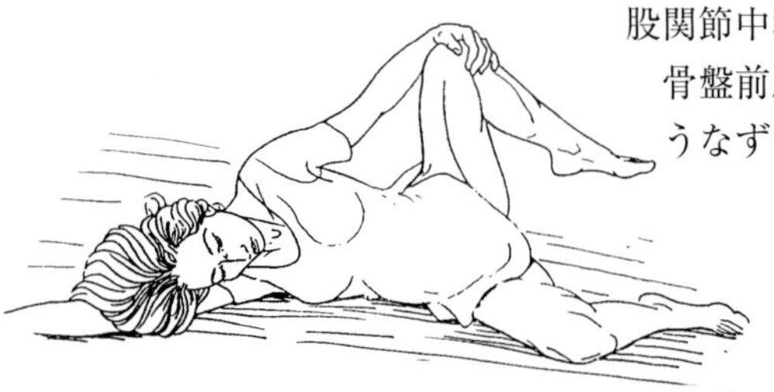

股関節中程度屈曲位：
骨盤前/後傾
うなずき/起き上がり運動

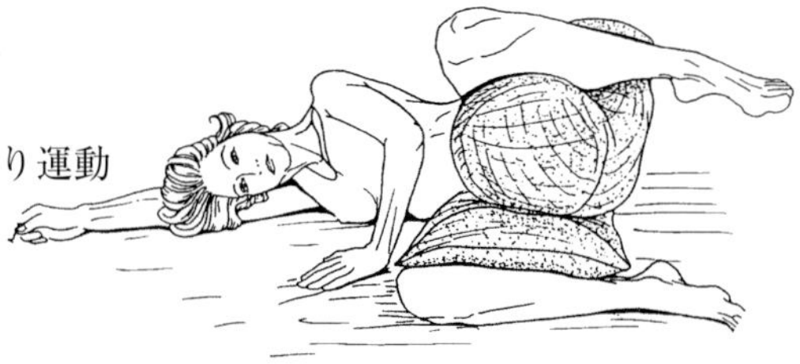

＜四つ這い位＞

背部は前方に傾斜
（重力－－）
骨盤後傾
うなずき運動

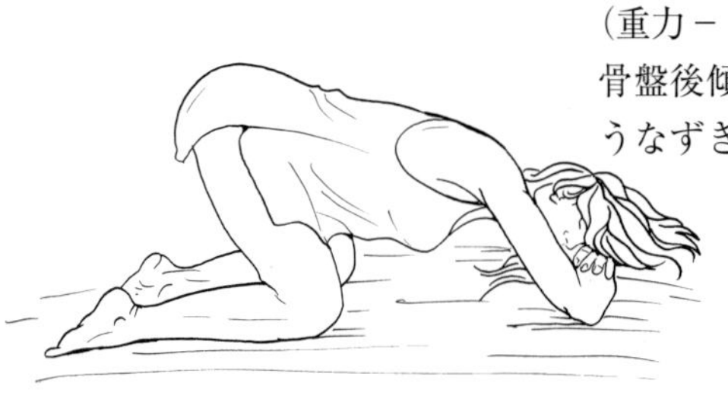

背部は水平
（重力－）
骨盤前/後傾
うなずき/起き上がり運動

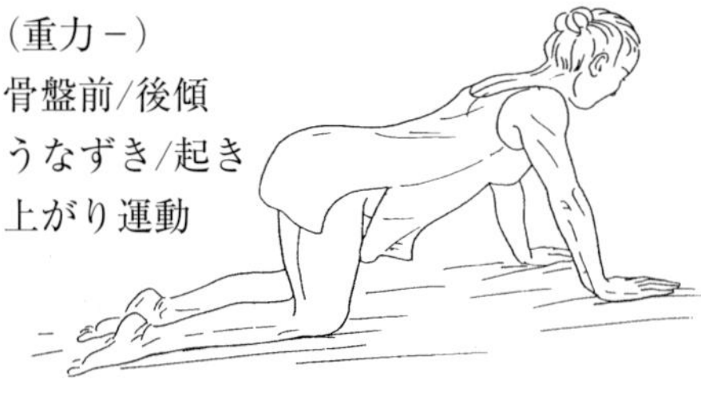

＜座位＞ （重力＋）
（前か後ろに寄りかかる）
股関節中程度屈曲位：
骨盤前/後傾
うなずき/起き上がり運動

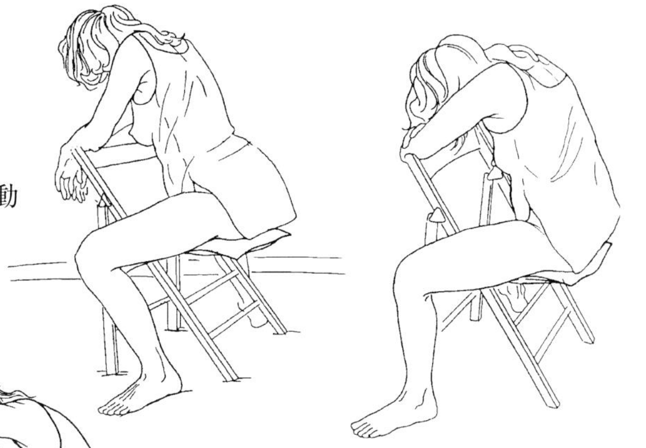

股関節過屈曲位：
骨盤後傾
うなずき運動

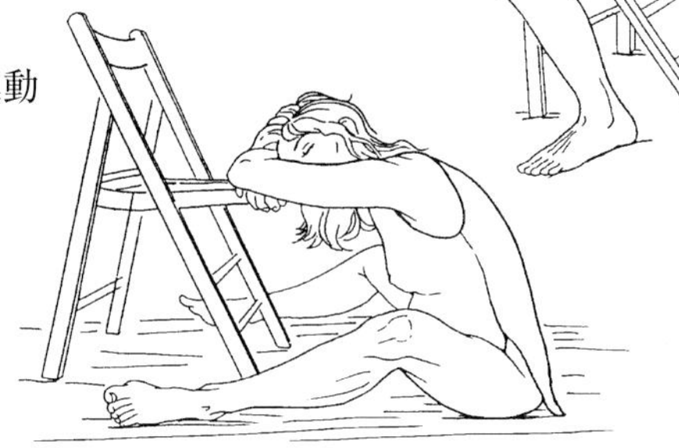

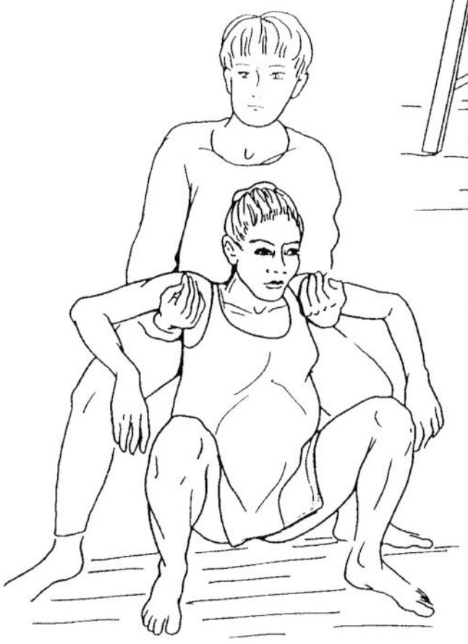

＜しゃがみ姿勢＞
（ここでは支えられている．重力＋）
骨盤後傾
うなずき運動

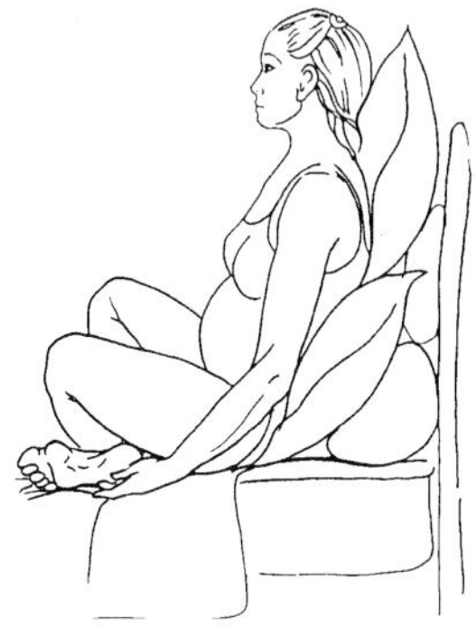

＜立位姿勢＞ （重力＋）
股関節中程度屈曲位：
骨盤前/後傾
うなずき/起き上がり運動

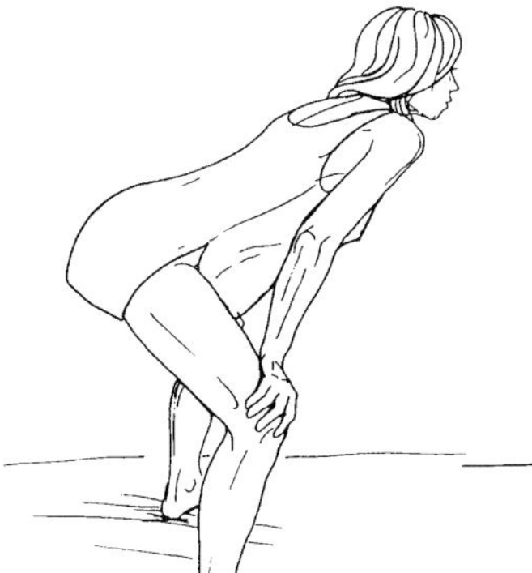

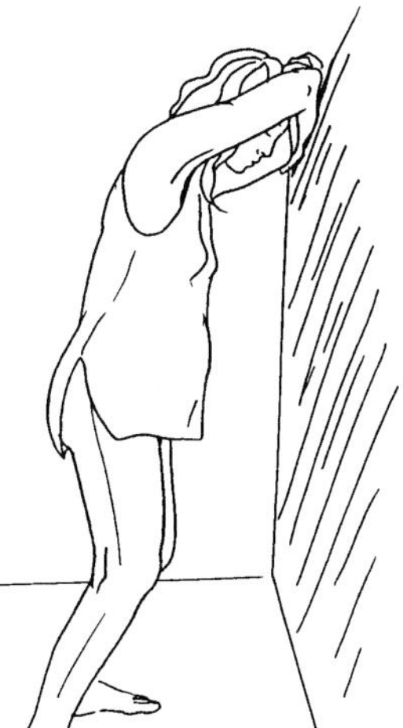

股関節伸展位：
骨盤前傾
起き上がり運動

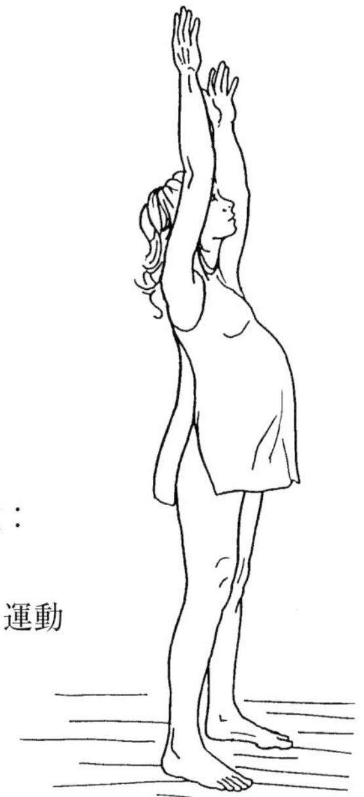

これらの姿勢を正しく理解することは有益です．

○妊娠中に実施する骨盤底のエクササイズは，あなた自身の身体を通して経験するようにしましょう．

○異なった姿勢をとったときの骨盤とその臓器への解剖学的な影響を学ぶようにしましょう．

これらのことを通して，分娩のどの相でどういう姿勢をとるのがよいのか，また骨盤底のエクササイズに最も適している姿勢はどれなのかが，わかるようになります．

第6章
骨盤底と分娩

分娩とは，胎児が母体から排出される過程のことです．このイベントでは，もちろん産まれてくる子どもに最も注意が向けられます．しかし，子どもが子宮から排出される最終段階である***娩出***の際に，母体の骨盤底部には非常に大きな試練が課せられることがあります．

そこでこの章では，分娩の全体像と，骨盤底領域（会陰）に関する特記事項について述べます．

分娩についてさらに詳細に述べた書物として，特に妊娠中の方に，フレデリック・ルボイエの書物をお勧めします．タイトルは“Si l’enfantement m’était conté （もし出産について語られていたなら）”（Éditions du Seuil, 1996）です．

分娩の２つの相（段階）

第１相はいわゆる***開口期***です．この相では，子宮の収縮がリズミカルで規則的で，徐々に強くなっていきます．完全に弛緩する時間を挟み，分娩が進行するにつれて，収縮の間隔がだんだん短くなっていきます．

この収縮は子宮底部から子宮頚部まで子宮全体に起こります．この相の始めの頃は，子宮頚部は厚く，閉鎖しています．

収縮により子宮頚部は次第に排出が可能となるところまで***開大***し，子宮頚部のくびれは***消失***します．そして同じく開大する膣へと続き，開口が進んでいきます．ここまでにかかる時間は１時間から数時間までさまざまです．

子宮の収縮によって胎児が下降し，小骨盤上縁を通過し，小骨盤の中へ入り込みます（p.9 と p.11 参照）．これがいわゆる***エンゲージメント***（児頭嵌入）で，胎児の頭部が固定される状態です．（ここでの***エンゲージメント***は，p.9 で述べた通り，骨盤腔に胎児が進入した状態を言います．この***エンゲージメント***は，p.47 に述べた，妊娠最終段階で胎児が骨盤方向へ移動することおよび元へ戻ることができる状態を表す際に用いられるエンゲージとは異なります．）

エンゲージメント，つまり児頭嵌入が始まったら，次は，小骨盤に身体の大きさを合わせるために***向きを変え***ながら（p.16～17 参照），中間開口部，そして下方開口部へと進んでいきます．

最終的に，生まれ出るための最終通路である会陰に児頭が押しつけられます．すなわち，これが分娩の第２相であり***娩出期***です．

会陰に押しつけられる児頭の圧は，子宮に***娩出反射***による反射収縮をもたらします．そして母体には通常は***息む欲求***が生じ，子宮の収縮をほとんどコントロールできない状態になります．

児頭による圧は，子宮の収縮の場合と同様，***会陰の２カ所***，すなわち***会陰後部に続いて会陰前部を伸張させます***．これらは胎児出生前の最終段階で生じる変化です．

分娩時（娩出期）の会陰の伸張

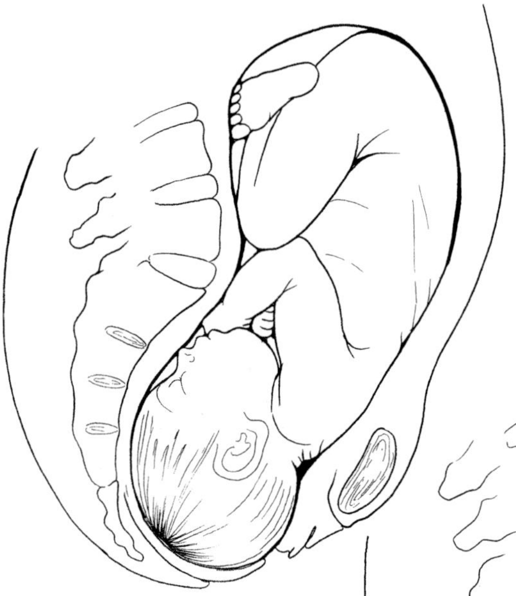

まず***第1相（開口期）では***，胎児は仙骨に沿って斜め後方に下降します．

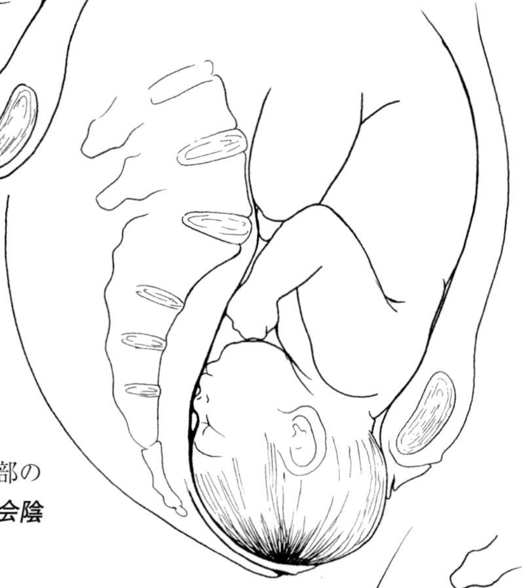

児頭が尾骨に達し，会陰後部の肛門周囲を押すようになり，***会陰後部の伸張***が生じます．

しかし，尾骨の会陰後部への児頭の動きはすぐに制限されます．***この時点から，会陰前部が伸張される第2相（娩出期）となります．***

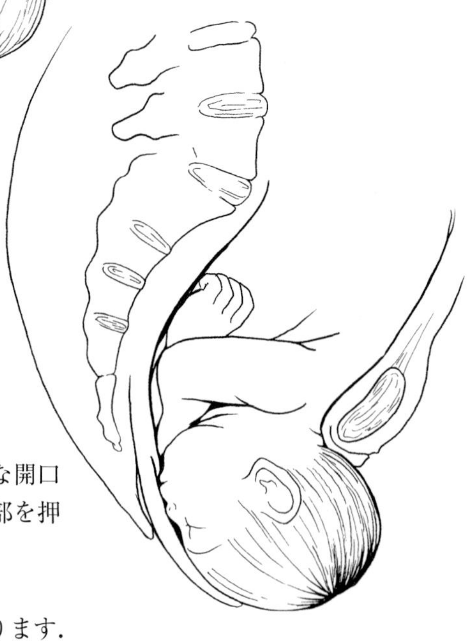

児頭は仙骨の凹型に沿って，前方に押されます．

そして，前述の，筋で作られた小さな開口部である尿生殖裂孔を通過し，会陰前部を押すようになります．

このときの膨隆によって肛門－外陰間距離は 3～8cm になります．

胎位

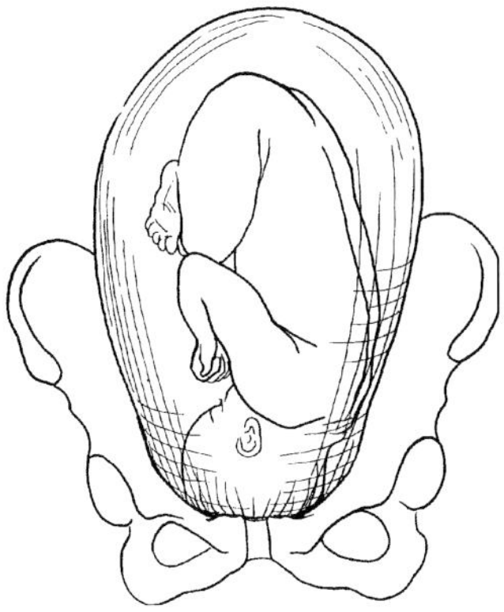

分娩時の母体骨盤内における胎児の身体の位置のことを**胎位**と言います．最も多い胎位は児頭が先進しているもので，これを**頭位**と言います．まれに下記のものがあります．

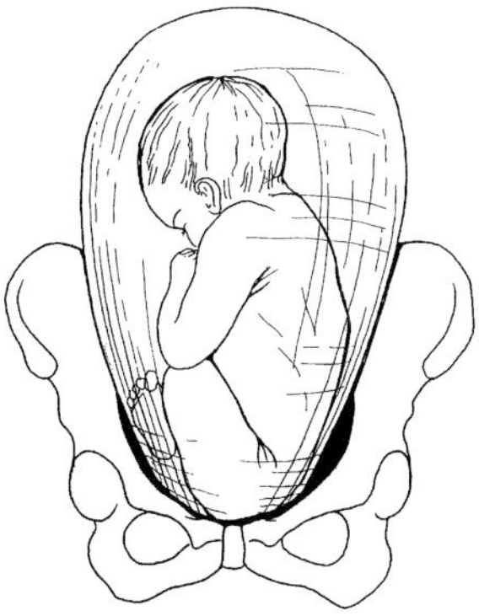

○胎児の**殿部が先進する骨盤位**，または殿部よりさらに下方部分が先進している場合もあります．

○**肩部が先進する横位**では自然分娩はできません．

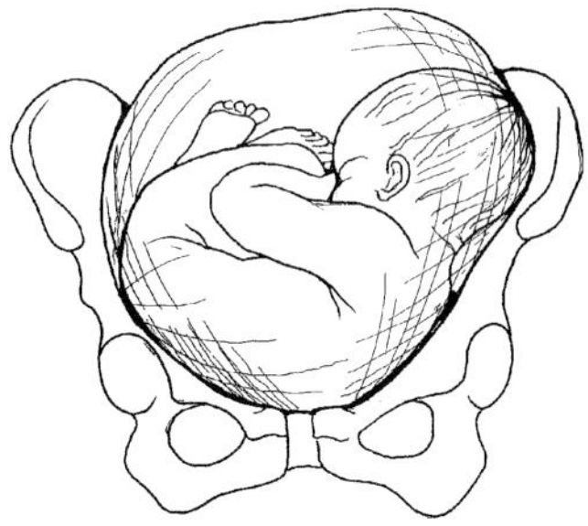

この３通りの胎位には，それぞれ変形パターンがあります．特に頭位では児頭が固定される際に以下の２つのパターンがあります．

・顔が，前頁に示したように仙骨側を向いているパターン

・顔が恥骨側を向いているパターン

顔が恥骨側を向いているパターンは，娩出時に頭部の最大部が骨盤に当たるため，好ましくありません．このパターンは胎児にとって厳しいだけでなく，母体にとっても会陰が過剰に引き伸ばされるため厳しい状況となります．

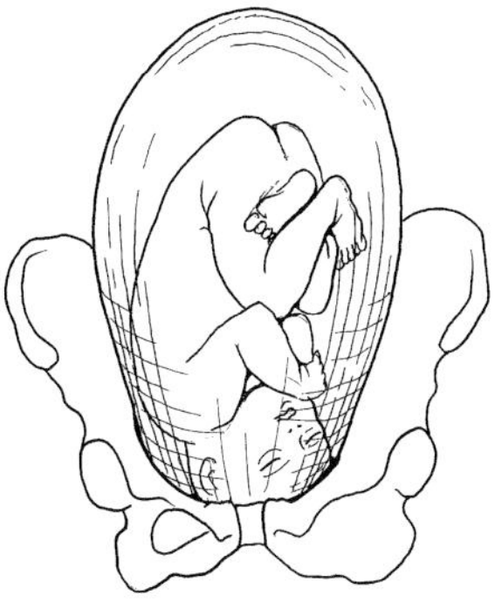

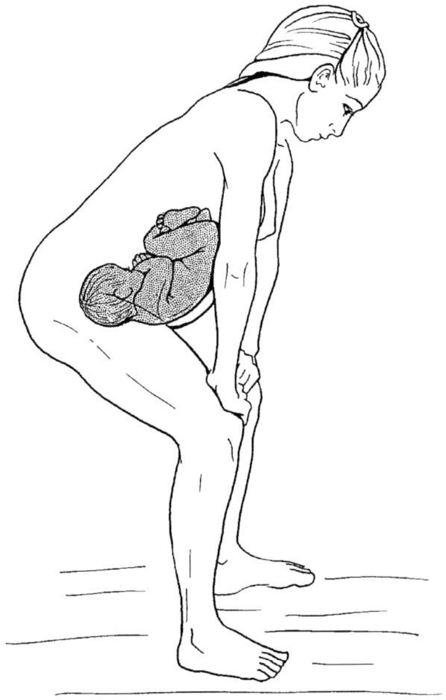

妊娠最終期（9カ月目）には，母体の姿勢が，胎児が母体の骨盤内でどのような体勢になるのかに影響を及ぼすことがあります．前にかがんだ姿勢（あるいは起立した姿勢）では，胎児は背を下向きにして，母体の腹部をハンモックにして寝ているかのように丸まった姿勢をとります．

この場合は，**胎児が顔を仙骨側に向け，後頭部を会陰に向けた状態で分娩が始まるでしょう**．これが最も望ましい状態です．

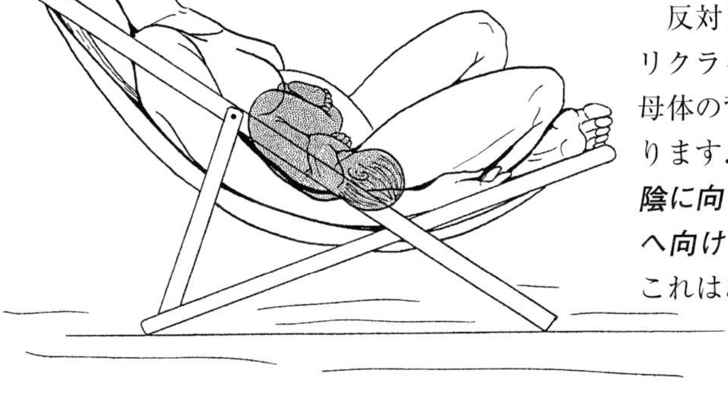

反対に，**後ろへリクライニングした姿勢**（背臥位やリクライニングチェアに寝そべった状態）では，胎児は母体の背部に背面を向け，顔を腹部に向けた状態で丸まります．この姿勢では，**胎児は顔を恥骨に向け，額を会陰に向けた状態で娩出することになるか，後頭部を会陰へ向けるために身体を一回転させることになります**．これはあまり望ましくありません．

分娩時に起こり得る会陰の傷害

分娩時の傷害は分娩回数や胎児の体重によって生じることがありますが，***特に重要なものとして，下記のような娩出の状態が関わっている場合があります***．

1）急な娩出，あるいは時間がかかりすぎる娩出
2）胎児娩出反射（p.75 参照）を伴わず，息をとめて激しく息む行為（p.63 参照）が8回以上に及ぶ場合
3）子宮に徒手的な圧をかけた場合

これらの因子が重複すると，特に自然な***会陰の伸張***が阻害され，裂傷は挫滅の原因になり得ます．

会陰切開が行われた場合でも，タイミングが遅すぎたり切開が小さすぎれば，結果として傷害の軽減にはなりません．

分娩最終段階（***娩出***）において産婦は***息みを止めること***が大切であり，助産師は下記の点に気をつけましょう．

- ***会陰の保護***
- ***胎児の頭部屈曲による娩出の支援***
- ***必要に応じて会陰切開実施***

傷害を受けやすい部位として下記の部位が挙げられます．

- 靱帯，特に子宮円索と仙骨子宮靱帯：これらは妊娠したことですでに強く伸張されています（p.47 参照）
- 膀胱と膣の間の膀胱膣中隔（ハルバン筋膜）のような接触面（p.38 参照）
- 会陰膜のような腱膜（p.27 と p.44 参照）
- 児頭娩出の際に強く圧がかかる括約筋や，骨盤底筋群のうちの特に肛門挙筋である恥骨直腸筋の線維束（p.30 参照）
- 会陰腱中心（p.32 参照）

第7章
小骨盤でよくみられる症状

小骨盤は，泌尿器系，生殖器系，消化器系という３つの異なる臓器系と関連しています．この章では，小骨盤においてよくみられる，これらの臓器系の症状について述べます．

注意：ここに記した症状は一般的な情報として簡単にまとめたものです．いかなる場合も，専門知識を有する医師が行う診断に代わるものとして，これらの情報を用いてはいけません．

エクササイズの章で紹介しているいくつかの実技は，この章で取り上げた症状のいくつかに対して用いることができますが，***エクササイズを実施する場合には必ず医師に連絡してください***．

この章で取り上げる小骨盤内の症状は以下の３つの種類に分けられます．

・尿や便の排出の***自制が困難***な状態（失禁），あるいは逆に***自制が過剰***に作用してしまう状態

・小骨盤内で臓器を支持することが難しく，臓器が本来の位置よりも開口部の方向へ***下垂***している状態

・いくつかの臓器で，***感覚***と，それに対する***運動の応答***に***混乱***を来している状態

これらは併発することがあります．

尿失禁

これは必要な時に尿を止めることができない状態を指します．尿失禁にはさまざまな原因と病態があります．ここでは好発する2種類の尿失禁について述べます．

腹圧性尿失禁

腹圧の上昇によって尿の不随意な漏出が生じることがあります（p.66の具体例）．膀胱内の充満度にもよりますが，充満しているといっそう漏出しやすくなります．

この尿失禁では，尿道括約筋などの支持筋の筋力低下が最も多い原因とされています．このタイプの失禁は，妊娠最終期や分娩後の数週間に好発します．通常，その後は，この失禁は生じなくなりますが，そのまま継続することがあります．また，閉経後のホルモン変化に起因する支持筋の筋力低下によって再発することがあります．個別要因として，慢性気管支炎で長引く咳に悩まされている人や，激しいトレーニングを好むスポーツ愛好者では，このタイプの尿失禁が生じるリスクがより高くなります．実際，スポーツ競技のうちランニングやジャンプ，跳躍では，骨盤底にかかる圧が急激かつ頻回に変化します（p.66参照）．

腹部に少し力を入れたときにこのタイプの尿失禁が生じたら，膀胱と尿道に対するエクササイズ（p.118〜123）と，骨盤底筋群に対するエクササイズ（p.100〜109）を数週間実施してみてください．

もし尿失禁に改善が認められなければ，尿失禁の原因が筋力低下以外にあるということになります．その場合は医学的診断が必要であり，理学療法士や専門助産師による専門的な治療が必要になることがあります．

出産後，骨盤底の状態について医師または助産師による評価が行われ，必要に応じて専門的な治療が実施されるとともに，将来的な尿失禁のリスクについての説明がなされるとよいでしょう．

不安定膀胱による尿失禁

p.40に述べた通り，排尿は，膀胱に一定量の尿が充満したときに生じる尿意が引き金となる，膀胱の筋収縮による不随意の反射活動です．成人では，膀胱内の尿量がおよそ200ミリリットルになると最初の排尿欲求が生じ，400〜500ミリリットルに達すると***尿意切迫感***が生じます．

時には，たった150〜200ミリリットルで，強烈で痛みを伴った***尿意切迫感が出現する***ことがあります．このような場合は膀胱の筋収縮の出現が早すぎ，過剰になっています．このような状態の膀胱を***過活動膀胱または不安定膀胱***と言います．

尿道括約筋の反応により，下記のようなタイプが異なる排尿障害が生じます．

・尿道括約筋の収縮に問題がなく自制可能ではあるものの，***尿意切迫感***が生じて頻繁に尿意を催しトイレへ行かなければならないもの
・尿道括約筋の収縮が不十分で，その結果，完全な自制が難しい***切迫性尿失禁***
・尿道括約筋の収縮がまったく起こらない***完全尿失禁***

これらの排尿障害は神経系機能の変化を伴う高齢者に好発しますが，若い人にもみられることから，年齢要因の障害よりもむしろ排尿反射が関わる神経系要因の障害と言えます．

不安定膀胱による排尿障害には，上記の***尿意切迫感***や***切迫性尿失禁***，***完全尿失禁***の他にもありますが，ここでは触れません．

尿意切迫感を感じたり頻繁に排尿を行う必要に迫られる状態にある場合は，膀胱と尿道に対するエクササイズのうち，特に感覚再教育を促進するエクササイズ（p.118〜123）を実施してください．このエクササイズによって排尿反射の周期が回復することがあります．このエクササイズを行っても問題が改善しなければ，さらに精密な診断と医学的治療が必要となります．

尿閉

通常，膀胱は排尿後には完全に空になります．しかし，場合によっては，腎臓で尿が生成され尿管から送られ続けているにもかかわらず，排尿機能の問題により，空にならない状態が頻回に生じることがあります．これを尿閉と言います．その原因としては，低緊張型膀胱，排出のための圧の不足，排尿を我慢する習慣，尿道レベルの器質的障害（結石，尿道狭窄，癌……）など，多くのものが考えられます．

尿閉があると，膀胱は膀胱壁の伸展に抵抗しなければならないため，膀胱（壁）の筋自体が厚くなることがあります．

外陰部の開口

膣は下降や緊張低下が認められることがあります．そのような例では外陰部が開口し（正常では密着している），小陰唇の離開がみられ，膣入口部に異常な開きがみられます．これが膣の空気音の原因になることがあります（空気が膣内に入り，何らかの動作時に圧が加わり押し出される）．また，入浴時に膣内に水が入り，入浴後にそれが漏出することがあります．

このような状態を改善するには，膣に対するエクササイズ（p.124〜126）が適応となります．

膣痙攣

膣が過剰に収縮し（膣痙攣），その結果，不快感を生じることや，ときには性交の妨げになることがあり，これを***性交疼痛症***と言います．その原因としては，分娩時裂傷や膣内の分泌液不足，心理的因子が挙げられます．

性交疼痛症が疑われる場合は，膣の収縮と収縮の間でリラクセーションと呼吸に意識を向けてみてください（p.124～126）．

便失禁

便失禁とは，便を止めておくことができない状態のことを言います．便失禁にはさまざまな原因があります．主要な原因は下記の２つです．

・直腸の機能低下，あるいは頻回な直腸の収縮

・横紋筋性の肛門括約筋の収縮力が不十分，さらには肛門の会陰開口部周囲の骨盤底筋群の収縮力が不十分

二番目の原因による便失禁は出産後に生じることがあります．

直腸性便秘

これは，結腸の終末部，つまり直腸が関わるタイプの便秘症です．直腸の膨隆や収縮力の低下，括約筋群の弛緩性欠如など，多くの原因が挙げられます．

「直腸の膨隆や収縮力の低下」と「括約筋群の弛緩性欠如」は一見対極にあるようですが，トレーニングでは関連させて取り組むことができます．

○末梢性の便秘では，***吸気を止めて***横隔膜の強力な収縮とともに息むことが必要になります（p.63 参照）．

○その力は骨盤底上にかかります．

○息みは，臓器のうち，特に膨張が著しい直腸上部を容易に伸張させます．

○また，支持筋群と括約筋群を過剰に伸張させます．

○さらに，支持筋群と括約筋群の支配神経を伸張させ，その結果として脱神経を引き起こすことがあります．

これらすべての事柄が排泄の問題を発生させ増悪を助長します．通常の直腸性便秘症は直腸と肛門に対するエクササイズ（p.128～131）を行うことで，かなり改善がみられるでしょう．

臓器脱

臓器脱とは，臓器（ここでは小骨盤内の臓器）の一部あるいは全部が下垂していることを指し，臓器を固定している部分の緩みや可動性の変性によって生じます．

膣は下垂することがあります．膣壁の下方移動を**膣脱**と言います．

子宮は膣内に下垂することがあります．この下垂は重要で，子宮頚部が尾骨の高さに達することもあります．これを**子宮下垂**と言います．外陰部の外へ出たものを**子宮脱**と言います．

子宮の下垂に伴って**膀胱**も下垂し，膣前壁から突出することがあります．これを**膀胱瘤**と言います．

直腸も同様に下垂し，膣後壁から突出することがあります．これを**直腸瘤**と言います．

ダグラス窩領域の**腹膜**は膣と一緒に下垂することがあり，これも膣後壁を膨隆させます．これを**膣壁脱**と言います．

膀胱瘤，直腸瘤，膣壁脱という状況下では，下垂の程度が非常に重要です．膀胱，直腸，腹膜それぞれの下垂の程度によっては，膣口部から脱出することがあるからです．

さらに，異なるタイプの臓器脱を併発することがあります．
この場合の初期症状は，強い腹圧がかかるときに膣の重さと外陰部の膨隆感が強まるというものです（p.66 参照）．このような感覚を感じる場合は医師に相談してください．
直腸は下記のような場合，反転して肛門の外に脱出することがあります．
○粘膜だけが脱出する場合：これを**直腸粘膜脱**と言います．
○直腸壁や肛門壁が移動して脱出する場合：これを**直腸脱**と言います．

臓器脱の治療方法は，その重症度によって異なります．***必ずはじめに医学的診断を受け，医学的観察のもとで行われなくてはなりません．***
軽度の下垂であれば，本書で紹介するエクササイズのうち，特に呼吸を利用して臓器への圧力を軽減させるエクササイズ（p.132 参照）や，骨盤底筋群を強化するためのすべてのエクササイズ（p.100〜109）が適応となります．ただし，骨盤底に強い圧がかかる一連のエクササイズは除外してください．
また，詳しい知識を持った理学療法士のもとで，より正確かつ効果的に再教育を目的としたエクササイズを行うことも有効です．

ペッサリーの挿入が適応となる場合もあります．ペッサリーは柔軟性のあるリング状のもので，子宮頚部にこれを挿入することにより，さらに下垂するのを防ぎます．

さらに進行した臓器脱に対しては，最終手段として外科的治療が選択されます．

痔

痔とはどのようなものでしょうか？

直腸壁には***静脈***があります．広義では，一般的に，その静脈が***極度に膨張***したものを痔と言います．これが直腸の内外に張り出し，さまざまな合併症を引き起こします．

よく女性は出産のときに最初の痔核発症を経験します．あるいは，出産のときに，以前からの症状が増悪したり，再発したりします．確かに分娩の最中には胎児が次第に下方に移動するため，小骨盤内の血管に富む領域に上から圧力がかかります．そして，娩出期になり，児頭が会陰後部を引き伸ばし始めると同時に，通過する領域全体が押されます．このとき，直腸内の静脈を含めて全体が肛門側に押されます．この強い圧は，エンゲージメントの間，ずっと継続してかかります．

痔核の治療では医師による医学的処置が必要です．同時に，予防のための，日常の簡単な衛生管理について指導があります．

日常生活において，特に妊娠中は下記のことを***避けてください***．

・脚を動かさずに長時間座り続けること（この場合，ふかふかのソファに座り続けることはなおさら避ける）
・熱いお湯に長くつかること
・便秘

反対に***奨励されるべきこととして***，p.100〜109 と p.131 に述べた骨盤底筋群強化のためのエクササイズすべてが挙げられます．それらのエクササイズを実施することで，それぞれの領域の血液循環が刺激されます．長時間座り続けなければならない場合（例えば自動車，列車，飛行機などによる旅行の場合）は特に，1 日に数回，これらのエクササイズを実施してください．

呼吸を用いた小骨盤内圧軽減のためのエクササイズ（p.132〜135 参照）も同様に実施してください．

第8章
エクササイズ

ブランディーヌ カレ-ジェルマン考案・作成

エクササイズについて

この章では，感覚機能，身体機能，そして繰り返し実施することで得られる持久力に関する一連のエクササイズを紹介します．またこの章では，エクササイズが治療プログラムの中で実施されているとしても，***治療***を目的とするものとしてではなく，***日常生活における健康管理***を目的とするものとしてエクササイズを取り扱っています．すなわち，病態や診断結果に対してエクササイズの適応・不適応を紹介することはこの章の目的ではありません．

ここで紹介するエクササイズのうちいくつかは，***疾患を有する人々***に対して，また***ライフサイクルの一定の時期***に対しては適さないことがあります．また，しばしばみられる症状を理解するために，エクササイズを実施する前に，まず第７章を読むようにしましょう．また，エクササイズを実施したい時期とライフサイクルの時期が一致するよう，第９章のガイドラインを必ず読んでください．

加えて，腰痛症，坐骨神経症状，心疾患，癌，神経疾患，精神病の治療を受けている方々についてはこの章で紹介するエクササイズを実施するのは要注意であり，すべて主治医の賛同を得ることが望ましく，エクササイズ禁忌となる場合もあり得ます．

ここに示したエクササイズの内容は解剖学的知識に基づいたものであり，アクティブな身体を意識するための第一歩になります．

エクササイズ実施の際は身体構造をイメージするようにしましょう

ここに***示した内容***は，***解剖***に関する事柄について述べることを目的とした章の中で紹介したことを基にしています（それらのページを逐一付記するようにしました）．エクササイズを実施する前に，関係する領域の器官や筋などについて読者自身がよく理解し，十分な***イメージを抱いて***エクササイズ実施にあたるようにしてください．

実際の筋活動を始める前にしっかりと感覚を習得するようにしましょう

各エクササイズは，**感覚を覚醒させるところから始めます**．骨や筋の構造とその動き，さまざまな臓器の機能，括約筋群の働きなどにまつわる感覚を徐々につかむようにします．それらの感覚を何度も確認し，自分の中ではっきりと意識できるようにしましょう．この感覚の習得にはある程度時間を要しますが，それは決して無駄にはなりません．しっかりと取り組めば，のちのちセルフエクササイズを実施する際に必ず役立ちます．

筋活動の質的側面を感じとるようにしましょう

この章で紹介するエクササイズによって集中的に1つの筋を収縮・弛緩させるのには，従来のエクササイズとは異なる目的があります．それは筋活動の質的側面を感じとることであり，これまで意識したことのなかった筋の動きを感じとること，その強さを感じとること，必要ならば柔軟性，弛緩性についても感じとることを意味します．

1つの筋の収縮は，他の部位の筋活動や，呼吸や，他の日常活動での身体機能と連動しています．したがって，1つの筋の収縮を促すと，そのことで，その筋と他の部位とのつながりを感じとることができるようになります．

身体機能全体の観点から骨盤底の局所作用を捉えるようにしましょう

身体全体に占める骨盤底の割合は非常に**小さいもの**ですが，**多様で複雑な機能**を有しています．この領域のエクササイズに集中してとりかかることは，身体的にも精神的にも苦痛をもたらすリスクがあります．身体全体の中の骨盤底の役割に正しく着目することが重要です．そのため，正確に行うべき局所のエクササイズと，全身を使うエクササイズを交互に行うことを提唱します．

骨盤底について学習し，エクササイズを実施する過程で生じる精神的影響を認識するようにしましょう

骨盤底は身体の入り口です．精神生活にも深く関与し，括約筋群トレーニングの開始，性生活，出産など，心理的，感情的，情緒的，社会的な意味を含む行為と大きな関係がある部位です．人生の喜び，痛み，人間関係，慈悲，正義，受容，勇気，拒絶など多くの経験が骨盤底に刻まれます．そのため，身体のこの領域に関連したエクササイズを実施することが，ときに心理的な面を刺激することになるかもしれません．内面の変化がエクササイズを進める過程に非常に強く影響する可能性があります．このことは本書の主題ではないものの，非常に大切な要素であるため，ここに特記しておきます．エクササイズについて述べながら，折にふれ，そのことについて述べていきます．

Ⅰ．骨盤のエクササイズ

A. 骨盤の形状を思い描いてください

多くの人々は自分の骨盤の形や大きさを正しくイメージすることができません．すなわち，ほとんどの人が，自分の骨盤の形状や大きさの一部のみをイメージしているか，あるいは実際のものより平坦なものとしてイメージしています．しかしながら，この***骨盤帯***の形状を正しく思い描けることが，感覚と動きを正確にわかるためには必要不可欠です．この骨盤について，あらゆる角度から記述・描写している第1章のp.3〜15をざっと振り返ってみるようにしましょう．p.3〜15のデッサンを眺め，***それらから，あなた自身の骨盤をイメージし，あなたに当てはめてみて***ください．特にエクササイズ実施の際には，下記の部位を自分自身の身体でわかることが必要です．

・腸骨稜
・恥骨結合，両坐骨結節と，その間にある坐骨恥骨枝
・後部上方にある上後腸骨棘と，その下方にある仙腸関節

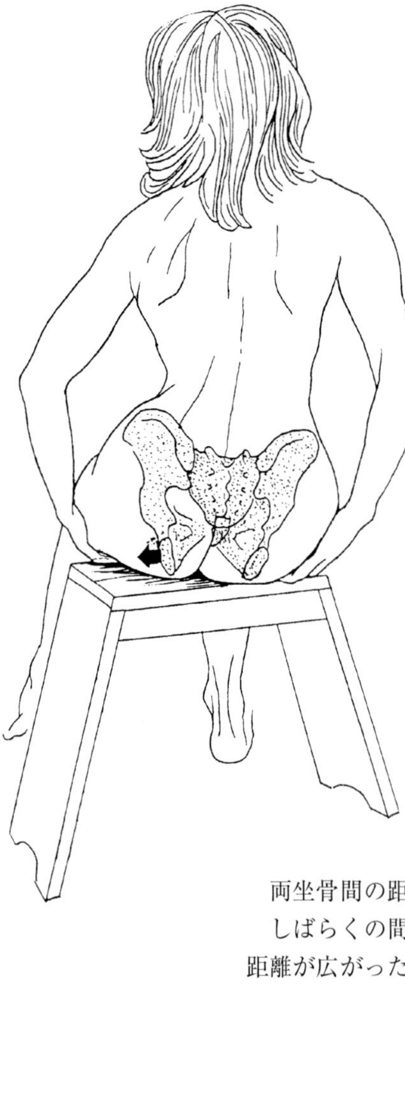

B. 骨盤の荷重移動の感覚

まず，骨盤の骨がわずかに動くことを感じとるようにしてみましょう．***わずか***ではありますが，骨盤の形が変わります．このことを自分自身ではっきり確認するため，下記のことを実施してみてください．

1）坐骨の左右方向への荷重移動

通常の高さの椅子か，または床か，どちらか座りやすい方に座ってください．両坐骨で体幹を支えます．次に，右の坐骨に体重をかけ，左の坐骨には体重をかけないようにしてください．そのあと，両手で骨盤を支え，左の坐骨をできるだけ右の坐骨から遠く離すように意識して，そのまま坐骨座りに戻ります（手で坐骨を引き離してもよいです）．

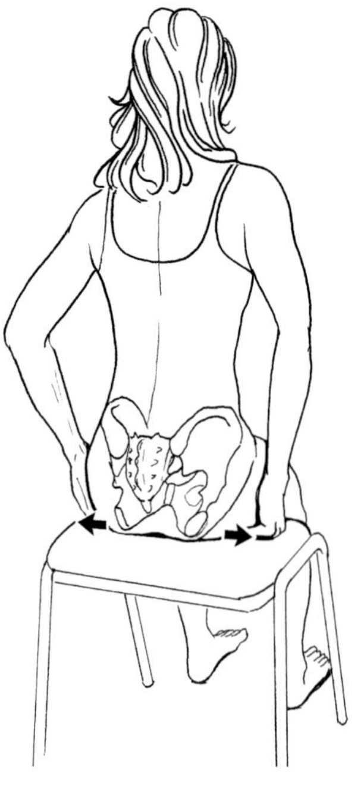

両坐骨間の距離が広がったと感じますか？
しばらくの間，上記の姿勢を保持し，両坐骨間の距離が広がったか否かを感じとってみてください．

今度は左の坐骨で身体を支持しながら，いったん右の坐骨を浮かせ，そのあと，できるだけ左の坐骨に***近づけるようにしてください***．すなわち，両坐骨を***できるだけ接近***させ，そのまま身体を両方の坐骨上に戻します．***接近した坐骨***に体重が乗っているのを感じますか？ この場合は両坐骨間の距離が接近したか否かを感じとってみてください．左の坐骨についても同様のエクササイズを行います．

両坐骨間の***動きの大きさ***を確認しながら，このエクササイズを数回繰り返すようにしましょう．

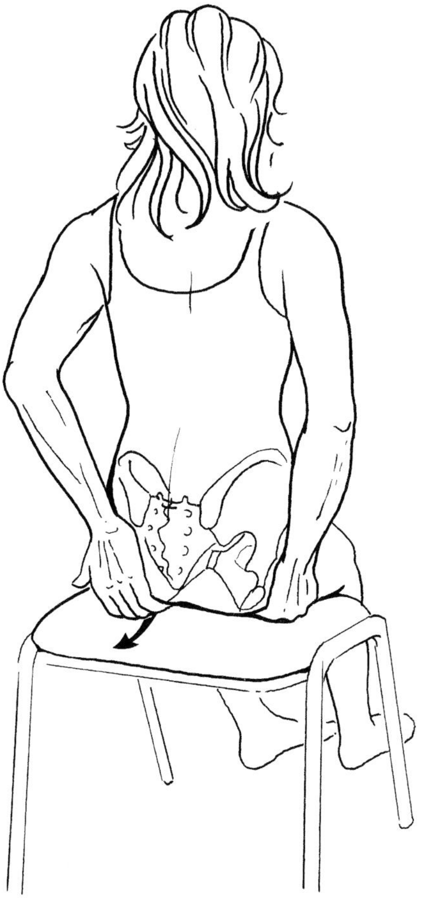

2）坐骨の前後方向への荷重移動

このエクササイズは前項で述べたものと似ています．

両坐骨で座ります．その状態から，左の坐骨に体重を移動します．次に，右の坐骨をできるだけ前方に移動してみてください．まるで片側の坐骨で一歩前進したかのように，左右の坐骨が非対称的な位置関係になっているのを感じますか？

しばらくそのままの姿勢でいてみてください．

両坐骨上に非対称的に座るその姿勢をたやすく保つことができるのがわかるでしょう．これは日常的にかなりよくあることで，このおかげで私たちは身体を起こした状態を保つことができるのです．

次に左の坐骨についても，できるだけ前方に移動させるようにしてみましょう．

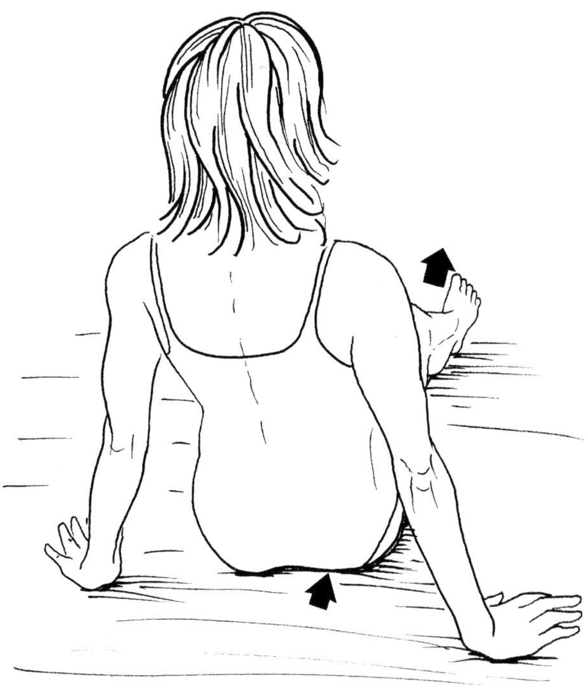

C. 骨盤の自動運動

床の上に，両膝を離して座ります．***両手を前につき，***身体の重みを手に預けるようにします．

膝にとって，この姿勢をとることが難しいようであるならば，椅子に座り，同じように手を前につく姿勢をとります．

骨盤に体重を乗せず，骨盤を椅子の上に軽く置くだけといった状態にします．すなわち，股関節が自由に動くように両大腿を軽く開く（大腿を大きく開きすぎて筋が緊張し動きが制約されることがない程度とします）ことで，骨盤がたやすく動くようにします．

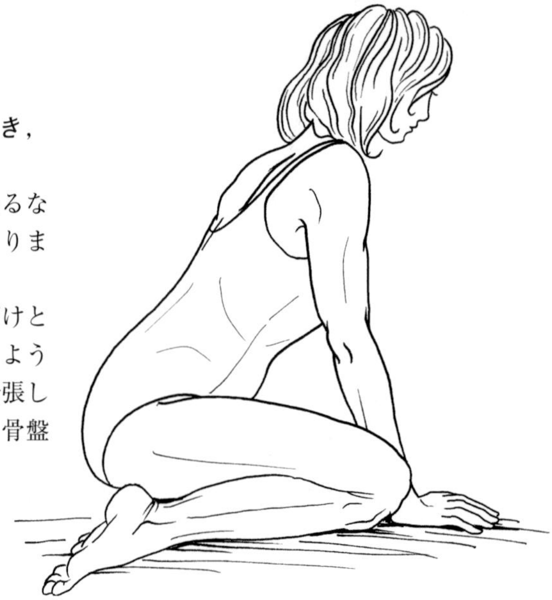

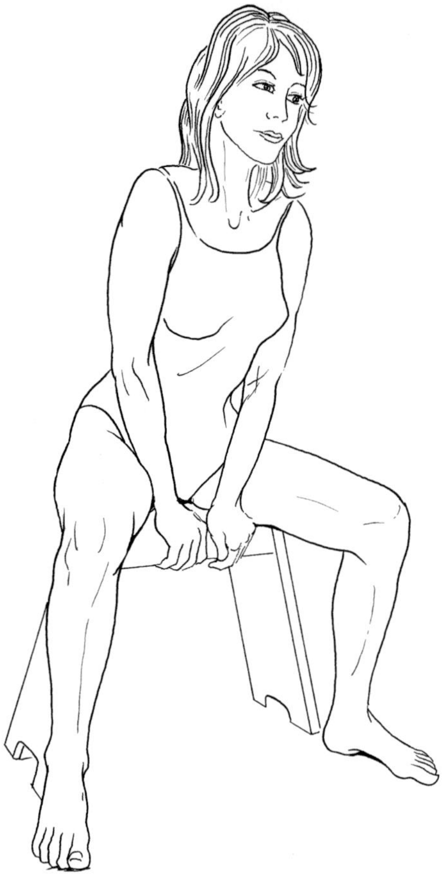

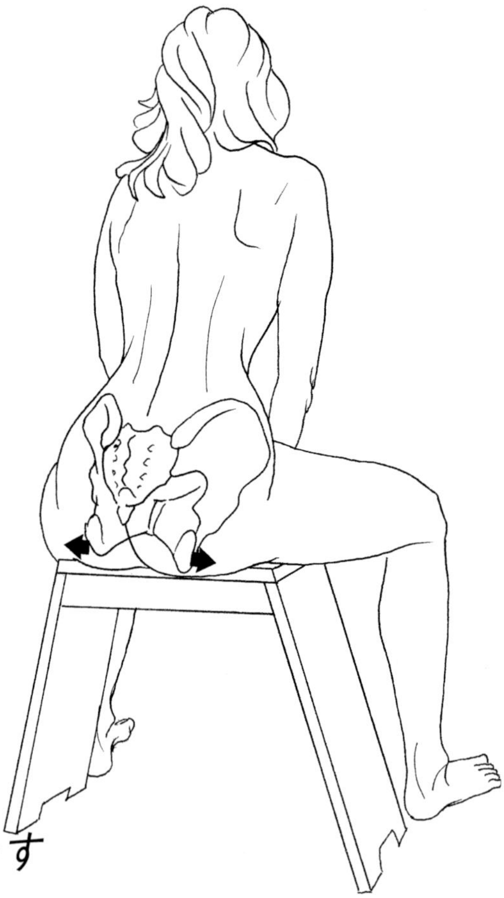

1）坐骨を左右方向に動かす

p.88～89 に述べた***他動的な動きを，***今度は上記の姿勢で，***自らの力によって骨盤下部の左右の坐骨間を広げるようにします．***

はじめのうちは，内閉鎖筋により大腿部を内旋させることで両坐骨を牽引し引き離しますが，これは必ずしも必要ではありません．

次に左右の坐骨間を狭めるようにします.
左右の坐骨間を狭めるには大殿筋を働かせます.

2）仙骨か尾骨を前後方向に動かす

できるだけ高く，***尾骨を後方へ挙上させます.***
注意：腰椎を反らさせないこと，骨盤を前傾させないこと.
ここで動かすのは，骨盤内の仙骨か尾骨です.

3）複合運動

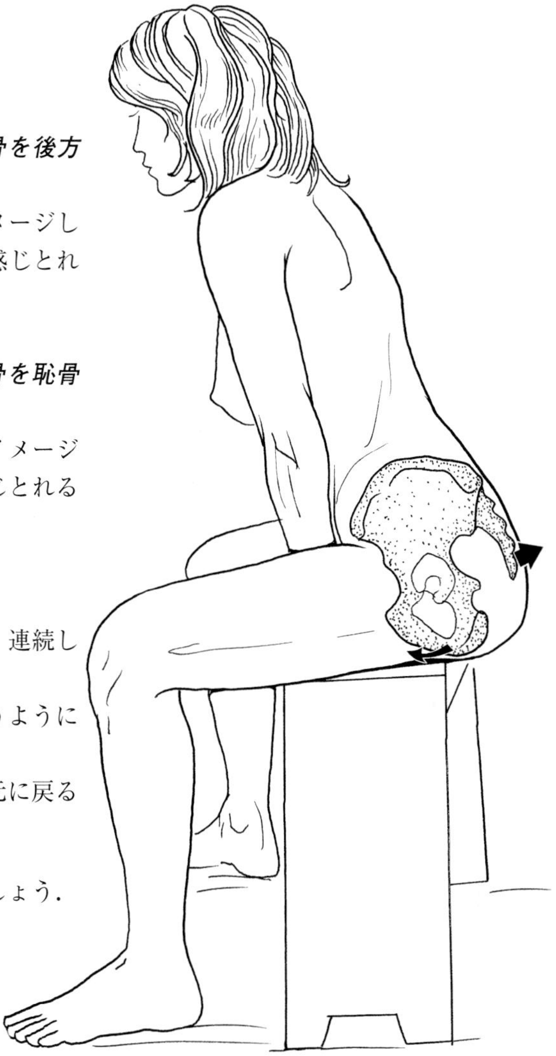

今度は，***3つの主要な骨を協働させます.***
すなわち，左右の坐骨間を広げると同時に，尾骨を後方へ挙上します.
左右の腸骨稜を骨盤の上方で近づかせることをイメージしてください．骨盤の下方で開口部が完全に開くのを感じとれるはずです.
次に，逆方向に動かします.
すなわち，左右の坐骨間を狭めると同時に，尾骨を恥骨に近づけます.
骨盤の上方では，左右の腸骨稜間を広げることをイメージしてください．骨盤下方で開口部が狭くなるのを感じとれるはずです.

実践方法

骨盤下部を広げる動きと閉じる（狭める）動きを，連続して一度に10回くらい行います.
この動きは，息まずに，でもできる限り大きく行うようにしましょう.
一方向に動いたら，元に戻るのは，骨盤が自然に元に戻るのにまかせます.

そして，反対方向へ動かす前に，深く呼吸をしましょう.

これら3つの動きはすべて，たとえ動きが小さくても，小骨盤の形を調整し，関節，筋，臓器を動かすことになります．この領域全体の血液とリンパの循環を促進させることにもなります．したがって，これら3つの動きは小骨盤の状態を良好にするために非常に優れているのです.

D. 股関節の動きに伴う骨盤の動き

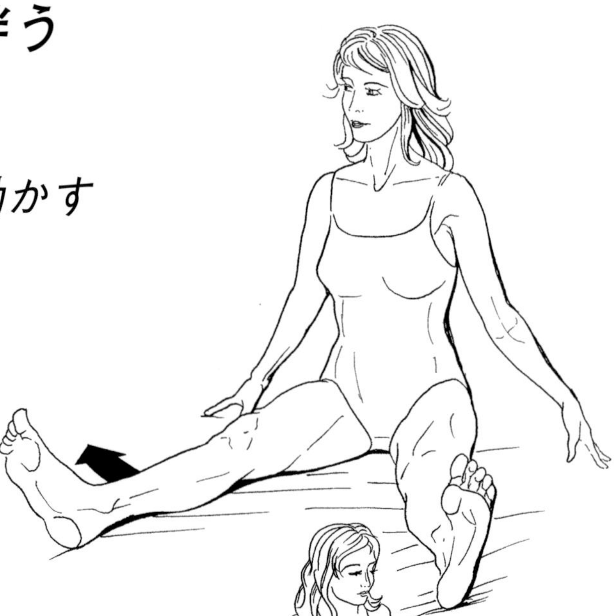

1）座位で大腿を外側へ動かす

床に座ります．両手を後ろについて身体を支えます．

徐々に***片方（右側）の大腿を外側へ動かします***．この動きは***股関節だけで***行ってください．骨盤は動かしません．

開脚が止まり（これを***限界***と呼びます），さらに大腿を外へ開こうとすると***骨盤が誘導されて動く***のがわかるはずです．限界に達したら，元の位置に戻します．

今度は***両脚で同じ動きを行います***．つまり，同時に左右に開脚を行います．開脚が限界に達したならば，骨盤は大腿の動きに影響されない状態を維持していると思われるでしょう．

しかし，両側の大腿部の筋に引っ張られるため，わずかに変形します．すなわち，前方の恥骨結合がわずかに引っ張られ，一方，後方の仙腸関節が圧縮されます．

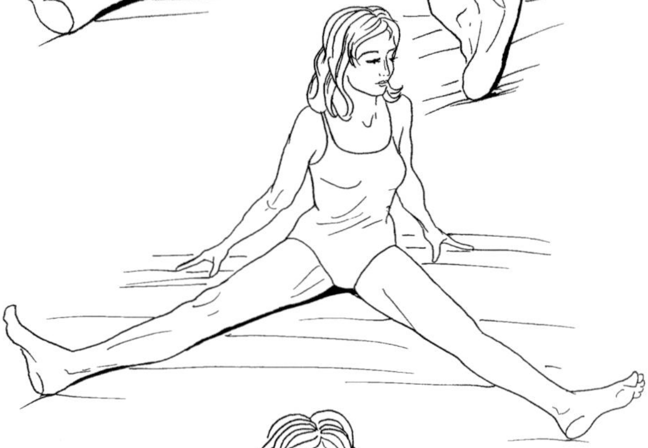

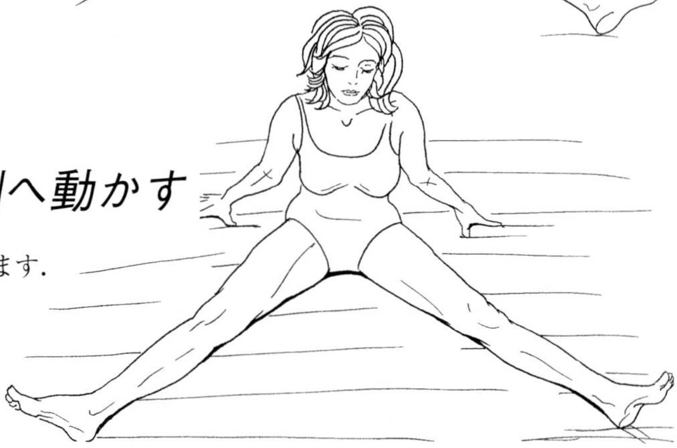

2）背臥位で大腿を外側へ動かす

座位の場合と同様の動きを背臥位で行います．

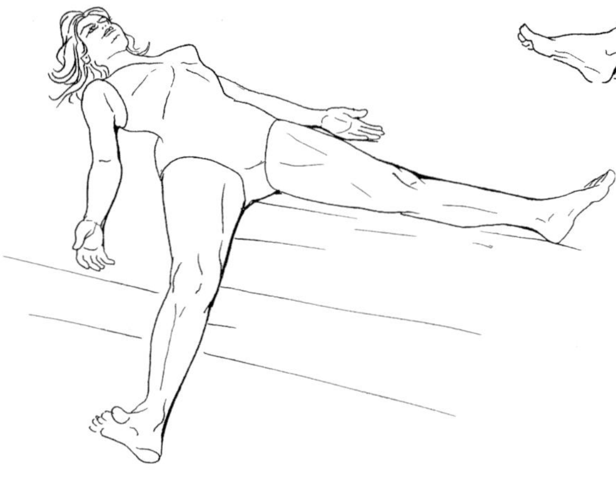

まず***片方（右側）の大腿部を開脚します***．限界まで開脚してください．どのように骨盤が動くか感じとるようにしましょう．

開いた下肢に続いて***骨盤が傾きます***．

今度は両脚で実施してみましょう．骨盤の***形の変化***を感じとれますか？

関節の***下部***，つまり恥骨結合の下部と両側仙腸関節の下部が伸張され，関節の***上部***，つまり恥骨結合の上部と両側仙腸関節の上部が圧縮されます．

3）背臥位で大腿をクロスさせる

背臥位になり，両腕を床の上に広げます．手のひらを上へ向け，手の甲で床を押して胸郭を安定させてください．

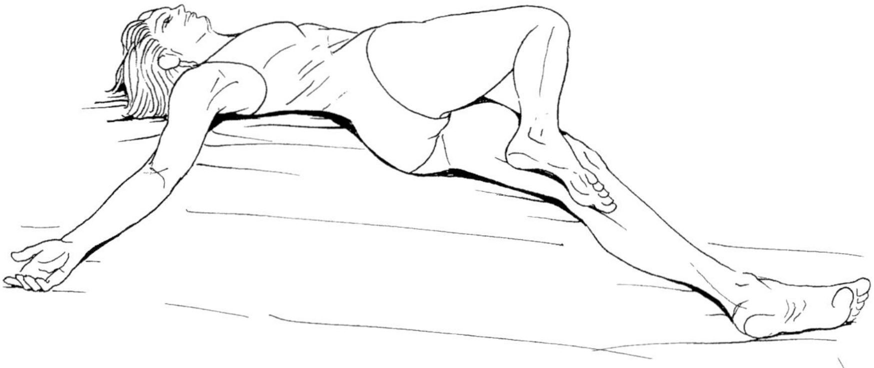

右大腿部を，左大腿部上を越えてできるだけ大きく***クロス***させてください．大腿部と一緒に骨盤も回転させます．両肩は床につけたままとします．そして，右膝を曲げてください．上から押したりせずに，膝を床へ下ろします．この姿勢で，***前方の恥骨結合への圧が増加すること，後方の仙腸関節への圧が減少すること***がわかりますか？

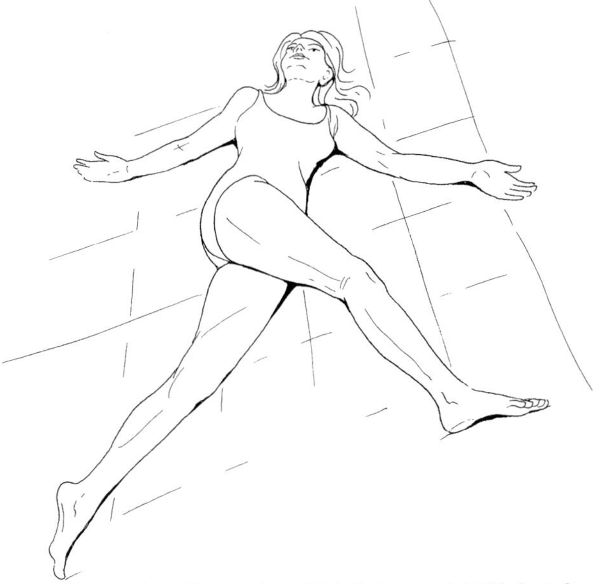

上記の状態から，右下肢全部を左側へ移動させます．次に，左下肢をできるだけ後ろへ，右下肢をできるだけ前へ動かしてください．さらに右膝を伸ばします（もし右足部を左手でつかむことができたら，膝をストレッチするために把持していてもよいです）．

この姿勢では，左右の寛骨がそれぞれ反対方向へ引っ張られます．右寛骨は後方回旋します（坐骨結節に付着する大腿の筋群に引っ張られます）．左寛骨は逆に前方回旋します（左股関節前方の靱帯に引っ張られます）．

恥骨結合はねじれ，仙腸関節は回旋します．

上記の運動を始めることによって，***両股関節が動くと骨盤の骨が互いにわずかに動く***ことを感じとることができるようになるでしょう．これらの動きを利用して，***骨盤内の関節の動きを維持する***ことは非常に重要です．これが，より正確で研ぎすまされた感覚を得ることにつながり，次の骨盤底筋群のエクササイズでも役立ちます．

E. 股関節運動時の骨盤内の安定性維持

さまざまな方法で骨盤のエクササイズを実施している最中に，**骨盤内で骨が動かないよう安定化を図ることもできます**．

1つ目のエクササイズとして，大腿を開くとき，**恥骨結合が開かないように**，前方でできる限り硬く引っ張り合う状態を維持するように努めてみます．

2つ目のエクササイズとして，後方で**仙腸関節が圧縮されないように**，できる限り開いた状態を維持するように努めてみます．

この2つのエクササイズは骨盤の可動性を得るためのものではなく，むしろ，**安定性を得るために関わる筋群の能動的な反応を促すためのものです**（筋群の働きについては，ここでは触れません）．

F. 両股関節上での骨盤前傾と骨盤後傾

1）骨盤から腰椎を動かす

四つ這い位になります．
尾骨あるいは両坐骨を**持ち上げる**ように骨盤を回転させます．
これにより脊柱下部（L5とS1の接合部）が**凹みます**．
そして，その少し上では**腰椎伸展**が強まります．

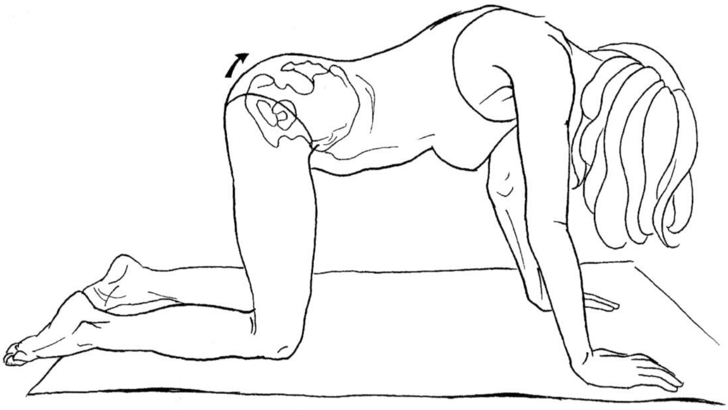

次に，骨盤を反対方向に回転させます．

これは，**尾骨**を**下垂させ**，坐骨を左右の大腿の間に誘導するように行います．

これにより，上方の**腰椎伸展がなくなります**．

これらの動きが，どのように骨盤から始まり体幹へと伝わるか感じとれますか？

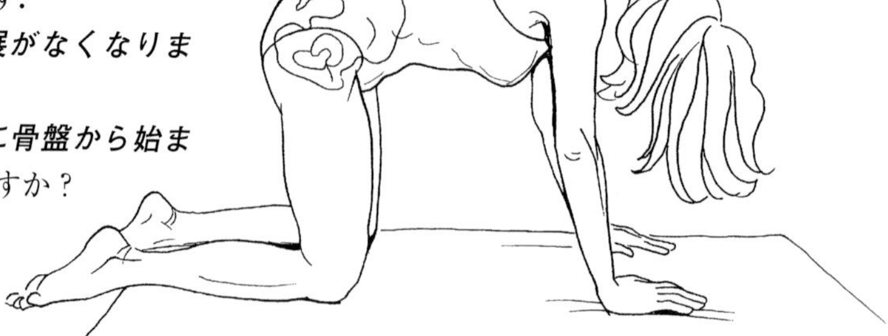

2）腰椎から骨盤を動かす

前項のエクササイズと同じ姿勢をとります．今度は***腰椎の伸展を強めた***身体を反らせる動きをしてください．

できるだけ反らせます．できるだけ反らせると，骨盤が前傾方向に引っ張られます．そのことを感じとることができますか？

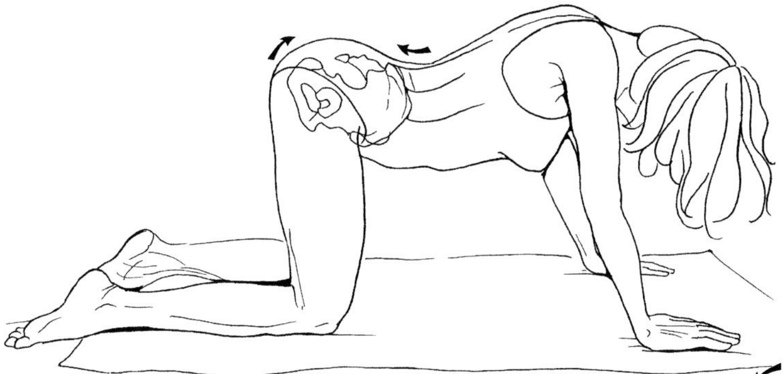

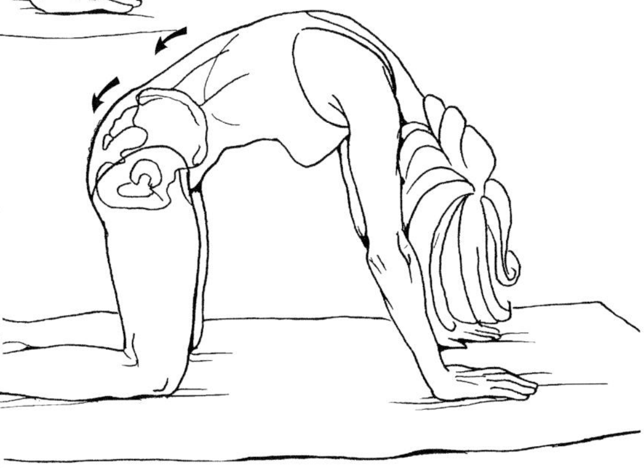

次に，反対の動きをします．

背中を丸くし腰椎を曲げるようにしてください（注意：この動きは，ときに意に反して上背部での動きとなることがあります）．

腰椎の動きに骨盤が引っ張られて後傾する動きを感じとることができますか？

このエクササイズを10回くらい行ってください．骨盤から動かすか，腰椎から動かすか，どちらからでもかまいません．呼吸と同期させて実施することもできます．

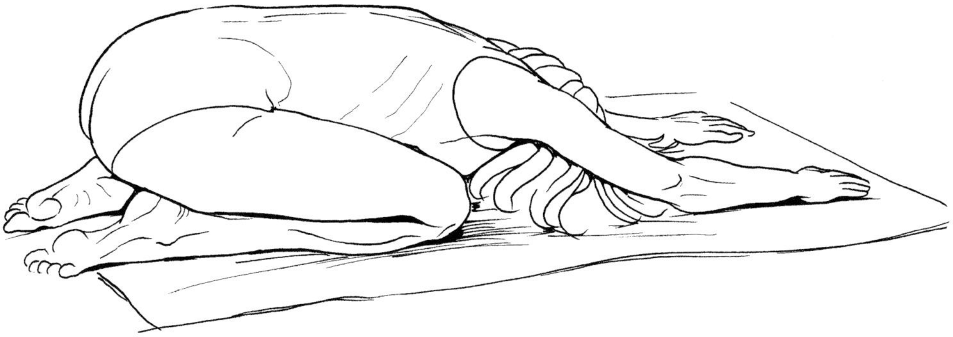

この一連の動きを終了する際は，背中をしっかりと伸ばすようにしましょう．背中を伸ばすには，両足の上に殿部を乗せ，両手をできるだけ前方に伸ばした姿勢をとります．息を大きく吸い込み，次に息を深く吐き出すまでの間，この姿勢を保ちます．

Ⅱ．骨盤底筋群のエクササイズ

まずはじめに，身体の中で***骨盤底筋群がどこにあるのか***，しっかりと理解するようにしましょう．

骨盤底筋群が作用している状態を***感じとることができる***エクササイズとして，下記の2つの方法を紹介します．

・圧がかかった状態の骨盤底を感じとるエクササイズ

・会陰が接触している状態を感じとるエクササイズ

この2つのエクササイズを通して，2層の異なる筋群の収縮を明確に***感じとり***，確実に***強化***するようにしましょう．

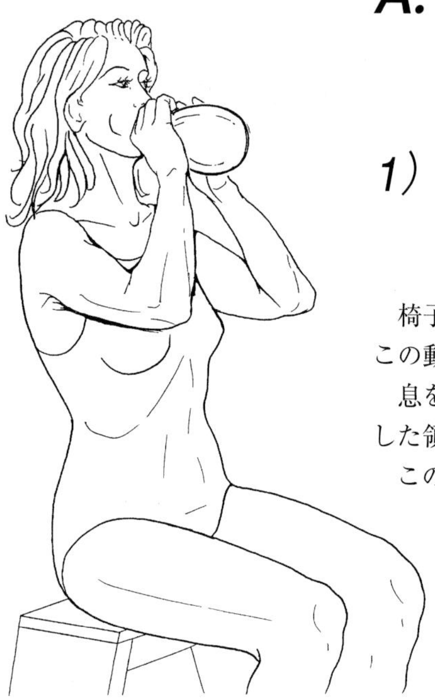

A．骨盤底筋群エクササイズの前に行うこと

1）圧がかかった状態の骨盤底領域を感じとる

椅子に腰かけて，風船を勢いよく膨らませます（あるいは，この動作を模倣してください）．

息を吹き込むと同時に骨盤の下部が反応して動くため，反応した領域を感じとることができます．

この反応した領域が，一般的に言われる骨盤底領域です．

2）骨盤底の3種類の反応を感じとる

○風船を勢いよく膨らませ，骨盤底に下記の3種類の反応のどれが生じるのか感じとるようにします．

・下方へ膨らむ

・尿漏れ

・骨盤底領域が強く収縮して上方に上がる

これらの反応は何が起こっていることを意味するのでしょうか？

風船を膨らませるには，息を強い圧で吹き込まなくてはなりません．

そのような強い圧を発生させるために，腹筋群を収縮させて腹部を硬く絞ると，圧が胸郭の方へかかります．

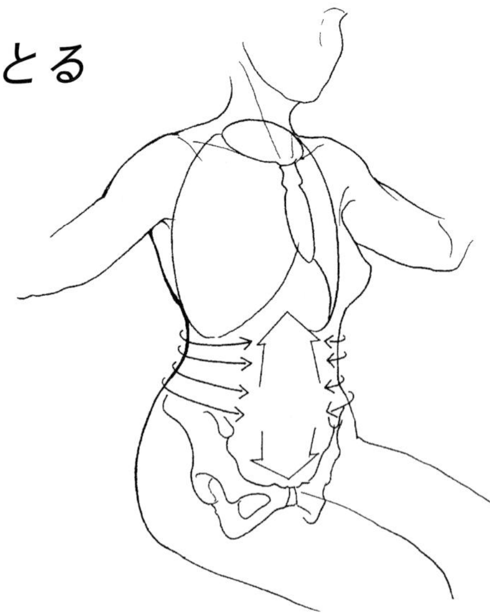

○発生した圧は，下記のように，胸郭のみならず，下方の骨盤底へもかかります（p.66の***骨盤底にかかる圧の上昇***を参照）.
・骨盤底筋群の***筋緊張が弱い***と，p.66に述べたレベルの圧でも十分に排尿の引き金になります.
・骨盤底筋群に十分な***筋緊張***があれば，排尿をコントロールすることができます．普通に収縮させて会陰の膨隆を多少感じる程度の筋緊張です.
・一方で，骨盤底筋群は非常に強く収縮させることが可能で，挙上させることもできます．この***強い筋緊張には，腹筋群とともに胸郭を上方へ押し上げる圧を作り出すという別の役割があります．***最初のうちは強く収縮させることはかなり難しいかもしれません．しかし，次のページに紹介するエクササイズを実施していくうちに，骨盤底筋群と腹筋群を同期して働かせ（p.110参照），徐々に筋緊張のレベルをこのレベルまで上げることができるようになるでしょう.

○エクササイズを実施して得られる反応は前ページに述べた3種類に分けられますが，それを判断するポイントは下記の2点です.
・骨盤底筋群の筋緊張の強さ
・必要なときに骨盤底筋群を収縮させられるかどうか

この3種類の反応への気づきは，エクササイズの対象となる骨盤底筋群や骨盤底領域を正しく理解し，この領域とよく混同されることがある周囲の筋群を区別するための基本となります（第4章***骨盤周囲の筋群***を参照）.

3）骨盤底の3種類の反応が日常の場面で再現されることを確認する

以下に挙げたさまざまな日常の場面において，骨盤底は***圧がかかった状態***になります（p.66参照）.
・咳をするとき，咳が出る直前
・大きい声で話すとき
・笑うとき
・重い荷物を持ち上げるときのように呼吸を止めて息むとき
・ろうそくを吹き消すとき

このメカニズムは，前項で述べたことから容易に理解でき確認できるでしょう.

すなわち，***骨盤底筋群は，エクササイズのみによって強化されるものではなく，普段の生活の何気ない動作において強化されること***がおわかりいただけたと思います.

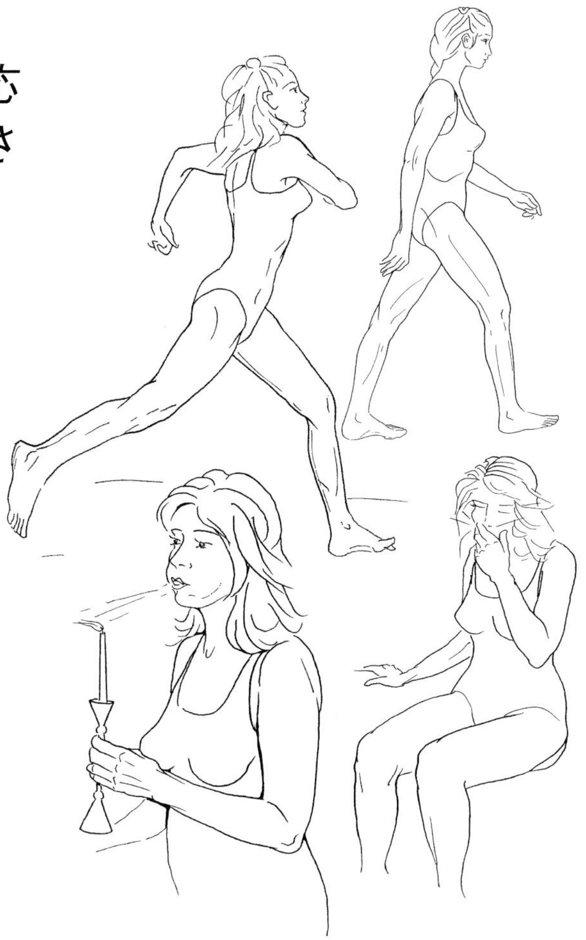

4）会陰を何かに接しさせ位置と状態を確認する

タオル地でできたハンカチ[注)]を用意して，右図に示した折り方により四つ折りにしてください．

下図のように，折り畳んだハンカチを，恥骨の後方，尾骨の前方，左右坐骨の間に置いて座ります．

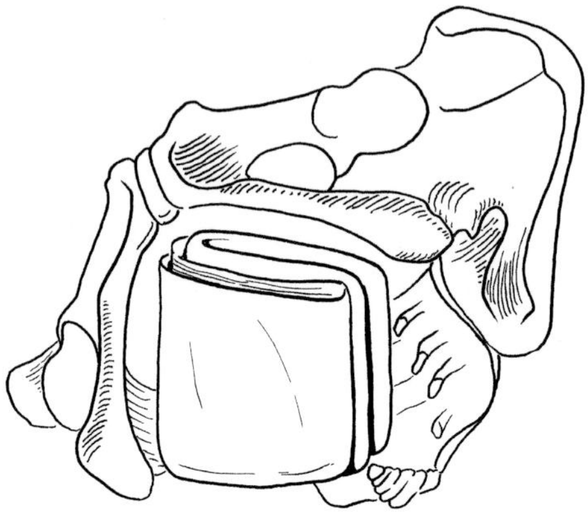

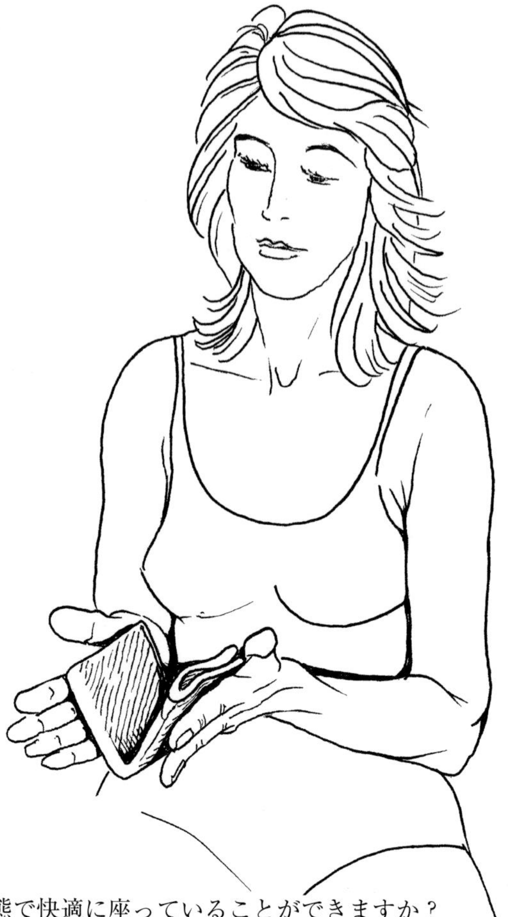

座って，どのように感じますか？

会陰の領域に折り畳んだハンカチが接した状態で快適に座っていることができますか？

○下記のことを試みてください．

・会陰にハンカチが接したままとし，その状態を保持します．2〜3 回深呼吸をしてください．息を吸うときと吐くときの感じ方の違いを確認するようにしましょう．

・3 カ所の開口部がハンカチと接していることを確認し，それぞれの互いの距離をイメージしてみましょう．この方法の詳細は小骨盤内臓器のためのエクササイズの項で取り上げます．

・会陰にハンカチが接した状態のまま，p.96 で述べた，風船を膨らませる，あるいはそれを真似た行為を実施してみてください．息を吐く行為によって圧がかかる領域と，ハンカチが当たっている領域とが一致します．

○今度はハンカチを取り除き，座ります．会陰領域を同じように感じとることができますか？
感じ方の違いの有無を確認するようにしましょう．

○ p.96 と 97 において述べた骨盤底に圧をかける方法は，骨盤底について，下記の 2 つの大事な気づきをもたらしてくれたはずです．

・骨盤底筋群が収縮した状態，骨盤底に圧がかかった状態，会陰に何かが接した状態において，会陰の位置を確認することができる．

・骨盤底筋群が強く収縮している状態と少し緊張している状態の違いを確認することができる．

注）折り畳んで使うタオル地のハンカチは，同じような大きさのもの，同じような硬さのものであれば代用できます．ここでハンカチを選んだのは，単に身近なものという理由からです．サイズが異なることが多いのが難点です．

5）骨盤底筋群の反応性に対するエクササイズ：弛緩させることから緊張させることまで

ここでは骨盤底筋群を***確認***しつつ***強化***するエクササイズについて述べます．骨盤底筋群の働きの原則に留意してください．骨盤底筋群は，下記のように，状況によっては非常に***柔軟***で弛緩した状態になり，また状況によっては非常に***緊張が高い状態***にもなります．

○出産のときに求められるのは，会陰組織を損傷させないで最大限に伸張できることです．つまり，***筋群の質の良い弾性***が必要なのです．この弾性は，日常生活において，例えば排便や呼吸の際にも必要なものです（p.103 の***骨盤底筋群と呼吸***に関する事項参照）．

○一方，産後は，能動的に下腹部を支持することができ，直腸と膀胱の失禁を回避することができる骨盤底が求められます．そのために最も必要とされる性質は，***筋緊張***です．これは呼吸においても非常に重要な要素です．

注意：以下の点に注意するようにしましょう．

弾性と筋緊張は相容れないものではなく，問題なく両立するものです（また，そうでなくてはなりません）．したがって，骨盤底筋群を強化することによって弛緩しにくくなり，出産のときに胎児が通れなくなるのではなどと心配する必要はありません．

また，骨盤底筋群を弛緩させ伸張性を確保するエクササイズを行うことが同部の筋の強化の妨げになると考える必要もありません．

このような，エクササイズがもたらすことが心配される不都合は，例えば臓器脱を伴う会陰が非常に膨張している場合に生じることがあります．そのようなケースに対しては専門的な理学療法が必要になります．

かなり強靱な骨盤底筋群（スポーツ選手に多い）では，弛緩させることが困難な場合があります．このような骨盤底筋群は，出産の際に胎児の通過を妨げることがあり得ます．

骨盤底筋群の作用に関する利点と欠点

筋強化のエクササイズは筋力を高めることにとどまらず，筋組織の***栄養を司る血管新生を促します***．一方，筋力強化という結果しか得られなければ，筋は***硬い状態***になり，過緊張を呈する危険性があります．そして，過緊張のために適正な感覚が得られにくくなり，分娩時の感覚への気づきの妨げとなるかもしれません．

筋を弛緩および伸張させるエクササイズは弾性を増加させます．また，収縮は筋の血管新生を促し***栄養状態***が変化します．そして，わずかな「感覚の違い」を比べることができ，***感覚の正確性が徐々に増すことになります***．

そこで次ページ以降においては，筋の収縮と弛緩という相反する機能を活用することを目的とするエクササイズを紹介していきます．

B. 骨盤底表層の筋群の収縮と強化

以下に述べるエクササイズは主に p.26 で述べた筋群に関するものです．

エクササイズの特にはじめの段階では，他の筋群と完全に区別して行うことは不可能なため，筋群を区別することなく強化することになります．

1）下方開口部を確認する

骨盤底表層の筋群 4 カ所の付着部である恥骨下縁，両坐骨，尾骨は，表層にあって簡単にさわることができ，確認しやすい部位です．

注意：坐骨の位置が実際よりもかなり後方にあるようにイメージされていることがよくあります．もし必要なら，時間をとり，この 4 カ所を示している p.4〜14 に戻り，自分自身で場所を確認してください．

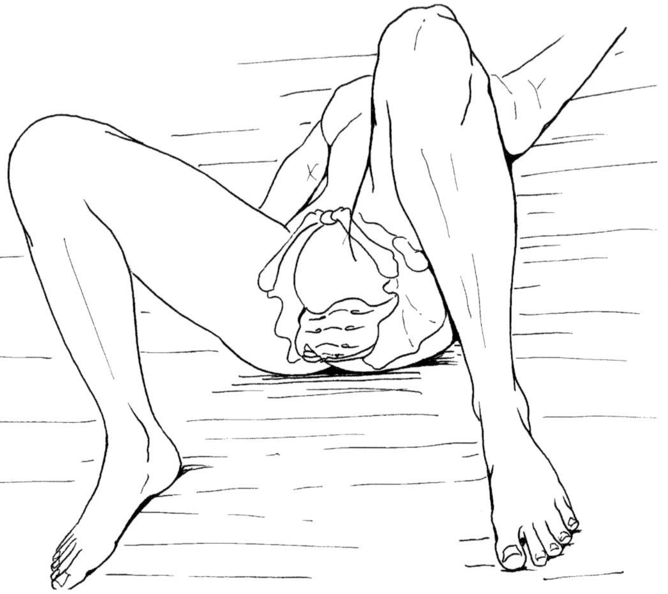

下方開口部があり，その***内側***に付着している筋群があります．この筋群が骨盤底表層の筋群であり，***皮膚の近く***に存在しています．

注意：骨盤を上方から見た状態では，下方開口部は骨盤底深層の筋群の***下に***位置しています．したがって，下方開口部の筋群が体幹の最も***底部***に位置することになります．

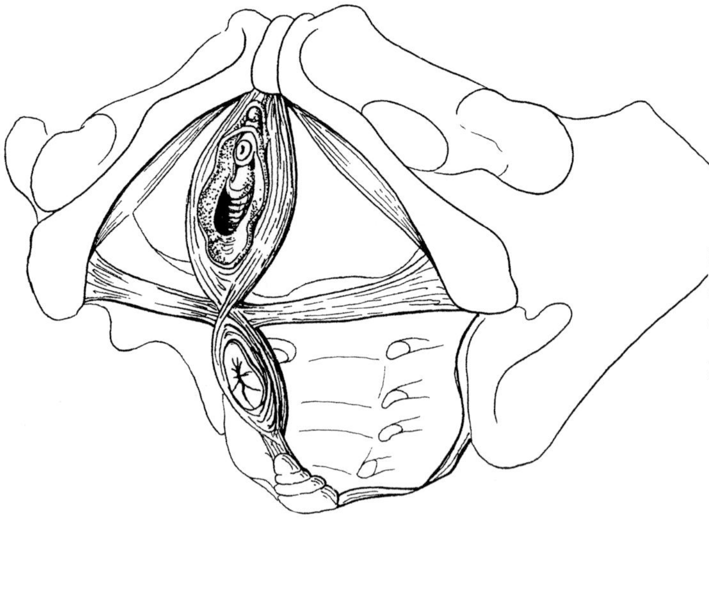

次に，骨盤底表層の筋群が，真ん中で交差して 8 の字の形を形成し，前後に広がっていることをイメージしてください（p.26〜27）．

2）前後方向の収縮を習得する

床にカーペットかマットレスを敷き，その上に背臥位になってください.

両方の股関節と膝関節を屈曲させ，足底を床につけます.

骨盤はわずかに後傾位になります.

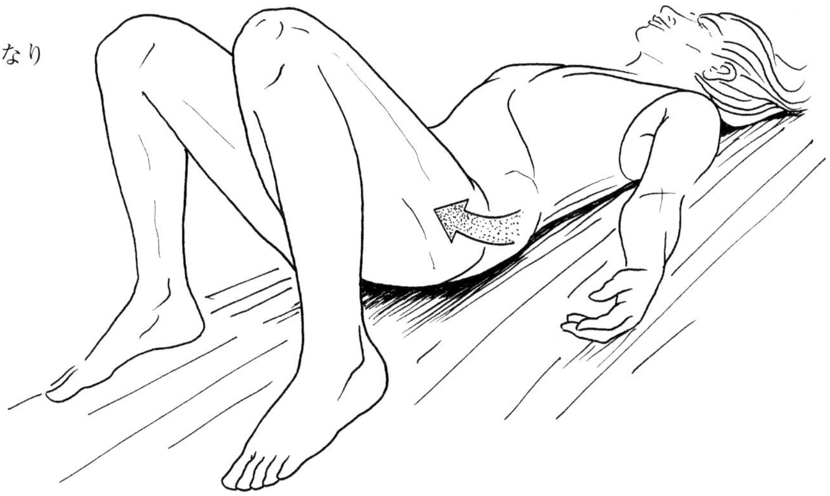

この姿勢で，***尾骨と恥骨を互いに近づけるように***意識してみましょう.

動きと筋の状態を確認するため，収縮と弛緩を繰り返してください．この運動で，球海綿体筋と肛門括約筋が収縮します.

はじめのうちは，骨盤底筋群のうちの他の筋や括約筋群をすべて収縮させてしまうかもしれません.

徐々に慣れてきたら，**会陰の正中線**に沿って収縮させるようにしてみてください．このとき，骨盤内の奥の方が挙上する感覚が生じないようにします.

特に***前後方向***の収縮に集中してください．指1本を会陰腱中心に当てるか，手を会陰全体に当てて，動きをチェックすることもできます.

感じとるべき動きと感覚は，***正中線沿いの***，皮膚に近い部位で起こります.

括約筋群が収縮しないようにしてください.

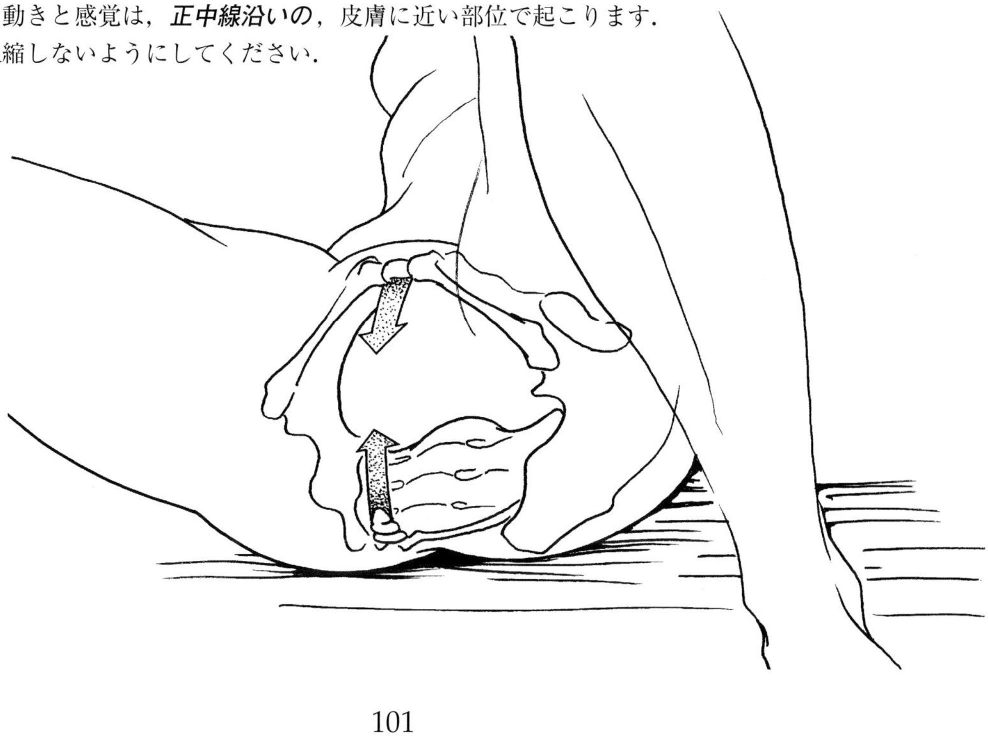

3）左右方向の収縮を習得する

今度は，**左右の坐骨結節を近づけるように筋を収縮**させてみましょう．

収縮を示す矢印の方向が前ページの場合と異なります．ここでのエクササイズの対象の筋は表層にあり，左右方向に収縮させます．

つまりここでは，前ページの場合と異なり，左右に走る１本の線をイメージして収縮させるようにします（前後方向ではありません）．

収縮を感じとるため，坐骨結節のすぐ内側に触れてみましょう．

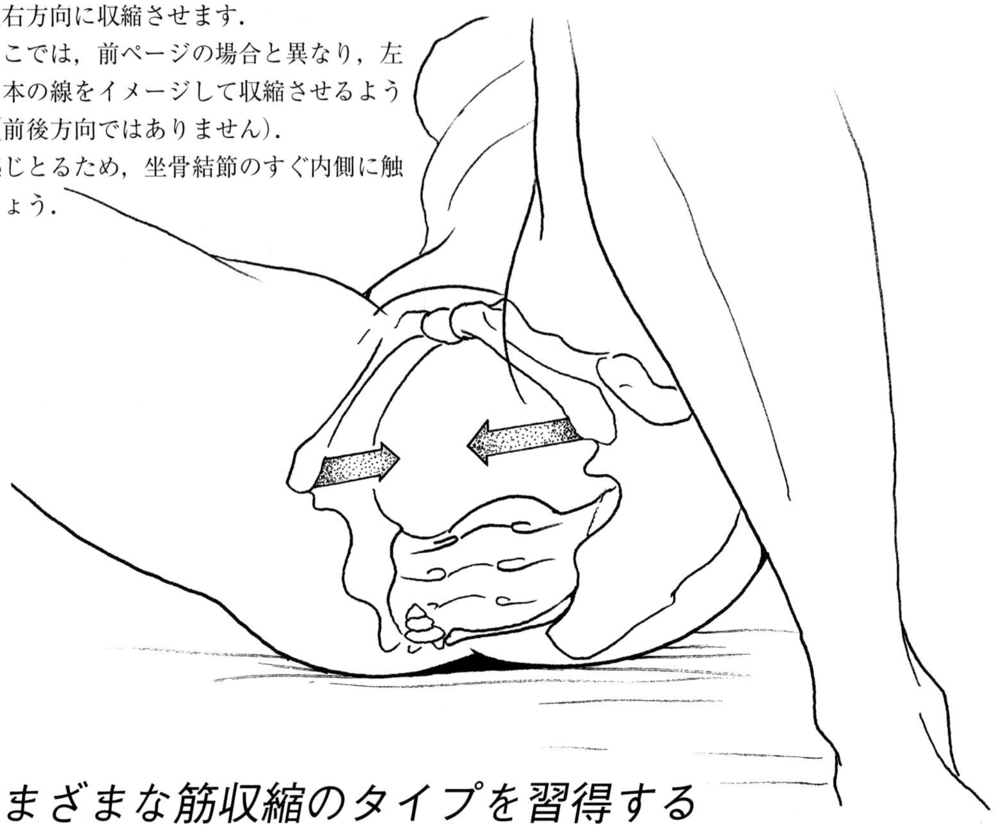

4）さまざまな筋収縮のタイプを習得する

前ページとこのページで述べた２方向の収縮のラインを理解できたら，前後方向と左右方向を別々にイメージしながら下記のことを実施してください．

持続的筋収縮

・筋を**数秒間**収縮させます（7秒くらいが適切と考えます）．次に，**収縮と同じ時間だけ十分に弛緩させます**．

・弛緩させている間は，深呼吸を続けてください．これを５回繰り返します．

強く素早い筋収縮

・今度は，**可能な限り強く**筋を収縮させます．

・そのまま２秒間だけ維持します．そして深呼吸をしながら完全に弛緩させます．

左右方向，前後方向どちらも，中央を通る筋群を意識しながら，５回繰り返します．

収縮のあと，必ず十分に**弛緩させるようにしましょう**．

この弛緩は下記の理由により，非常に重要です．

・骨盤底筋群が痙攣のような過緊張状態に陥らないようにするため．

・徐々に，そして確実に筋の収縮を感じとることができるようになるため．

2つの方向の筋収縮をはっきりと区別できるようになってから，次のエクササイズに移るようにしましょう．区別できるようになるまで数日かかるかもしれません．

5）交差性の筋収縮を習得する

背臥位のまま，今度は前述の***2つの方向への収縮を***同時に行うようにしてみてください．

縦方向と横方向に十字を描く収縮感が骨盤底で得られるでしょう．

注意：この収縮は，深層の筋が収縮したときに感じるような筋が持ち上がる収縮ではありません．

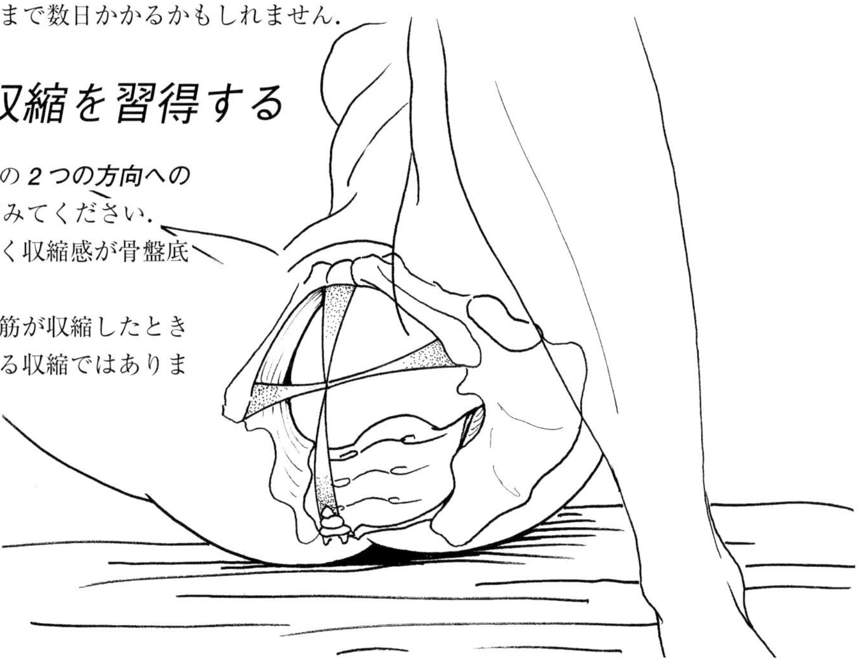

次に，前ページに述べた下記の収縮を行います．

・持続的筋収縮を7秒間行います．

・最大限の収縮を2秒間行います．

6）呼吸と筋収縮の協調性を習得する

「スウー」と言いながら，15秒間ほど息を吐き続けます．肺からゆっくりと息を吐き出すようにしましょう．

次に，Fの文字の発音をするように「フウー」と息を吐きます．息の流れを少し速くします．

その次に，「シュッシュッシュッ」と言いながら息を吐きます．息の流れを可能な限り速くします．

今度は，骨盤底表層の筋群の収縮を，笑いながら，咳をしながら，そしてジャンプをしたあとの着地の際に，それぞれやってみてください．

これらのエクササイズにより，日常生活の呼吸パターンと骨盤底表層の筋群の収縮との協調性向上が得られます．

この骨盤底表層の筋群の収縮は最初はエクササイズとして取り組みますが，次第に，必要なときに自動的に収縮させるようにしていきます．つまり，この収縮が日常的な運動習慣に包括されるようになるまで繰り返します．

しかし，現代の私たちの日常生活では，***この筋群の機能を維持すること***が容易ではないため，エクササイズを定期的に繰り返す必要があります．

C. 骨盤底深層の筋群の収縮と強化

ここに述べるエクササイズは，主に p.29 で説明した骨盤底深層の筋群のためのものです．この筋群は中間開口部に付着しています．この筋群について学習する前に，必要に応じて***骨盤の構造について*** p.12～13 を見るようにしてください．

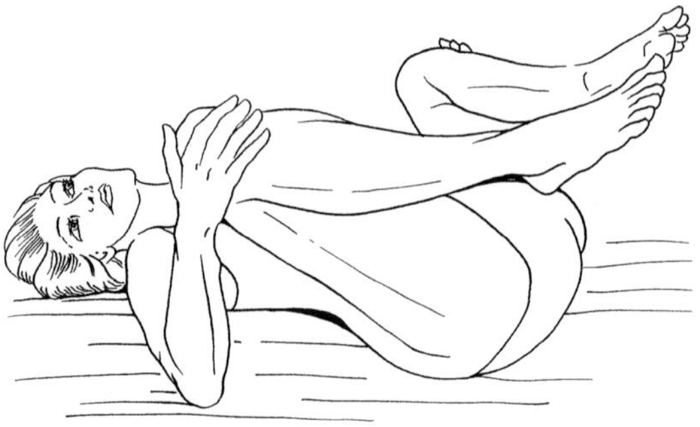

1）骨盤底深層の筋群の所在を確認する

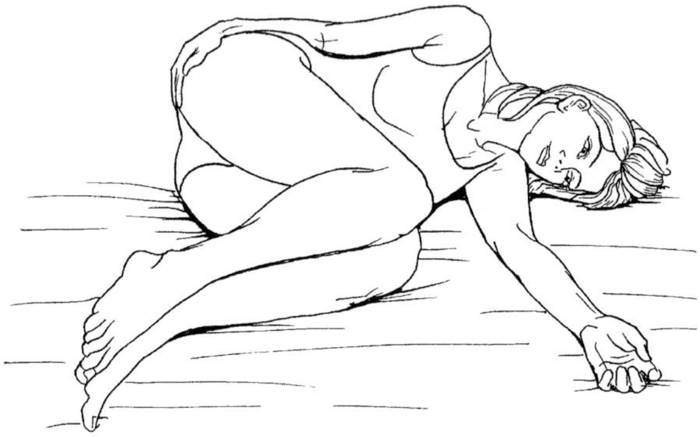

○背臥位または側臥位で両股関節を大きく曲げる姿勢をとるか（軽めの運動），***両坐骨を開いて***座る姿勢をとります（強めの運動）．

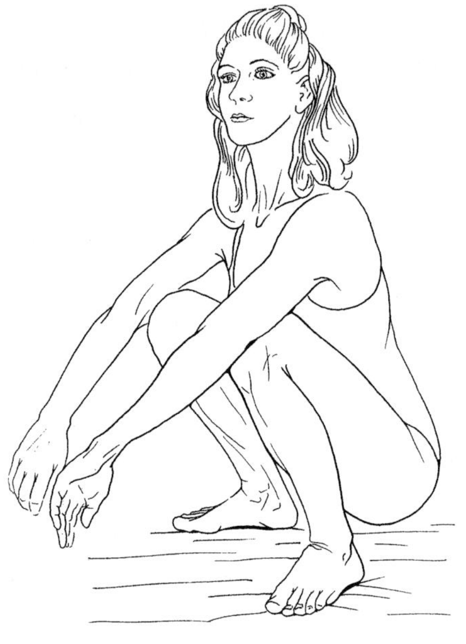

○または両脚を大きく開いてしゃがみます（さらに強めの運動）．

上記の姿勢からいずれかを選びます．両側の坐骨と，仙骨，恥骨結合を***思い浮かべるようにしましょう***．骨盤を***少しだけ挙上するように***イメージしてみてください．

骨盤底深層の筋群は，皮膚の近くではなく，その 5cm 上方の中間開口部にあります．

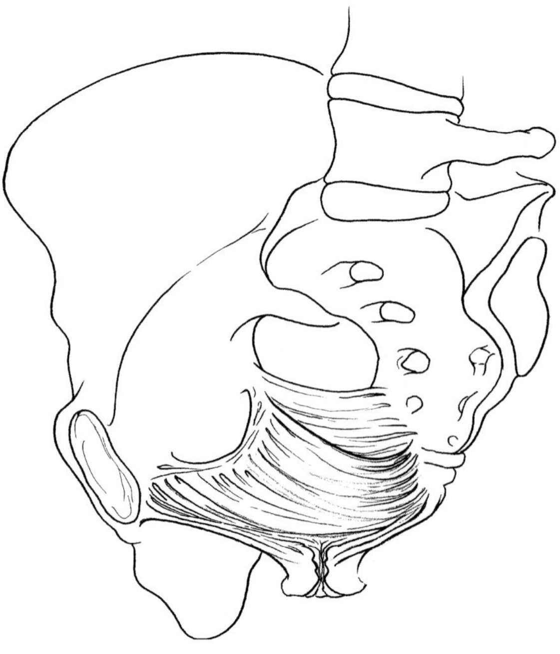

2）深層全体を収縮させる

肛門を挙上させるための収縮を行うのが骨盤底深層の筋群です（実際にはやや前方向にも収縮しますが，ここでは表層の筋群と区別するためにあえて触れません．挙上だけをやってみましょう）．

ここで骨盤底深層の筋群の収縮を感じとりやすい方法をいくつか紹介します．

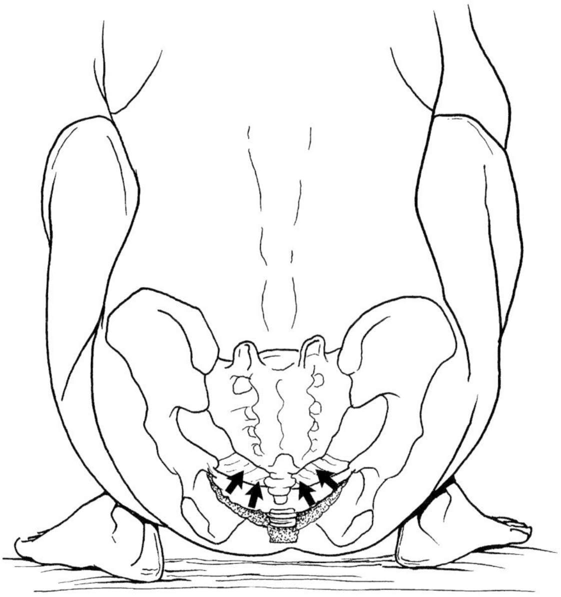

○ ***肛門括約筋を収縮させないように***気をつけながら，肛門を挙上させるようにします（しかし，これは非常に難しいことであるため，必要に応じて，p.131に述べてある肛門括約筋の作用を参考にしてください）．

○ 1枚の***筋でできたテーブルクロス***を膣と尿道と一緒に持ち上げる感覚で筋を収縮させてみましょう．これは***骨盤底表層の筋群***の収縮現象を指して表現しており，筋線維そのものは小骨盤内の内側に付着しています．したがって，正中線上に収縮感覚を探すのではなく，小骨盤内全体で大きい収縮を感じとるようにしてみてください．次に，呼吸を続けながら，***できるだけ弛緩させるようにします***．そして，収縮している骨盤底深層の筋群そのものにより，***膨隆している臓器の重さ***を感じとるようにしてみましょう．

○ エクササイズを続ける上で鍵となる2つの感覚を心にとめておいてください．それは，***骨盤底表層の筋群の収縮感覚***と***挙上する際の収縮感覚***です．収縮と弛緩を何回も繰り返し，この2つの感覚に慣れるようにしましょう．p.100〜103に述べた，皮膚に近い位置にある骨盤底表層の筋群の収縮の場合との違いを感じとることができますか？

3）会陰を挙上する高さを変化させる

p.103に述べたように，息を一定のリズムで吐きながら「フウー」と音を出してみます．ただし，ここでは，***小骨盤の3つの層をイメージし，3段階に分けて階段を上がるような感じで，会陰をゆっくりと挙上してみましょう．***

第1段階：1段上に上がるような感じで会陰を***少しだけ持ち上げます***．普通の状態の呼吸を続けながら，会陰を持ち上げた状態を5秒間保持しましょう．そのあと，完全に弛緩させるとともに，大きく呼吸をしてください．

第2段階：続けて***さらに1段上がるかのように***もう少し挙上します．第1段階と同じように，数秒間保持してから弛緩させたあと，深呼吸をします．

第3段階：最後に，3段目があるかのようにイメージして，***できるだけ高く挙上します***．括約筋だけでなく会陰全体を持ち上げるようにしてください．普通の呼吸を持続したまま5秒間挙上したあと，完全に弛緩させます．そして，もう一度，臓器の重さが筋の領域にかかっているのを感じとるようにしましょう．

この一連の流れを何回か繰り返してください．

4）会陰下降の程度を変える

今度は会陰を，階段を下りるイメージで段階的に下降させるようにしましょう．
まず骨盤底筋群を強く収縮させ挙上しておきます．そこから***少しだけ***会陰を下降させ，そのまま2秒間保持し，また***1段下げるように***少しだけ下降させ2秒間保持します．最後に***十分に弛緩させ***，***深呼吸をしましょう．***

注意：以下の点に注意しましょう．
おそらくはじめのうちは，息を止めてエクササイズを行ってしまうことがあるでしょう．会陰の挙上と下降ができるようになったら，途中で会陰を保持している間，規則的に呼吸を持続させるように心がけてください．
同様に，はじめのうちは，骨盤底筋群ではないまわりの筋，すなわち股関節内転筋群，殿筋群，腹筋群などを同時に収縮させてしまうことがあるでしょう．この，まわりの筋を同時に収縮させてしまう問題については，これを避ける方法を徐々に学んでいくため，まわりの筋を巻き込まずに収縮させることができるようになるでしょう．

5）素早い収縮と弛緩を習得する

会陰を挙上させるための，前ページに述べたエクササイズを繰り返し行います．ただしここでは，***3層を一斉に挙上して最大収縮をさせるようにします***．最大収縮の状態で***2秒間***保持し，そのあと，直ちに，しかも完全に，2秒間***弛緩させます***．そして深呼吸をします．このエクササイズを数回繰り返すようにしましょう．
これまでに学んだエクササイズとこのエクササイズとの違いは，収縮と弛緩を素早く行うという点にあります．「素早く行う」のは，不意に会陰に圧がかかったとき（くしゃみや咳などの際）に備えるためです．

6）非対称性の収縮を習得する

骨盤底筋群の深層は，小骨盤内臓器を支持するために鉢のような形状をしています．左右別々に，***一側だけ最大収縮をさせ***，***もう一側は弛緩させる***という状態を作ることができます．このとき，片側のみ臓器が挙上する感覚が得られるでしょう．
はじめのうちは，しばしば他の部分の筋（頬，顎，手や足など）を同時に収縮させてしまうかもしれません．しかし，それは徐々になくなります．

7）日常生活の中で実施する

これらの骨盤底筋群のエクササイズは，日常生活において骨盤底に圧がかかっている状態，例えば，くしゃみや咳をしながら，笑いながら，ジャンプをしながら，ランニングをしながら，重い荷物を運びながらなどの状態をとらえて，いつでも，どこででも，やってみてください（p.66 参照）．

D. 恥骨直腸筋のエクササイズ

恥骨直腸筋は骨盤底深層の筋群の内側にあり（p.30 参照），分娩の際に重要な役割を担う***尿生殖裂孔***に沿って走行しています．しかし尿生殖裂孔は，骨盤底の前方にある臓器に下方からの支持がない部分でもあり，脆弱な領域となっています．恥骨直腸筋はこの裂孔に沿って，3 つの臓器の縁を囲む厚い線維束を形成しています．

恥骨直腸筋の強度は，骨盤底深層の筋群にとって，***小骨盤内臓器，特に膀胱と子宮を支えるために***非常に重要な要素です．また恥骨直腸筋は開口部（特に肛門）を囲む紐状の組織（筋束）を形成していて，それが***随意的な排泄の自制に非常に重要な役割を果しています***（p.51 参照）．この筋束が脆弱化すると，性器脱と失禁を同時に生じやすくします．したがって，ここで紹介するエクササイズは，恥骨直腸筋の筋束強化を目的とするものです．

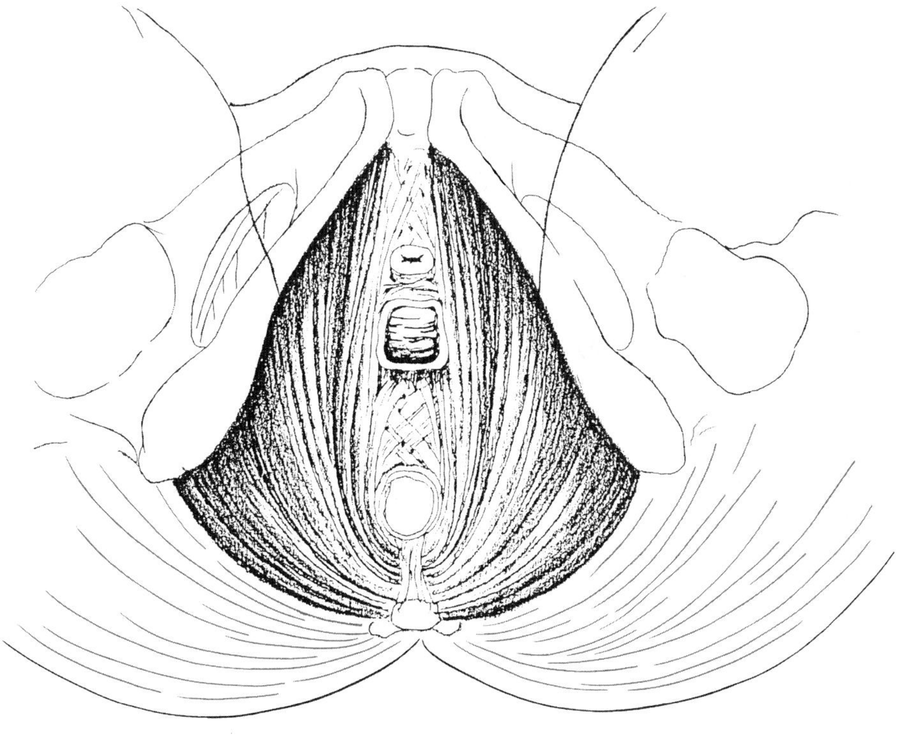

1）恥骨直腸筋を確認する

骨盤底の正中線上に並ぶ 3 つの開口部，すなわち尿道，膣，肛門を改めて確認するところから始めましょう．

p.104 に述べたエクササイズで行ったように，各開口部をそれぞれの管に沿って正中線の上方へ ***3～4cm 挙上***します．

そして，その深さで次のことをイメージしてください．①まず恥骨から始まる恥骨直腸筋によって各管が囲まれており，3 つの開口部の側方を走行している．②そして，肛門の後方を回り，細長い U 字型を形成している．③この筋束はだいたい 2cm の厚みがあり，筋肉質の人では厚みが少し増す．

2）恥骨直腸筋を収縮させる

下記の2段階のエクササイズを数回繰り返すようにしましょう．

このU字型の筋が収縮すると，肛門を前方に引き寄せる，各開口部の両側を厚くするということが起こります．

・まず深層全体を収縮させることから始めてください．つまり，筋性のハンモックを小骨盤内の**上部**にある**広い**面ととらえ，そのもの全体を**挙上する**ようにします．

・挙上したらその状態を保つようにしましょう．次に，**肛門を**恥骨にできるだけ近づけるために，前方に**引き寄せる**ようにしてみましょう．そして十分に弛緩させ，深呼吸をしましょう．

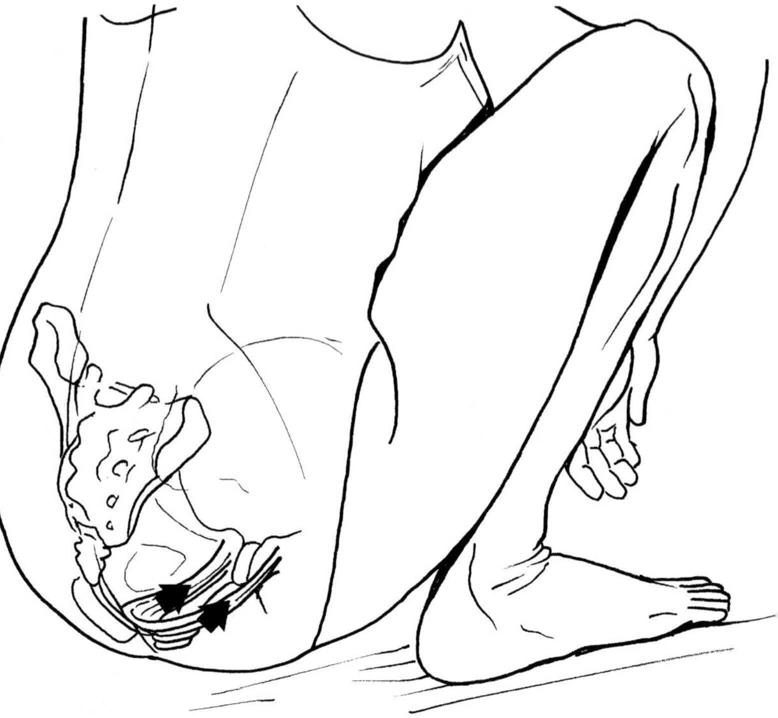

3）さらに強度を上げる方法を行う

さらに，p.105に述べたように3段階に分けて恥骨直腸筋を強化していきます．

・息を吐きながら**骨盤底深層の筋全体を挙上し**，そこでいったん止め，次に息を吸います．

・再び息を吐きながら**肛門を前方に引き寄せ**，そこでいったん止め，**筋収縮を緩めずそのままの状態で息を吸います．**

・また息を吐きながら，**さらにもう少し肛門を前方へ引き**，そこでいったん止め，できる限り筋収縮が緩まないように気をつけながら息を吸います．

・次に息を吐きながら，**できる限り肛門を恥骨に近づけ**，さらに筋を収縮させます．そして十分に弛緩させたあと，深呼吸をします．

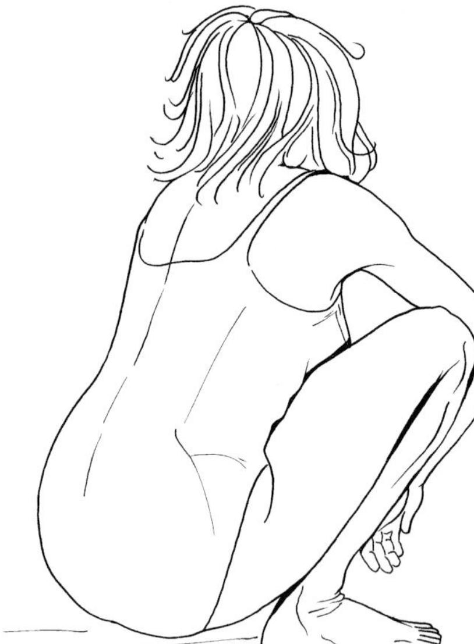

このエクササイズを一度に2〜3回繰り返してください．特に重要なことは，**継続して**行うことです．連日実施することで，はじめの数日では到達し得なかった**各段階**に到達し，また筋持久力についてもかなり早い段階で向上したことを実感できるようになるでしょう．このエクササイズは，日常生活の中で毎日実施してください．

はじめのうちは，下腹部の筋の収縮を避けてこのエクササイズを行うことは非常に難しいでしょう．しかし，毎日実施し，探索と確認を繰り返すことにより，収縮を区別できるようになるでしょう．

4）肛門括約筋と恥骨直腸筋の収縮を習得する

肛門は単なる開口部と考えられがちですが，肛門括約筋は2～3cmの長さがあります．

したがってここでは，**肛門を囲む筋全体を**収縮させるように意識して，前ページに述べたエクササイズを行ってみてください．

ここでは，肛門を前方へ強く移動させるような感覚で行うエクササイズとなります．

はじめのうちは肛門括約筋の収縮と変わらないように感じるでしょうが，**中央**に位置する肛門括約筋と，**環状**で**前方**への収縮方向を持つ恥骨直腸筋との違いを感じとることができるようになるでしょう．

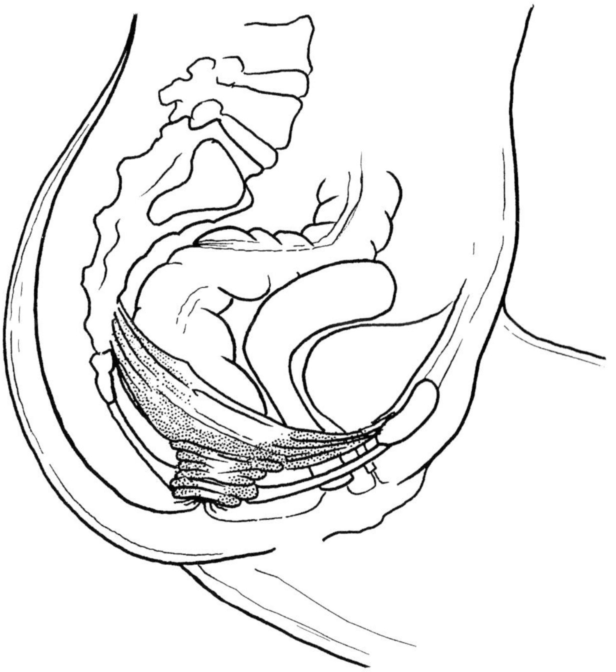

5）恥骨直腸筋の片側のみの収縮を習得する

恥骨直腸筋の左右の筋束は，馬の手綱のように，それぞれ別々に収縮させることができます．前ページで述べた2段階のエクササイズに準じ，**右側の筋束だけで肛門を前方に引き寄せるようにしてみましょう**．左側の筋束はできる限り弛緩させたままにしておきます．これにより，右側の尿道と膣を**縁取る力**が生じます．

ここで，前ページに述べた**3段階の収縮を左右の筋束に用いると，さらに**強度の高いエクササイズを行うことができます．一側の3段階のエクササイズが終了したら，深呼吸をしましょう．

そして，もう一側のエクササイズを始める前に，少し時間を空けます．

少しずつ，左右それぞれの筋束の収縮の反応がわかって，長く収縮を維持できるようになるはずです．**両側のうち，どちらか一方の収縮力が他方に比べて弱いことを実感することもあるでしょう**．その場合は，弱い方の側のみエクササイズを数日間実施することで強化することができます．

これら側方にある恥骨直腸筋の収縮を習得することは，尿生殖裂孔の縁を安全に強化する上で重要になります．

6）さらに強度の高いエクササイズを日常生活に組み込む

そして，骨盤底にかかる圧が強まるさまざまな状況下で，しゃがむ，息を吐く，咳をするなど，p.66～67に述べた場面で，これらすべてのエクササイズを行うようにしましょう．

Ⅲ．骨盤底周囲筋群のエクササイズ

A．腹筋群のエクササイズ

ここに示すエクササイズは，腹筋群を強く働かせることだけでなく，骨盤底筋群の働きと協調させることも目的としています．

この両方の筋群の働きをうまく協調させることができれば，出産時の骨盤底筋群の損傷をかなり回避することができます．

1）腹筋群収縮と骨盤底筋群弛緩の感覚を習得する

最初のエクササイズは背臥位で行います．両側の股関節と膝関節を屈曲させ，足底を床につけた状態とします．

骨盤底筋群を十分に弛緩させるようにしてください．そして，「スウー」と言いながら，***臍またはウエストレベル***が真下に凹むくらいまで，***息をすべて吐き切るようにします***．これを数秒間かけて実施してください．

息を吐き始めてから，***腹筋群の収縮***が徐々に強まっていることを感じとれますか？

ウエストの周りで***腹部の太さが減少***していませんか？

骨盤底への***下方向の圧***が次第に高まっていることがわかりますか？

（これが“腹筋群の砂時計”と呼ばれている状態です．）

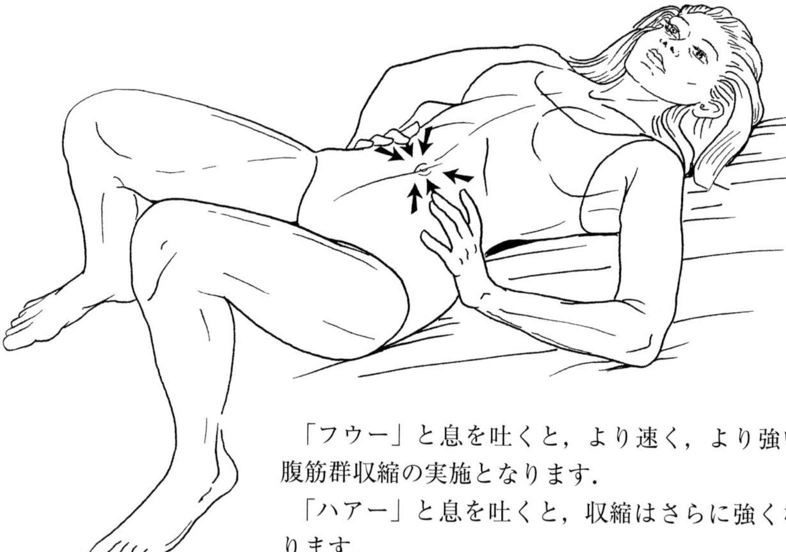

「フウー」と息を吐くと，より速く，より強い腹筋群収縮の実施となります．

「ハアー」と息を吐くと，収縮はさらに強くなります．

最後に，咳をしながら息を吐くと，非常に強く速い収縮の実施となります．

下記の流れを確実に***感じとれる***ように，腹筋群収縮と骨盤底筋群弛緩を何回も繰り返してください．

腹筋群の収縮→腹部の動きの制限→骨盤底への圧増加

しかし骨盤底筋群の緊張が十分でなければ会陰は下降することになります．これは骨盤底のコントロールが逆転している状態であり，***この現象が起こることを回避しなければなりません***．（腹筋群の収縮による骨盤底への圧の増加を避けるため，このエクササイズは出産直後は禁忌となります．）

2）腹筋群弛緩と骨盤底筋群収縮の感覚を習得する

背臥位で，両側の股関節と膝関節を屈曲させ，足底を床につけます．

腹筋群を弛緩させた状態から，**まるで会陰から音を出しているように**「スウー」と言いながら息を吐くようにしましょう（p.103〜105のエクササイズを参照）．骨盤底筋群の収縮とともに息を吐き始めます．次に，腹筋群が収縮するのを感じたら，いったん息を止めます．そしてまた息を吸います．**呼気の際に骨盤底筋群を収縮させる**という新しい習慣を定着させるために，これを10回くらい繰り返してください．

次に，再び「フウー」または「ハアー」と言いながら腹筋群の収縮を行います．腹筋群が，より強く，より速く収縮するようになったのがわかるでしょう．最後に，咳をしながら実施すると，短時間で最大収縮力を発揮できるようになります．

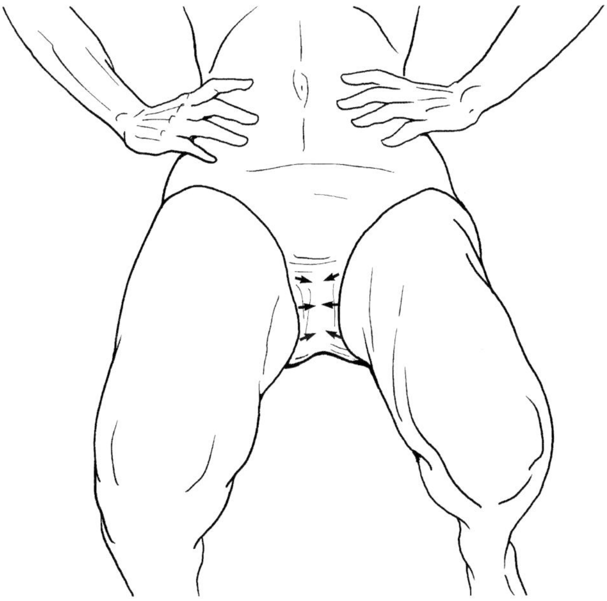

3）腹筋群と骨盤底筋群の収縮・弛緩の協調性を習得する

次に進む前に，まず前項のエクササイズを確実に行えるようにしてください．（混乱しないために，翌日まで時間を置くことをお勧めします．）

背臥位で，両側の股関節と膝関節を屈曲させ，足底を床につけます．「スウー」と言いながら息を吐き，骨盤底筋群の収縮も開始します．そして，呼気を強めるときに，**骨盤底筋群の最下部だけの収縮を徐々に強めてみてください**．まるで筋肉のビキニを着ているような収縮感が得られるかもしれません．ウエストレベルの収縮を感じたら，収縮を止めます．深く呼吸をし，十分に弛緩させます．新たなこのエクササイズを，より負荷を強めるよう「フウー」や「ハアー」と言いながら，そして最後には咳を使って実施しましょう．腹筋群が収縮を始めた段階で骨盤底筋群が弛緩していないように注意してください．もし必要なら，2本の指を肛門と外陰部の間の会陰腱中心に置き，もう一方の手は下腹部に置きます．そして，自分自身の手で確認するようにしてください．収縮後はいつも，弛緩させながら息を深く吸うようにしましょう．

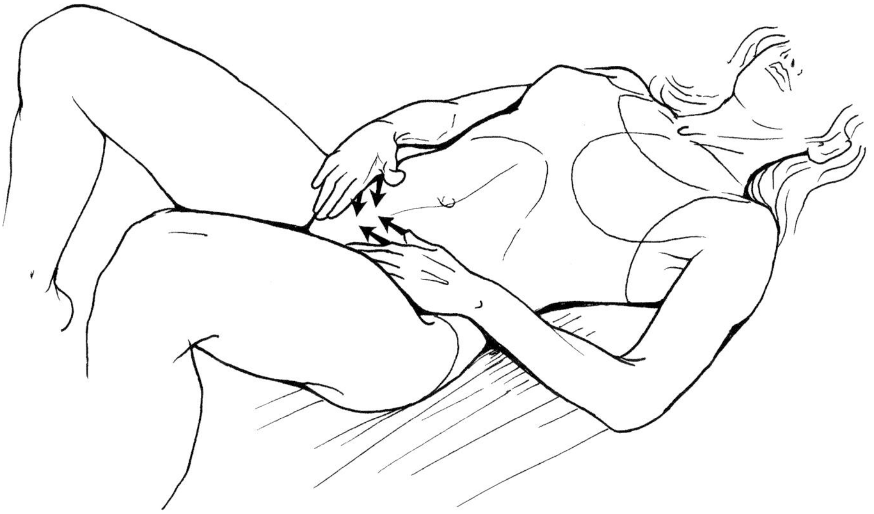

会陰部が下降するという問題が生じることを回避するには，骨盤底筋群と下腹部腹筋群の収縮・弛緩の協調性を習得するエクササイズを実施することが鍵になります．

この協調性は**無意識**に生じるものでなくてはなりません．そのためには，すべてのエクササイズの場合と同じように，必要な分だけ，**繰り返し行うこと**が大切です．回数の目安としては，朝と晩に，それぞれ10回ずつとします．自分自身の生活リズムに合わせてエクササイズを実施することで習慣づけるようにしましょう．

4）息を吸ったときに腹筋群の存在を意識する

ここまで，息を吐きながら行う骨盤底筋群と腹筋群のエクササイズについて学んできました．ただし妊娠中の場合は，特に吸気時に胸郭が開く動き（肋骨が挙上する）を利用しながら腹筋群を収縮させるエクササイズを実施できるようにすることが大切です．

快適なエクササイズを行うことができるよう準備をしましょう．

平らな床が必要です．そこにエクササイズ用のマットか薄いマットレスを敷きます．

a）背臥位をとる

背臥位とし，両膝を曲げ，足底を床につけます．

可能な限り脊柱が床に密着した状態になるようにさせ，骨盤ができるだけ胸郭から遠くに位置するようにさせます．

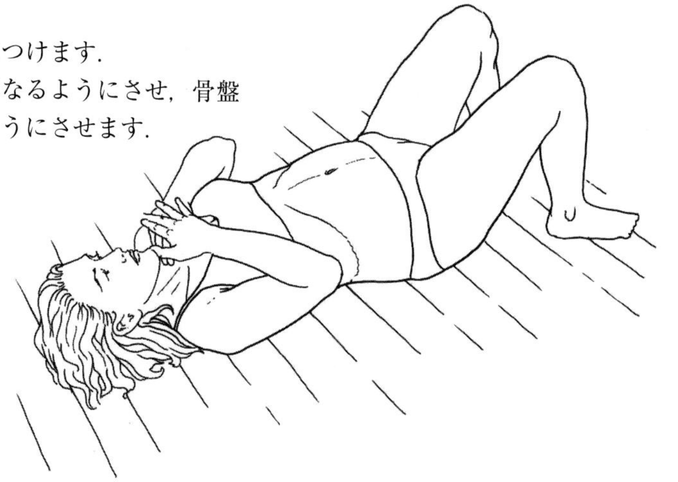

この背臥位では，下記の状態を確保できているか確認するようにしてください．

・腹腔に目いっぱい空気が溜まっている．

・胸郭が自然に拡張した状態となっている．

腹筋群のエクササイズ実施中はこの姿勢を保つようにします．

b）腹筋群をしっかりと伸張させる

両手両足をしっかりと伸ばします．両腕は頭の両側に伸ばすようにしてください．

腰部が少し持ち上がり，床面と腰部との間に空間ができたように感じるかもしれません．

その姿勢を直そうとしないでください．その姿勢は特に危険というわけではなく，腰部が少し凹んでいることで逆に腹部前部の腹筋群が伸張しています．

両膝を曲げ，両腕が体幹に沿うようにし，最初の背臥位に戻ります．

息を吸うことで肋骨が自然に挙上するようにさせ，両足と両手を伸ばした姿勢を再びとるようにします．

冒頭の背臥位に戻る前に，この姿勢を意識してみてください．**肋骨を開いた姿勢**を保つことができるでしょうか？

この姿勢を楽に保つことができるようにしてください．

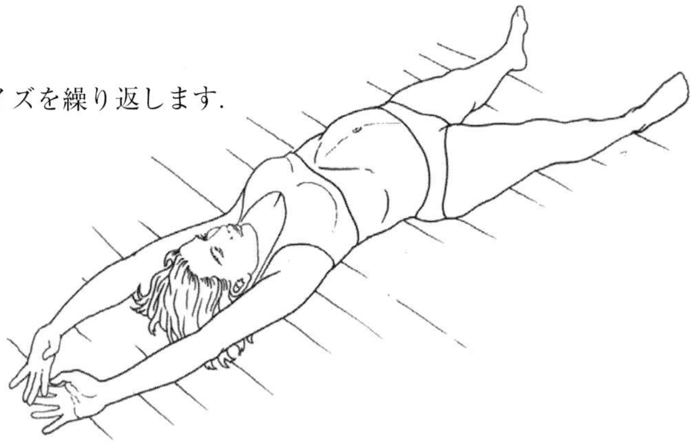

以下の運動を組み合わせたエクササイズを繰り返します．
・両手両足をしっかりと伸ばす
・息を深く吸う
・胸郭を開く
（肋骨をできるだけ挙上する）

c）腹筋群を収縮させる

今度は***腹筋群の収縮***を加えてすべてのエクササイズを繰り返します．

腹部前部と側部の腹筋群を収縮させます．

続いて***骨盤底筋群の収縮***を組み合わせます．

両手両足は動かさず，胸郭を開いて肋骨を挙上させたまま息を吸うことを繰り返してみましょう．

息を吸う際には腹筋群が収縮するためエクササイズを行うことにもなるのですが，それを感じとれますか？ 腹筋群を収縮させるには肋骨挙上を維持しながら息を吸うことが必要です．

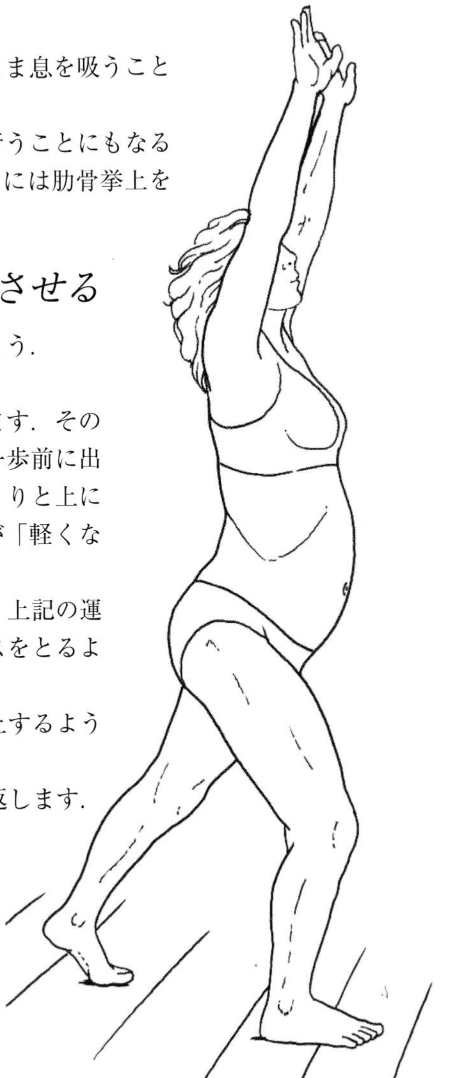

d）立位で腹筋群と骨盤底筋群を収縮させる

今度は立位で，呼吸と腹部の収縮を同期させてみましょう．

いくつかのステップがあります．

・まず片足を反対側の足より少し前に出した姿勢をとります．そのあと，後ろ足の位置はそのままで，前側の足をさらに一歩前に出します．そして体幹はまっすぐに伸ばし，両腕をゆっくりと上に伸ばします．この姿勢では，腹筋群が伸ばされ腹部が「軽くなる」のを感じてください．
・はじめの姿勢に戻り，前に出す足を交互に変えながら，上記の運動を何回か繰り返します．毎回，前足で身体のバランスをとるようにします．
・次に，***大きく息を吸いながら***両腕を体側に沿わせて挙上するようにします．
・そして，***腹筋群を収縮させながら***すべての運動を繰り返します．はじめの姿勢に戻る前に，できれば３秒間，腹筋群を伸ばした姿勢を保ちます．
・最後に，***骨盤底筋群***も同様に収縮させながらすべての運動を繰り返します．

吸気時に腹筋群を強化する方法を知っておくのは大切です．なぜならこの方法は，呼吸動作時に会陰部に圧を掛けないからです．腹筋群と呼吸を協調させる方法はこれだけではありませんが，習得すべき方法の１つとして挙げられます．

B. 殿筋群のエクササイズ

1）殿筋群の収縮を確認する

マット上で背臥位になります．背のない腰掛けか，似たような高さのバランスの良い台に足を乗せます．足を台の縁で傷めないように，畳んだタオルかクッションを置くとよいでしょう．

両腕を伸ばして広げます．両足は台の上に対称的に乗せてください．

次に，両足と肩甲帯で身体を押し上げ，身体が一直線の状態になるようにします．そのためには，できる限り***骨盤を挙上する必要があります***．

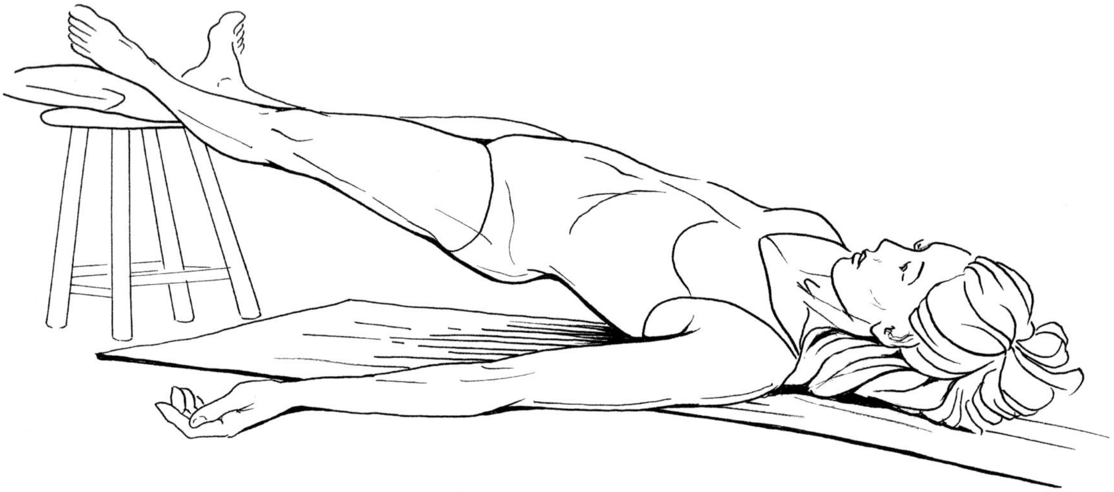

今度は，***尾骨側***が釣り上げられるような感じで，骨盤を***後傾***させてみましょう．殿筋群の収縮を感じとれますか？

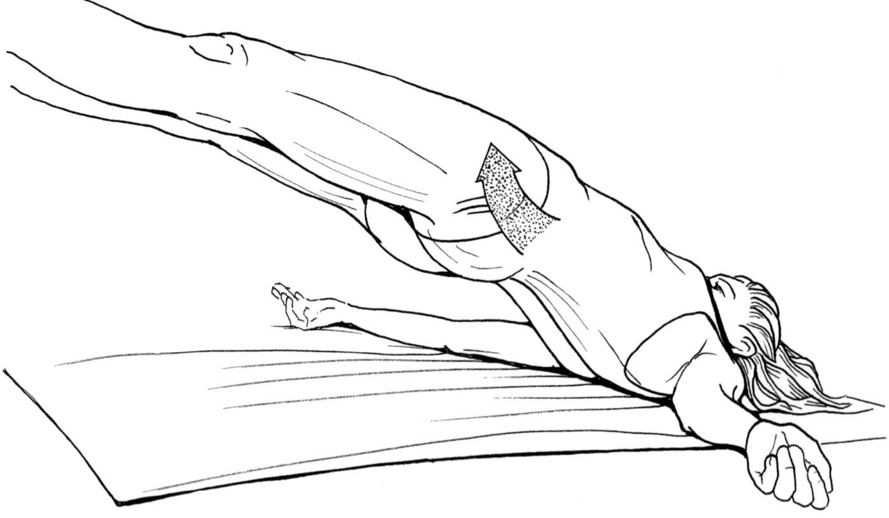

（注意：実際には，***殿筋群の作用がなくても***，肩甲帯と両足によって十分にこの姿勢をとることができますが，殿筋群の代わりに他の筋群が使われることになります．その場合は，***腰椎過伸展***と骨盤前傾が確認されます．）

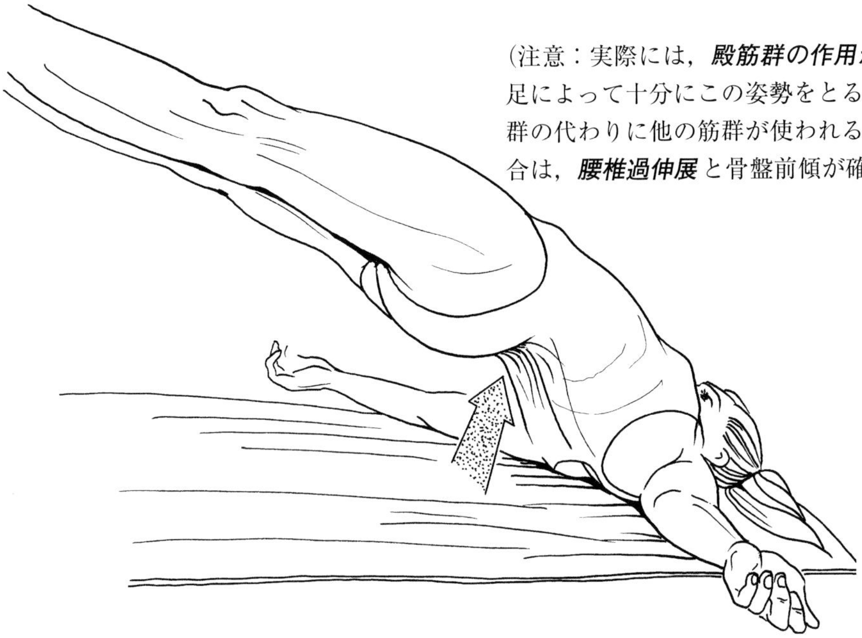

2）殿筋群と骨盤底筋群の収縮を区別する

床の上で殿筋群のエクササイズを行ってみましょう．まず，殿筋群の収縮で身体を一挙に持ち上げ，次に骨盤をゆっくり後傾させます．そのまま数秒間止めて，今度は骨盤底筋群を収縮させます．息を吐きながら行うと，やりやすいかもしれません．次に，完全に弛緩させて身体を床へ下ろします．

3）殿筋群を漸増的に強化する

前ページの殿筋群のエクササイズを繰り返します．身体をできるだけ高く持ち上げるために，片足を台より高く持ち上げます．持ち上げた側の殿筋は弛緩し，支えている側の殿筋は2倍の働きをします．このようにして，殿筋群を漸増的に強化することができます．

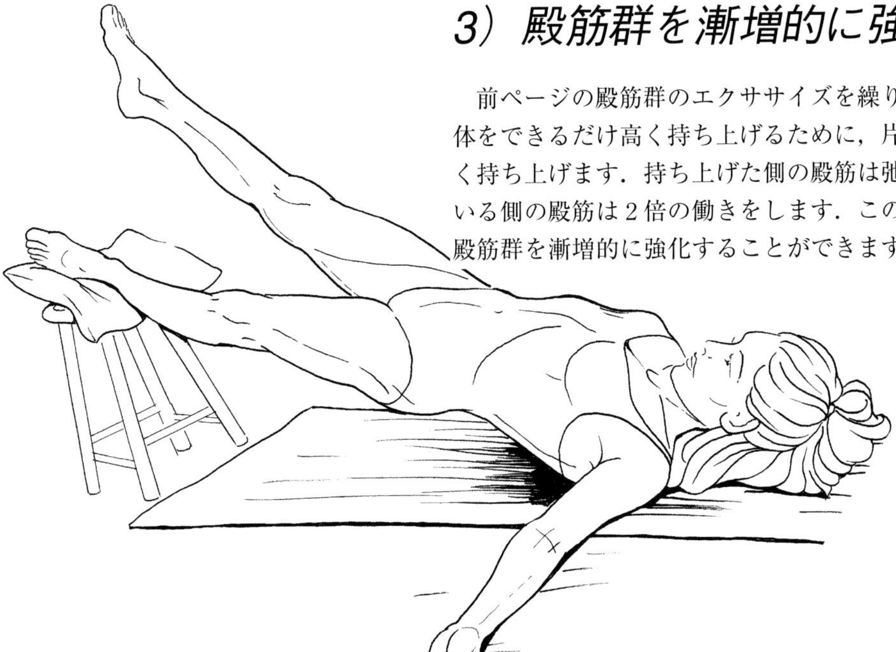

これらの殿筋群のエクササイズは，特に妊娠期間中に効果を感じるかもしれません．骨盤領域に不安定性が生じている，つまり，ホルモン変化の影響による関節の緩みを本人が感じているなら，なおさら効果を実感できるでしょう．ただし，それには，殿筋群のエクササイズを一定期間継続する必要があります．

C. 股関節内転筋群のエクササイズ

1）股関節内転筋群の収縮を確認する

日常生活の中で行うことができる股関節内転筋群のエクササイズを紹介します．

椅子に座り，机に向かいます．片方の膝が机の脚の１本に接するようにします．次に，その膝を，もう一方の膝の方へ近づけるような感じで，テーブルの脚を押します．（注意：足底で床を押すと他の筋が収縮してしまうため，そうならないように注意してください．）

このエクササイズでは，***大腿内側の筋群の収縮感***が得られます．また，大腿内側の筋群に触れると収縮を確認できるはずです．

今度は，***より近位の大腿内側の筋を収縮させ，それより遠位の筋はなるべく弛緩させる***ように心がけながら，このエクササイズを行うようにしましょう．このエクササイズにより，骨盤底に最も近い，上方かつ深層の股関節内転筋群を活性化させることができます．

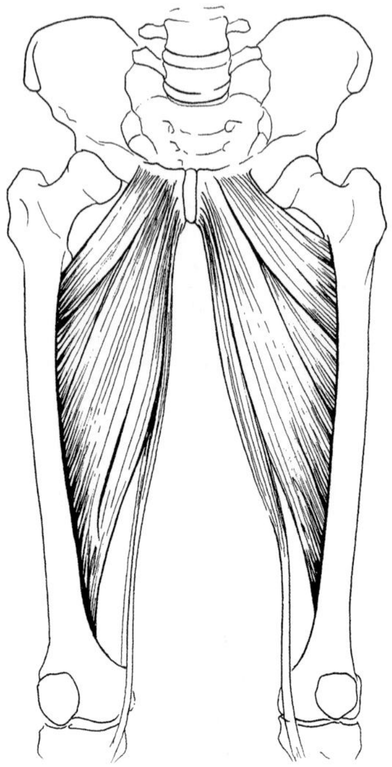

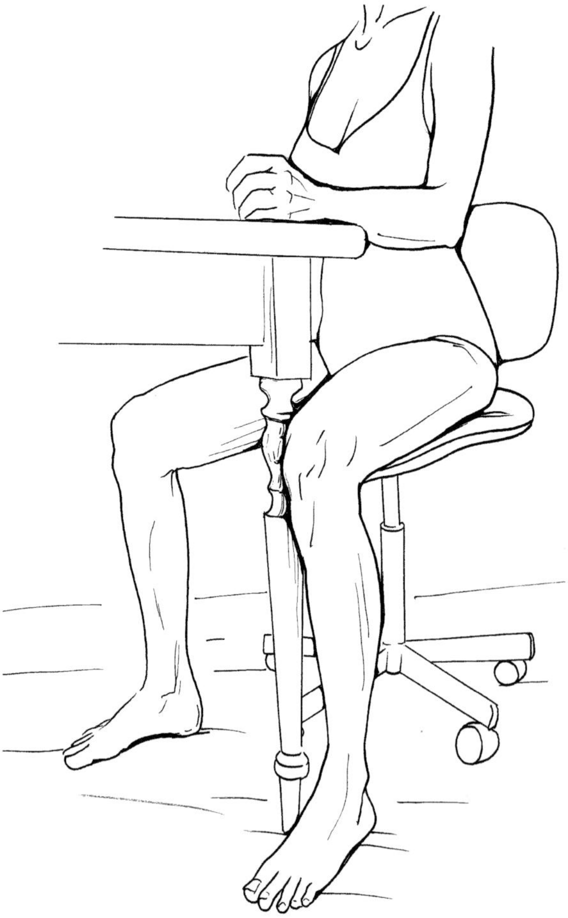

2）股関節内転筋群と骨盤底筋群の収縮を区別する

上記のエクササイズと同じ姿勢のまま，収縮させた筋を弛緩させます．今度は，p.100～109で学習したように，***骨盤底筋群を収縮させるエクササイズを行うようにしましょう***．収縮させた部位が上記の部位と近いことを感じますか？（股関節内転筋群と骨盤底筋群は唯一，坐骨恥骨枝によって隔てられています．）

3）深層の股関節内転筋群の柔軟性を高め強化を図る

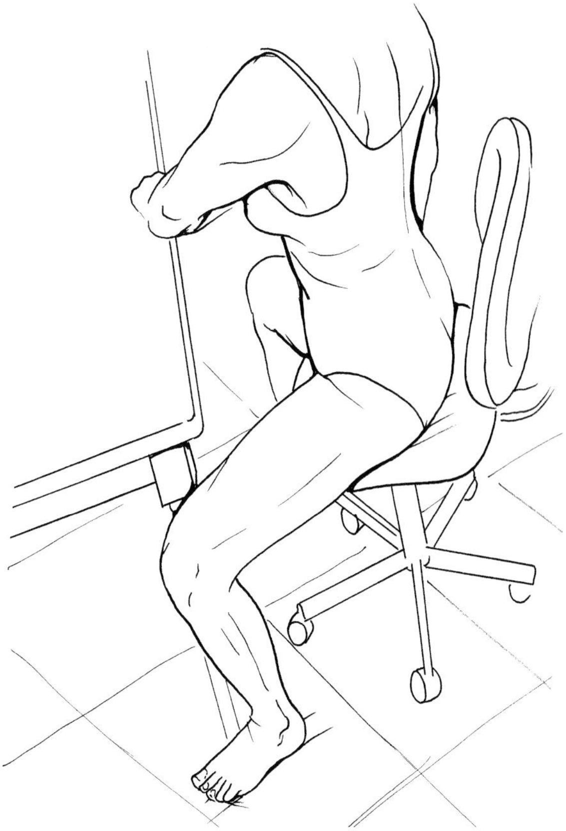

前ページの股関節内転筋群のエクササイズをもう１回繰り返し，８秒間収縮させたあと，その２倍の時間で弛緩させます．

次に，椅子ごと身体をひねり大腿部が広がるようにします．できる限り大きく開きます（注意：限界を感じた所で止めます）．

大腿部を大きく広いたままの姿勢で，前ページと同じ股関節内転筋群のエクササイズをもう１回行います．収縮させたあと，***大腿部がより楽に開くようになっている***ことが実感できるでしょう．***収縮と弛緩***を組み合わせたこのエクササイズは効果的であり，股関節の可動域を拡大させることに役立ちます．

このエクササイズを繰り返すことで，深層の股関節内転筋群の柔軟性を高めることができます．また，収縮を繰り返すことによって同筋群の強化を図ることも可能です．

4）股関節内転筋群全体の柔軟性を高める

ときどき大腿を開いて股関節の筋を強化し靱帯の柔軟性を高めるようにしましょう（p.92 参照）．いざ出産というときに，出産に臨む体勢をとるのに非常に有効です．

例えば，できるだけ両膝を広げた状態でしゃがみます．そして，体重を一方の脚へ乗せ，もう一方の膝をまっすぐに伸ばした状態で踵を外側へ滑らせていきます．大腿をできるだけ広げるように，肘で膝を押しながら行うとよいでしょう．膝を伸ばす側を交互に変えて行います．

Ⅳ．小骨盤内臓器のための
エクササイズ

A. 膀胱と尿道のエクササイズ

1）膀胱と尿道の所在を確認し排尿時の感覚を感じとる

膀胱と尿道のエクササイズを正確に行うことができるようになるためには，膀胱と尿道の所在を確認し，排尿時の感覚を感じとれるようになることが必要となります．排尿時の感覚を感じとれる（認識できる）ようになるには数日を要するでしょう．

尿道が小骨盤内のどこにあるのか，確認するようにしましょう． 尿道口は，両側の小陰唇の間，クリトリスの約 0.5cm 後ろ，かつ膣口の前にあります．やや飛び出している場合もあります．

排尿時の尿道の感覚を改めて感じとるようにしましょう． 排尿時に尿が通る場所に注意を払います．尿が粘膜に沿って流れる感覚（尿が接する感覚または滑る感覚）を感じとることができるでしょうか．やや強めに排尿を行うようにすると，尿道を尿が流れる感覚をはっきりつかむことができます．（しかしながら，これは，日常的に不用意に行うのではなく，ときどき確認するために実施するのみとしてください．）

排尿時に尿が尿道を流れる感覚を感じとることに時間をかけるようにしましょう． 特に排尿開始時の感覚，排尿が強いとき弱いときの感覚，排尿終了時の感覚に注意を向けるようにしてください．

尿意が生じたならば，それがどこで生じているか注意してみてください． 膀胱下面の尿道が起始する部位で感じるはずです．この尿意の感覚はおそらく1日に 5～6回生じますが，普段は，あまり回数を意識することはないと思います．尿意は排尿が終了すると通常は消失しますが，排尿を我慢しているうちに尿意が消失することがあります（p.40 の排尿反射の詳細を参照）．したがって，***尿道の感覚に注意を向け***，尿意が生じる瞬間を***感じとる***ようにしてください．少しピリッとした感覚を，尿道が起始する部位がある膀胱下面，つまり膀胱三角の所で感じるでしょう．

同様に，排尿が進み，膀胱が空になるにつれて徐々に尿意が消失する感覚も感じとるようにしてみてください．

2）膀胱および尿道のさまざまな変化を認識する

膀胱と尿道の感覚の違いをはっきりと感じとることができるようになったならば，排尿時であるか否かを問わず，その周辺の部位を含めて解剖学的に認識できるようにしておきましょう．

尿道については，外尿道口から5〜6cm後上方の恥骨結合の後方を走行する尿の通路であることをイメージしてください．立位の場合の尿道は，後上方へわずかに傾斜しながら走行しています．

また，膀胱の大きさが変化したときの状況についてもイメージしてみましょう．膀胱は空のときは腹部の前方最下部の恥骨結合の後方にありますが，尿が充満すると恥骨よりも上方に位置を変えます．

次に，姿勢を変えたときの膀胱と尿道の状態をイメージしてみましょう．背臥位，腹臥位，側臥位それぞれの場合の尿道の向きを確認しておくようにしましょう．背臥位では尿道は，床に向かって斜め下方に走行しています．腹臥位では尿道は，下端から上端の背側へと斜めに走行しています．

姿勢ごとの膀胱と尿道の状態を確認するため，必要に応じてp.36〜38のイラストを参照してください．

3）尿道の収縮感覚を習得する

次に，膀胱と尿道について前述の感覚を十分に感じとることができるようになったら，収縮のエクササイズへと進みましょう．

このエクササイズを実施する肢位は，背臥位または骨盤を前傾させた座位とします．あるいは，のちには，膝を広げた座位においても実施するようにします．なおこのエクササイズは，排尿中に実施するのではなく，排尿と排尿との間（排尿間）に実施するようにしてください．

排尿と排尿との間に，***外尿道括約筋の随意収縮を意識して実施***してみます．まず，尿道自体を平らにするような感じで尿道を締めてください．

このエクササイズでは，はじめのうちは尿道括約筋と肛門括約筋を同時に収縮させてしまいますが，そのことに問題はありません．特に尿道括約筋は，3つの開口部の括約筋のうちで最も薄く，分離させて収縮を行うことが最も難しい部位です．このように尿道括約筋は，肛門挙筋でできている尿生殖裂孔にあって，筋収縮の感覚が非常に弱いのが特徴とされています．

したがって，もし尿道括約筋以外の2つの括約筋と骨盤底後部の筋群が同時に収縮しても，はじめのうちは尿道括約筋の収縮を助けているように感じとれますが，交錯する収縮の感覚の中から徐々に，尿道括約筋最前部の収縮の感覚をはっきりと区別することができるようになります．

尿道を，チューブを締めるような感じで，収縮させてみましょう．はじめのうちは収縮がぼんやりしていても，また他の筋群が収縮するのに一瞬しか収縮できなくても，構いません．これを約5秒間続けてください．**注意**：収縮させたあと深呼吸をし，収縮の2倍の時間をかけて十分に筋を弛緩させるようにしましょう．この収縮から弛緩までを数回繰り返します．

徐々に次の段階へ進みましょう．
・まず***尿道口だけ***を収縮させます．
・次に***尿道全体***（6～7cm）を収縮させます．
・そして，***できる限り長く尿道全体を収縮させます***：至適時間は6秒間で，そのあと，少なくとも2倍の時間をかけて弛緩させます．
・今度は，***できる限り強く***，***短時間***（2秒間だけ），***尿道全体を収縮させます***．
・最後に，咳をする，笑う，しゃがむ，歩く，ジャンプするなど，高い腹圧がかかる異なった状況下で，尿道括約筋を収縮させるようにしましょう（p.66参照）．

注意：***収縮後は毎回，必ず収縮の2倍の時間をかけて筋を十分に弛緩させるようにしましょう***．この弛緩は，感覚を促通するためと，尿道括約筋の過緊張を防止するためのものです．

4）尿道を弛緩させる

尿道の弛緩は，尿道括約筋を収縮させたあと弛緩させる際に得られるものですが，***イメージを少し膨らませてやってみましょう．***

まず尿道を全長にわたって広げることをイメージしてください．そして数秒間，その状態を保ちます（その際，尿道口など尿道中央から離れた部位が弛緩することがあります）．尿道括約筋を収縮させるエクササイズと同様，尿道括約筋を弛緩させるエクササイズも，確実にできるようになるまで何回も繰り返すようにしましょう．

この尿道の意図的な弛緩は，あとで排尿の際に利用することができますし，膀胱を含むエクササイズにも利用することができます．膀胱から尿を排泄するとき，尿道がこの排泄を妨げずに十分開き，排尿がスムーズに行われることが重要です．

5）正常な排尿を妨げている原因を見つけ出す

正常な状態では，排尿を随意的に中断すること，再放出することが可能です．また，容易に排尿ができ，困難感や痛みを伴うことがありません．非常に効率的で，腹圧を利用することなく，膀胱を完全に空にすることができます．排尿の回数は1日あたり5〜8回で，ときに夜間に1回程度で，さほど多くありません．

このような排尿の正常な機能は，さまざまな病理的因子によって妨げられます．妨げられている場合は，医学的診断と医学およびコメディカルの両面からの治療アプローチが必要になります．

しかしながら女性は，日常生活に注意を向け直すことで，これまで，すぐ修正できると軽い考えで見過ごしてきた習慣，排尿を不規則にしてしまっている習慣などを見つけ出せるかもしれません．

6）不完全な排尿をなくす

例えば，子どもが夢中になって遊んでいる最中に急に尿意を催し遊びを中断してトイレに駆け込んだとき，遊びに戻ることで頭がいっぱいになっていると，膀胱が完全に空になっていないにもかかわらず，遊びに戻ってしまうことがあります．子どもばかりでなく大人でも，多忙かつストレスの多い職業人や生活者においては，多かれ少なかれ同じようなことがみられます．

また妊娠中の女性は，頻繁に尿意を催す（p.41参照）ことから，すぐトイレに戻ることになるだろうと思っているため，ほとんど無意識に，排尿を完全に終わらせない習性が身につき，その結果，***膀胱を完全に空にせず***尿を残留させることが習慣となってしまうことがあります．この習慣が長期的に続くと，尿路感染や頻尿の原因になります．

そのため，さまざまな生活場面で，自分自身の行動をよく観察するようにしてください．そして，必要と思ったならば，たとえわずかであっても，***排尿を完全に終わらせるための時間をとるようにしましょう．***

7）排尿のための腹圧のかけ方

ストレスを抱えていて膀胱に機能低下がある状態で，排尿を早くすませたいとき，横隔膜と腹筋群で膀胱に強い圧をかけて排尿することができます（p.63 参照）．この方法は，時間がない場合に膀胱を完全に空にするのに助けになります．しかし，この方法は習慣的に行うものではなく，また排尿の際に必要とするものでもありません．通常の排尿は膀胱筋の作用だけで残尿なく終了するようにします．

下記のことを確認しておきましょう．

排尿中，膀胱をあるがままの状態にしていますか，それとも腹圧をかけるようにしていますか？

腹圧は，最初から最後までかけますか，それとも排尿開始時だけかけますか，排尿の途中だけかけますか，あるいは最後だけかけますか？

上記のことを確認するために行うべきことは簡単です．まず，腹圧のかけ方を観察する時間を作ることです．もし，いつも一気に押し出して排尿する習慣があるならば，下記のことを実施してください．

- ***力を入れて排尿するのではなく***，***自然に***（介入なしに）排尿が行われるままにします．はじめのうちは，排尿の一部でこの方法がうまくいき，その後，次第に膀胱がしっかりと機能してくるのを実感できるようになります．尿道が弛緩するままにしておくと（前ページ参照），膀胱は収縮します．
- 腹圧を使って排尿を行うことは***できる限り控えるようにしてください***．もし腹圧を使うのであれば，必要最小限の，***できる限り小さい腹圧にするようにしましょう***．時間をかけて排尿を行うようにすることで，最終的には，尿を押し出すという考え方が必要ではなくなります．

8）排尿活動を見直す

以下に述べることは，排尿行為に関係する***生活状況***や生活習慣を確認するのに役立つでしょう．いくつか質問や提案をします．

あなたの家のトイレは快適で，心底ゆっくりとくつろげる場所ですか，それとも逆に，共同トイレのように，できるだけ早く退出したい場所ですか？ トイレは改修が容易で，より快適な場所にするために，いろいろと工夫ができます．

生きている限り一生続ける行為としての排尿の重要性を再認識し，トイレを***過ごしやすい場所としていますか***？ そのようにしているか否かで，その人の排尿行為に対する考え方がわかります．

本書の目的の範囲を超えることではありますが，女性では，排尿行為をどう捉えているかという心理的側面と排尿行為そのものが密接に関わっていることを認識しておくことが重要です．

排尿をあわただしく行わないよう再教育をすることは，ときに膀胱機能に大きな効果をもたらしてくれます（しかしながら，これらのエクササイズを実施して何も変化が認められない場合は，医師にそのことを伝えてください）．

9）「排尿中断」とそのエクササイズについて

「排尿中断」は学術用語です（訳者注：日本泌尿器科学会の泌尿器科用語集にもこの用語が収載されております）．

「排尿中断」とは，排尿を意図的に一時的に，かつ正確に止めることを意味します．

このエクササイズの方法は普及しているため，きっと皆さんもご存じでしょう（筆者は旅先のいくつかの集合トイレ内で，これについての張り紙を見ましたし……）．

このエクササイズの利点

明らかな利点：***尿道括約筋を収縮させる感覚がはっきりわかる方法***であること．

尿道が閉じなければ尿は止まりませんから，尿道を閉鎖させる作用を有する尿道括約筋が確実に収縮していることが必要になります．

ですが，***ここに示したエクササイズは正しく実施されないとリスクが大きくなるため***，注意してください．いくつか例を示します．

・排尿の終盤に，膀胱内に十分な尿が残っていないにもかかわらず排尿を中断させる練習を日常的に行うと，***排尿反射を乱し「不安定性膀胱」を誘発してしまう***ことがあります（p.80 参照）．***この反射を良い状態に保つこと***がとても大切です．

・さらに，少量の尿が排泄されずに残っていると，***尿路感染症***を引き起こす可能性があります．

そのため，***排尿中断は決して骨盤底のエクササイズの１つと考えるべきではありません***．

しかしながら，特に日常生活で弱ったと感じたとき（風邪や生理のあとなど）に，尿道口を閉じる強さがどれくらいかチェックするため，***テストとしてのみ***排尿中断を実施してもよいでしょう．***このような特別な状況でのみ実施し，決して一年間に 3～4 回以上実施するようなことはしないでください***．実施するのは排尿開始時のみとし，その後は注意深く***完全に排尿するようにします***．

尿道括約筋の収縮力は以下のように３段階に分けることができます：

・収縮力が高い場合：排尿に勢いがある排尿開始直後でもピタッと止めることができる．

・収縮力が中等度の場合：中等度の勢いの排尿を，短時間で止めることができる．

・収縮力が低い場合：排尿の勢いが弱くても止めることができない．

もし尿道括約筋の収縮力が低ければ，それは，本書で述べたエクササイズ（「排尿中断」以外の頁で述べたエクササイズ）によって骨盤底全体を強化する必要があるというサインです．尿失禁に陥らないためには，専門家（助産師か理学療法士）による骨盤底の再教育が必要になります．

B. 子宮と膣に役立つエクササイズ

子宮は筋肉によって直接支えられていませんが，肛門挙筋に強固に付着している膣によって支えられています．

以下に紹介するエクササイズは主に膣に関するものです．

1）膣粘膜の働きを感じとる

膣粘膜は対称的な存在であるとともに多様な働きを担っており，そのことを実感させる場面として下記のものが挙げられます．

・性交のとき．

・分泌物が出るとき．

・月経血が排出されるとき．

・月経中のタンポン使用時．

・特例的には，妊娠中．

ここに列記した，妊娠中以外のすべての場面において，膣内壁にさまざまな刺激がもたらされます．そして，それらのさまざまな刺激に対する反応から，膣粘膜の働きを感じとることができるでしょう．

2）膣の所在を確認する

尿道と直腸との間で，開口部から膣が上方に伸びていることをイメージしてみてください(長さ約 10cm)．膣は傾斜した状態で存在していますが，そのことをイメージすることができますか？

傾斜していることから，体幹を起こした垂直位では，膣は骨盤腔の後方から前下方へ走行していることになります．

3）子宮の所在を確認する

通常，子宮は膀胱の上で，前方を向いた状態になっています．膀胱の中が空のときは，子宮体は後下方から前上方へと斜めになっています（膣の傾斜とは逆向きで，しかも水平に近い状態になっています）．

膀胱および尿道の場合と同様に子宮についても，腹臥位，背臥位，側臥位のそれぞれの肢位において，膣との位置関係がどのようになっているか理解するようにしましょう．p.38 に示した図を見ながら，それぞれの肢位における，これら 3 つの臓器の配置を理解しておいてください．

4）膣領域の骨盤底筋群の収縮を促進する

骨盤をわずかに前傾させた姿勢で椅子に座ります．

はじめに，p.104～105 に述べた，3 つの主要な臓器を支える骨盤底筋群全体を挙上するエクササイズをもう一度実施してください．小骨盤のどの部分で収縮が起きているか，感じとることができるでしょうか？

・筋群の前方の領域を収縮させることにより，主に尿道を支持することがもたらされます．

・筋群の最も後方の領域を収縮させることにより，肛門と直腸を支持することがもたらされます．

・筋群の中央の領域を収縮させることにより，前方と後方の間の領域を支持し挙上することがもたらされます．

次に，筋群の中央領域の収縮においては，膣が小骨盤内でまっすぐ上に持ち上がっていくのではなく，斜めに持ち上がっていくということをイメージするようにしましょう．肛門挙筋が膣を前方にさらに引き寄せることにつながります．

5）膣の筋の収縮を促進する

膣は柔軟性があって扁平な形状をした管です．二層の筋からなることは多くの女性にあまり知られていません．

ここでは，膣を構成する筋群に対するエクササイズを紹介します．

a）縦走線維の収縮

空洞の円柱のような形状の膣は***縦走線維***からなっており，その線維の性質によって長さを短縮させることができます．

・膣全長を上部，中間部，下部の 3 つに分けてイメージすることができますか？

・はじめに開口部近くの部分を収縮させるようにします．次に下部全体を，あたかもたぐり寄せるようにして持ち上げる感覚をイメージしながら収縮させるようにしましょう．そして，収縮させたまま数秒間保持してください．そのあと，収縮と同じ時間だけ十分に弛緩させます．

・上記の収縮の一部始終を感じとることができるようになり，骨盤底筋群の収縮と区別することができるようになったら，次に中部 1/3 のエクササイズ実施に移行します．中部 1/3 の収縮を数秒間保持します．そしてそのあと，収縮と同じ時間だけ十分に弛緩させるようにしてください．

・最後に，子宮頚部近くの円柱の最上部まで移行して，エクササイズを実施するようにします．管を短縮させる感覚をイメージしながら，その感覚が，同じ管の底部を持ち上げる感覚とは大いに異なることを感じとることができるようになるまでエクササイズを実施するようにしましょう．

上記のように，***収縮のたびに十分に弛緩させることを忘れないでください***．膣の上部 1/3 の収縮は子宮の収縮を引き起こすものであることを感じとることができるでしょう（p.107 参照）．

b）膣の右と左の収縮

ここでは，膣が左右２つに分かれていることを感じとるようにしましょう．膣内壁の***右側だけを***全長にわたって収縮させるようにしてみてください．その際，左側を収縮させることがないようにします．

はじめのうちは「できない」「わからない」という事態に直面するでしょう．しかし，躊躇しないでください．また，エクササイズ実施中に，身体のどこか別の部位（骨盤底以外の表情筋群や呼吸に関わる筋群）が収縮する現象が起こりますが，驚く必要はありません．これは***共同運動***と呼ばれるもので，エクササイズを繰り返すにつれて少しずつ起こらなくなるでしょう．

片側を収縮により短縮させた状態とし，もう一方の側は弛緩させ元のサイズを保っている状態とし，それぞれの側の感覚を同時に感じとるようにしてみてください．収縮させた側は徐々に弛緩させるようにします．

提案：もう一方の側に対するエクササイズ実施は，混乱を避けるため，翌日まで時間をあけ実施しないことを勧めます．そうすることにより，徐々に，左右を交互に収縮させることができるようになるでしょう．ただし，収縮のあと必ず弛緩させるという基本は守るようにしてください．

このエクササイズは，上部，中間部，下部の３つに分けた膣それぞれの部分の感覚を発達させるのに有効な方法であり，重要なものです．

c）括約筋の収縮

膣は，全長にわたって二層をなしている***輪状線維を収縮させること***によって周径を小さくすることができます．下部の方には厚みがあり，特に***陰門括約筋***と呼ばれることもあります．

まず，膣下部開口部を閉じるイメージで，膣の入り口を塞ぐようにしてみましょう．この下部レベルで，尿道や肛門に対してなし得たのと同じように括約筋を収縮させることができなくても問題はありません．収縮させることを試みてください．そして十分に弛緩させるようにしてください．

- 月経中にタンポンを使用している場合は，タンポンが滑り落ちるのを防ぐため，上記の収縮がたいてい無意識に行われています．しかし，この場合の不都合な点は，収縮がしばしば長時間続き，そのため，しばらく意識的に弛緩させることができないようになることです．
- 次に，膣上部の層を対象とします．すなわち，膣中間部よりも上の膣を収縮させるようにします．
- 最後に，子宮頚部を締めるように，膣上部の層を収縮させるようにしましょう．

収縮を実施するときはいつも，時間は数秒間とし，収縮のあと，収縮と同じ時間だけ十分に弛緩させるようにしてください．

6）子宮の筋線維収縮について

分娩中や妊娠後期には子宮の収縮がしばしば起こります．子宮の収縮が必ずしも苦痛を伴うものではないことを理解することは大切です（子宮の収縮は他の状況においても起こり得ます）．

オルガズムの最中にも子宮は収縮します．この収縮は，妊婦において，腹壁下の腹筋群のすぐ下で感じとることができます．

月経中，発達した子宮粘膜が脱落し，子宮から排出されます．子宮の筋線維を強く収縮させることにより，ときに痛みを伴うことがあります．この収縮は同時に，主に下腹部の血管拡張現象を引き起こし，この現象は重だるさや，ときには痛みとして知覚されます．

月経期間を快適に過ごし，子宮の領域の機能を効率的に働かせるため，下記の簡単な2つの方法を月経中に試してください．

・日中に数時間か，少なくとも15分間くらい，背臥位か側臥位をとってもらいます．そして，もし望むのならば，骨盤を軽く後傾させた安楽な姿勢で寝そべってもらうようにします．これらの方法により，姿勢を司る筋群を弛緩させることができます．（立位や座位をとっていると，姿勢を司る筋群が骨格を保持する姿勢保持筋として働くため，弛緩させることができません．）
・身体を暖かくするために，腹部にブランケットをかけるようにしましょう（最も好ましいのは，普通の毛布の類のものか，それに代わるものを用いることです）．この方法により身体下部の姿勢保持筋群は，他の方法でわざわざ暖めるようにしなくても弛緩させることができます．

ここに述べた方法はすべて血管拡張に作用するものであることから，順調な月経のためにも有効となります．これらの方法を月経中に実施すると，身体を動かした場合よりも出血量がかなり多くなることがあり，驚くかもしれません（女性アスリートは月経期間中も身体パフォーマンスのために筋緊張を維持しようとするため，月経血がかなり少量であると言われています）．

C. 直腸と肛門のエクササイズ

直腸と肛門のエクササイズを行うには，まず直腸と肛門の所在を確認し働きを感じとることから始めるようにしましょう．それが可能となったならば，下記のことができるようになります．

・肛門と直腸の違いを区別すること．
・直腸の異なるタイプの働きを区別すること．

1）排便反射：排便のサインを感じとる

生まれてから数年以内に行われるトイレのトレーニングにおいて，親の指示でトイレに行くこと，そして横隔膜を使って***息んで***排便をすることを教え込まれている人たちがいます(p.63 参照)．しかし，そのことにより，正常な排便反射や本来の排便習慣が乱される恐れがあります．

排便反射は直腸の充満感によって起こります．したがって，すぐにはうまくいかないにしても，最初に経験すべきなのは「排便をしたいという感覚を実感すること」です．

提案：夜のうちに前もって自分に，「きっと便意を催し，それをはっきりと感じる」と言い聞かせておきましょう．

直腸に便が充満すると重みが増し，直腸が少し引き伸ばされた状態になり，その状態を感じとることができます．重みの感覚は，骨盤腔の後方 1/3 にある直腸において感じるでしょう．

2）直腸の所在を確認し働きを感じとる

直腸と肛門は異なります．肛門は小骨盤のさらに下方の表層にあります．直腸は肛門の約 5cm 上方に位置し，上に約 10cm 伸び，下部は約 4cm の幅があります．そして，仙骨のカーブに沿って前方が凹んでいます．

尿道の場合と同様，直腸についても，直腸自体の働きを感じとれるようになるために必要な時間をとってください．それには数日を要するでしょうが，直腸が充満したときの容積と位置を感じとれるようになるまでは，先に進まないでください．

直腸では，下記の 2 種類の不測の事態が起こることがあります．

・肛門挙筋の収縮が続くと便意がなくなり，便通が遠のいて十分な排泄ができない．
・頻繁に便意が生じて何回もトイレに行く．

便秘の場合には排泄するための収縮が直腸に起こります．この収縮の感覚は排便反射の始まりを意味します．

3）直腸運動の再教育をする

肛門を弛緩させて便を排出できるよう，直腸活動開始の感覚を感じとることができるようになることが必要です．通常は，すぐ横隔膜を使って***押し出し***を始めようとしますが，その方法は用いません．すなわち，直腸活動開始の感覚が現れるまで待つようにします．

横隔膜による押し出しを，なぜしてはいけないのでしょうか？ それは，横隔膜を使って直ちに押し出そうとすると，その力があまりに強過ぎて，しかもピストン運動のように垂直に作用し，直腸下部に内容物を溜めてしまうことになるからです．これは直腸を膨張させることにつながり，排便活動を**低下**させてしまいます．直腸はほとんど収縮しないため，収縮させるには代償運動を検討しなければなりません．長期的にみると，直腸は低緊張状態にあります．

直腸下部に便が溜まりすぎると，ときに非常に強い圧力が加わり，肛門括約筋を伸張させてしまうことがあります．これにより痛みや痔が出現することもあります．また，便秘に伴う宿便の原因にもなりかねません．

反対に，直腸が収縮運動をできる状態になると，内容物を直腸の形状に合わせて細長くすること，また，よりたくさんの便を肛門まで通過させることができるようになります．そして肛門括約筋の横紋線維が弛緩すると，直腸が伸張されることなく，たやすく排便ができます．

したがって，便を押し出す前に，少しの間（20～40 秒間），直腸自体が収縮するのを待つようにしてください．この非常に簡単な行為を続けるうちに，排便の最終段階以外で押し出す必要がなくなっていくでしょう．つまり，直腸の筋の緊張が回復すれば，直腸自体の働きで排泄ができるようになるのです．

4）全長にわたり直腸の緊張を回復させる

以下に述べるエクササイズにより，直腸の筋活動の活性化を図ることができます．これらのエクササイズは排便時以外の時間に行います．

＜長軸方向への収縮エクササイズ＞

直腸の筋線維は，収縮によってその長さを短縮させることができます．仙骨に沿って位置する直腸を，上部，中間部，下部の 3 つに分け，それぞれおおよそ 3cm の長さとしてイメージしてみましょう．

はじめに，肛門のすぐ上の直腸下部を，ガスや便を溜めさせるかのように収縮させてみてください．そうすることで，直腸膨隆部が，まるで締まるかのように上方へ移動します（肛門挙筋が肛門を前方へ引きながら直腸を挙上させる感覚とは異なります．p.104 参照）．6～7 秒間収縮させたあと，収縮と同じ時間をかけ十分に弛緩させるようにしましょう．そのとき，直腸の重みが，どのようにこの領域を伸張させ膨隆させるかを感じとるようにしてみてください．

この場合も，はじめのうちは直腸下部とすぐ上の部分とを混同しやすい状態が続きますが，収縮と弛緩を繰り返すことにより，正確に区別できるようになります．

次に，その上の中間部で同じように収縮感覚を感じとるようにしてください．直腸のこの部分は仙骨に近接していて，尾骨の少し上に位置しています．数秒間収縮させるようにしてください．そのあと，これまでと同じように，収縮と同じ時間をかけ十分に弛緩させてから深呼吸をしましょう．

最後は仙骨中央の高さにある上部 1/3 の収縮を行います．収縮のあと弛緩と深呼吸を行うことを繰り返してください．

＜輪状線維の収縮エクササイズ＞

今度は，前述の直腸の筋線維よりも少し深層の輪状線維を収縮させるようにします．上方に引き上げるというよりも，直腸径を狭くするように収縮させてみましょう．直腸の3つの部分の径をそれぞれ絞るように収縮させます．それぞれの収縮のあと，弛緩させ深呼吸をする時間をとるようにしましょう．

＜この2つの収縮エクササイズで強化すべき最も重要な部分＞

上記の2つの収縮エクササイズで強化すべき最も重要な部分は，最初にアプローチする下部1/3です．直腸のこの領域は内容物が通過する際にかなり膨張します．直腸を前方の膣や後方の尾骨に近づけるように，引き上げたり径を狭くしたりするエクササイズを実施してください．

＜この2つの収縮エクササイズの有効性＞

上記の2つの収縮エクササイズは直腸下部の膨隆に対して有効であり，直腸性便秘（p.82参照），初期の直腸瘤（p.83参照），痔（p.84参照）*が存在し，排便の際に，下記の2つのことを習慣化しようとしている場合は，特に有効な補助手段になります．

・息をこらえて無理矢理押し出しをしないようにしている，あるいは，できるだけ自然な排便のタイミングを待つようにしている．
・トイレの便座に腰かける前にしゃがみ姿勢をとるようにしている（p.68〜70を参照し，自分に合う姿勢を選んで実施してください）．

股関節を深く屈曲させ，かつ体幹を十分前傾させたしゃがみ姿勢では，尾骨が恥骨から離れて直腸の形状が前後へわずかに変化することになるため，効果があります．このしゃがみ姿勢はトルコ式のトイレを使用するときに見かけることがあり，排便には非常に機能的な姿勢なのです．

トイレにすぐ行けない場合

便意を催しても，トイレにすぐ行けないと，それまで出現していた排便反射の感覚が消失することがあります．

困ったことに，このような事態が日中たび重なり，結局排便に至らないと，毎日のように規則的にトイレへ行って息むことを繰り返しかねません．排便反射が乱れ，直腸筋機能低下につながる恐れがあります．

いったんそのような状態になると，反射機能が低下し，意識して毎回のように息んで便を押し出す**という，望ましくない悪循環に陥ります．

例えば，仕事の都合によってそのような状態を変えることが難しい場合，その経過を記録するなどし，そのような状態をできる限り長引かせないようにすることが大切です．また，前もってすべてのエクササイズを実施して，前日の夜の排便時の感覚と臓器への作用に注意を向け，効果を感じたエクササイズを記憶しておくようにしましょう．

---

*この直腸性便秘，初期の直腸瘤，痔という3つの病態は，医学的診断によって確定されるものです．

**この息んで便を押し出す行為（p.63参照）では，肛門と会陰後部，骨盤底全体に非常に強い圧がかかります．この圧が習慣的で，しかも非常に強いものであると，臓器脱（p.83参照）を助長させることになりかねません．

5）肛門括約筋のエクササイズ

このエクササイズは，しゃがんだ姿勢または座位，背臥位で両膝を曲げて行います．

＜強い収縮エクササイズ＞

肛門開口部をきつく締めてみましょう．収縮の感覚は，骨盤底筋群でではなく，開口部で感じとるようにしてください（p.104〜109 に述べたエクササイズと同様のものです）．

骨盤底筋群は小骨盤内に広がっており，その収縮は小骨盤全体で感じるはずです．肛門括約筋の単独収縮では，筋自体がとても狭い範囲に付着しているため，細い管が締まるかのように感じるでしょう．

＜長軸方向の収縮エクササイズ＞

肛門括約筋は約 2cm の厚さと長さがあります．肛門括約筋全長にわたる長軸方向の収縮を感じとることができますか？ 何秒間か収縮させたあと，他の筋のエクササイズと同様，収縮と同じ時間だけ十分に弛緩させ深呼吸をしましょう．このエクササイズを 3〜4 回繰り返してください．

＜より強度の高いエクササイズ＞

次に，腹圧をかけた状態で肛門括約筋を収縮させる，より強度の高いエクササイズを行います（p.66 参照）．

注意：収縮させたあと，できる限り弛緩させるようにしてください．

このとてもシンプルなエクササイズは非常に効果的であり，過剰な緊張を生じている，また，この数ページで述べたような圧によって膨張している肛門周囲に血液供給を促すため，特に便秘や痔には有効です．肛門括約筋を強化するだけでなく，さらに抗張力を高め，拡張が必要な場合の柔軟性も高めることになるでしょう．

6）排便は基本的行為

排尿行為と同様に排便行為も，生命維持のために不可欠な基本的行為であることを認識しましょう．快適に暮らすために身体に意識を向ける時間をとっていますか？

幼少の頃，例えば，親を喜ばせるため，あるいはさっぱりしたため，「うんちをした」と言葉で表現したこと，また，「うんち」を不潔なものとみなしていたり，特別に恥ずかしいことと考えていたりしたため，言葉で表現することを極力避けたことなどは，人それぞれが排便行為をどのようにとらえていたかということと密接に関係しています．

トイレで行う排泄行為（排尿も含む）は，身体に悪いものを排泄する行為ではなく，身体に同化できないものを排泄する行為なのです．

V．小骨盤内臓器にかかる圧を減らす

腹部の最下部にある小骨盤内の臓器は，身体が起立した状態のとき（つまり睡眠時以外のすべての時間の状態），常に圧縮された状況に置かれ，さらに，これに日常生活の動作に伴う圧が加わります（p.66～67 参照）．

p.24～50 に述べた通り，小骨盤内の臓器は，その支持および懸垂システムによって，加わる圧に十分に耐えることができるようになっています．しかしながら，それらのシステムが十分に機能しないことや，圧が増大したり長期にわたって加わったりすることで，耐久性の低下を招くことがあります．

そこで，小骨盤内臓器を休ませる姿勢をとる方法や***圧を緩和する***方法を理解しておくことが求められ，必要に応じてそれらが実施されることになります．

A．傾斜姿勢をとることによる減圧

背臥位で，骨盤の位置の方が胸郭の位置よりも高くなるようにすると，重力は，小骨盤内臓器に対して，普段とは逆に，臓器を体幹方向へ引っ張るように作用します．このとき骨盤底には臓器の圧がかからないようになります．

骨盤と腹部の位置が胸郭の位置よりも高くなるように***傾斜した***姿勢を確実にとるため，傾きのある広い面に身体が支えられている状態にしましょう（例えばベッド上で足の側の方を数センチ高くするなど）．

クッションを骨盤の下に入れて骨盤を後傾させるだけでは不十分です．

B．呼吸による減圧

柔らかい床かマットレスの上で背臥位になります．

両方の股関節と膝関節を同じ角度で屈曲させ，足底が床にぴったりつくようにしましょう．

両腕は，肘が肩の高さになるように広げます．

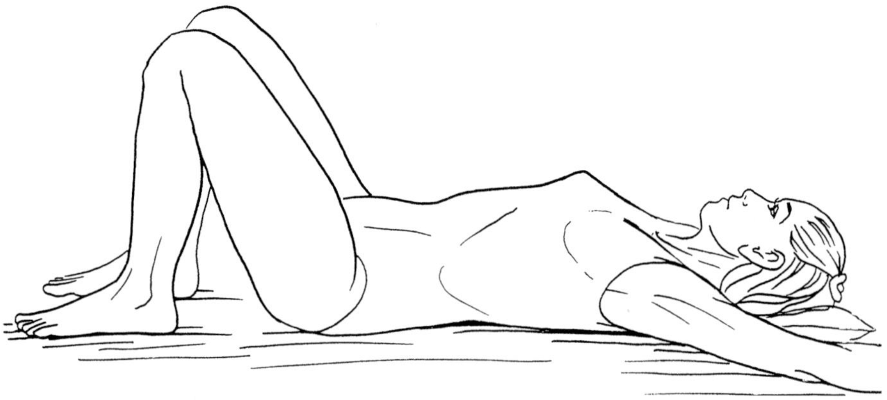

1）胸式呼吸をする

図に示した姿勢で，**肋骨を前後左右に広げる**ように大きく息を吸います．

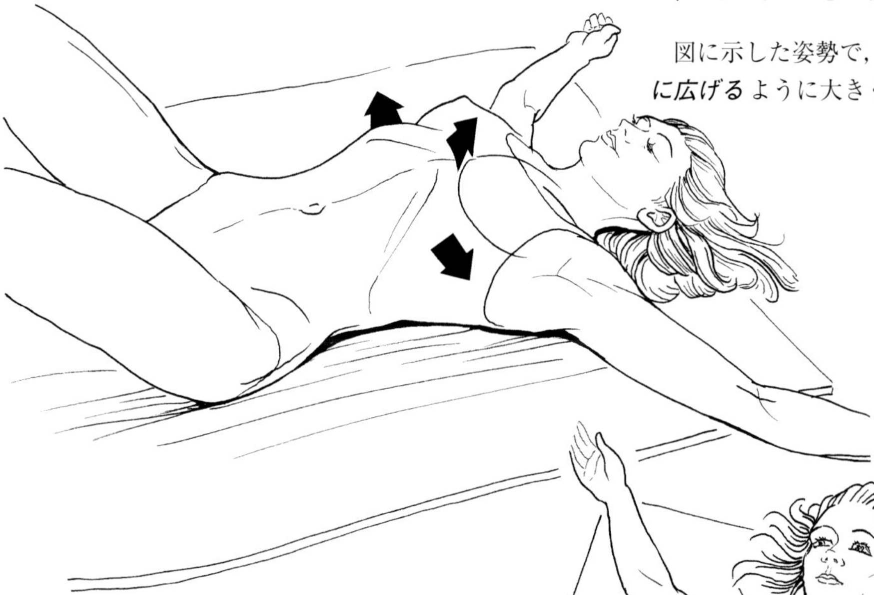

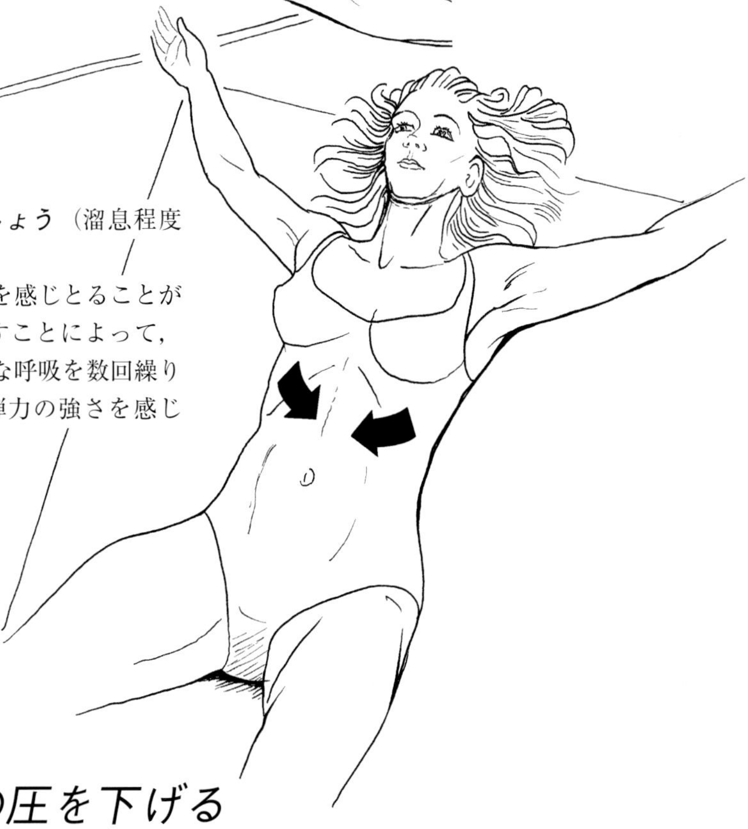

次に，**息を吐きながら弛緩させましょう**（溜息程度とし，強く吐かないようにします）．

肋骨がはじめの位置に自然に戻るのを感じとることができますか？ 肺が収縮して空気を出すことによって，肋骨が引き戻されるのです．この大きな呼吸を数回繰り返し，呼気時に肋骨を**引き戻す**肺の弾力の強さを感じとるようにしましょう．

2）呼気により腹部の圧を下げる

もう一度，深く息を吸いながら肋骨を広げます．次に，呼気の間，**肋骨を広げたままにする**ようにしてみましょう．これは通常のパターンとは異なるため，はじめは不可能だと感じるかもしれません．「スウー」または「シュー」と言いながら息を吐くのがコツです．つまり，肋骨を広げたまま保つだけでなく，**押し広げた状態**になるようにするのです．はじめは，この動きが少し不自然だと感じて戸惑うかもしれませんが，行うことが少しずつ容易になることを感じます．

この呼吸で腹部が胸郭の方へ引かれるのを感じますか？息を吐くとき肋骨は押し広げられたままであるため，腹部が上方へ引き上げられることになります．**一種の腹部吸引作用が生じ，それによって下腹部の臓器の圧が低下する状態になっています．**

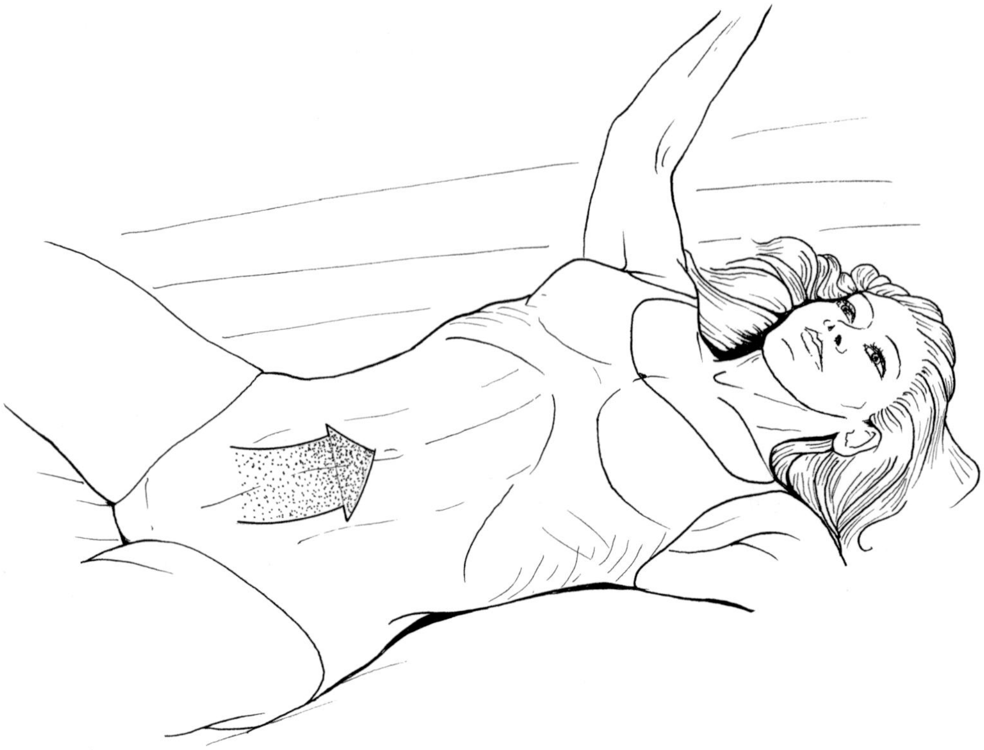

3）腹部にかかる圧の軽減をコントロールする

腹部の圧の軽減をコントロールするには，腹部をいくつかに分けて行います．

腹部の分け方については，ここでは下記のように3つの部分に分けることをイメージしてください．すなわち，上部（臍よりも上），中間部（臍の直下），骨盤の下方部分と小骨盤からなる下部です．

まず肋骨を広げたまま息を吐きます（圧の軽減が一番感じられると思います）．腹部の上1/3（上部）で息を吸うことができる感じがしますか？

次に，臍の直下（中間部）で圧の軽減を感じとるようにしてみましょう．***小骨盤内の組織に連動している***感じがわかりますか？　身体内部中央の深い所を上方へ***引く***ようにすることを意識しましょう．

4）共同運動を抑制する

小骨盤内臓器を引き上げようとする際に，ほかの筋が一緒に動くこと（共同運動）に気がつくかもしれません．

上記の「ほかの筋」とは腹筋群，肛門挙筋，大殿筋のことです．

したがって，腹筋群，肛門挙筋，大殿筋の活動が確認されたならば，呼吸により圧を軽減させるエクササイズを実施して臓器を引き上げることに焦点を絞る場合には，必要に応じてそれらの筋を弛緩させるようにしましょう．

5）1つの臓器に集中した圧を減らす

p.34〜48で描写した小骨盤内臓器を思い出してください．

次に，前述の呼吸のエクササイズを実施し，下記の臓器を引き上げるようにします．

- ***膀胱***または尿道（腹筋群を収縮させないように注意しましょう）．
- ***子宮***または膣（骨盤底筋群を弛緩させたまま行うようにしましょう）．
- ***直腸***または肛門（大殿筋と肛門括約筋を弛緩させたまま行うようにしましょう）．

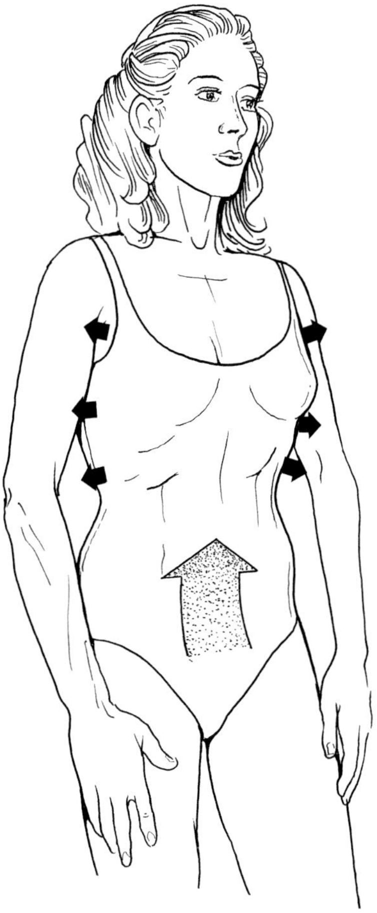

6）他の肢位・姿勢や場面で実施する

前述の1)〜5)の背臥位でのエクササイズすべてに十分慣れてから，***他の肢位でのエクササイズに移行するようにしましょう***．

例えば，立位や椅子座位でのエクササイズではどのような変化が生じるでしょうか？ 重力は臓器を下方に押し下げる因子となり，さらに両大腿部のポジショニングは骨盤底に影響を与える因子となります．

次に，***しゃがみ姿勢***をとってみてください．小骨盤への圧がかなり大きくなり，エクササイズの実施がより困難となります．

最も重要なのは，呼吸を用いて臓器への圧を減らす方法を理解しておき，日常生活のさまざまな場面で実施するようにすることです．

p.132からここまでで紹介したエクササイズは，***小骨盤内臓器を動かす***，そして小骨盤内臓器にかかっている***圧を減らす***のに有効です．臓器を動かすためのこれらのエクササイズは，日常生活のさまざまな場面で***最小限実施すること***でよいのですが，臓器の重さを感じる場合や臓器下垂の初期においては，エクササイズを，***より強度の高い方法で繰り返し行うこと***をお勧めします．

骨盤内の骨の動きと合わせてこれらのエクササイズを実施すると，さらに有効となります（p.86〜93のエクササイズを参照）．

これらのエクササイズは，特に産後の期間に行うとよいでしょう．

なお，これらのエクササイズは胎児の機能にマイナスの影響を与える可能性があるため，妊娠中は避けるのが望ましいでしょう．

第９章
ガイドライン：
産前・分娩時・産後のためのエクササイズ

「エクササイズ実施の際の注意事項」,「実施可能なエクササイズ」,「実施する必要がないエクササイズ」などが，妊娠時期によって，また年齢によって異なります．

したがってこの章は，「思春期以降」,「妊娠期間中」,「分娩に向けて」,「産褥期間中」,「閉経期に向けて」という５つの時期に分けて，骨盤底および会陰に関してなすべきこと，実施すべきエクササイズについて，ガイドラインとして述べることを目的とします．

注意：この章では，妊娠中，産前，産後の各時期における，会陰の保護に関する事柄についてのみ述べます．当然，その他の見地から考察すべき事柄もありますが，割愛します．

思春期以降になすべきこと

思春期以降とは思春期から初めての妊娠までの期間であり，妊娠がない場合には閉経までの期間を指します．

通常，妊娠や出産を経験するまでは骨盤底の解剖学的状態に問題が生じることはほとんどありません．妊娠や出産が未経験ならば，自分の身体の未知の領域に関するガイドとして本書を読むとよいでしょう．すなわち，p.86〜87 に述べた留意点を踏まえて，あらゆるエクササイズを実施するようにしましょう．

しかし，日常生活で会陰にしばしば重さを感じることがあるとなると，話は変わってきます．そのような状態については p.66 に述べました．それらの状態のうち，やや意外に思われがちな，比較的頻度の高い 3 つの状態をもう一度，以下に列挙します．
・激しいスポーツを行っている．
・腹筋群の発達によって“砂時計”状のウエストを呈している（p.59 参照）．
・呼吸器の問題により頻繁に咳が出る．

この 3 つのケースでは，骨盤底に対してより多くの注意を払い，身体に意識を向けること，そして筋活動を良好に保つことが必要になります．第 7 章（p.79〜84）に述べた病的状態につながるのを避けるためです．また，妊娠期間中の骨盤底の状態を良好に保つためでもあります．エクササイズの章（第 8 章）で述べた，骨盤底筋群の筋活動を促すエクササイズ（p.100〜109），および骨盤底筋群と腹筋群の協調性を促すエクササイズ（p.110〜113）を実施するようにしましょう．

妊娠期間中になすべきこと

妊娠期間中，特に骨盤や腹部，乳房といった女性に特徴的な部位が著しく変化します．エクササイズを実施する場合は，骨盤底のような小さな部位も，下記のような方法によって日常的に身体全体に統合させようとすることが大切です．

・身体全体の視点から各部位の存在意義と役割をイメージする．
・ストレッチや呼吸エクササイズなど全身を使った動きを実施する．
・日常生活にエクササイズを組み込む．

骨盤の骨

妊娠初期

妊娠初期には，**骨盤**の3つの大きな骨間で過可動性が生じ（p.18～19参照），ときに下記の2カ所が**不安定**な状態になります．そして，そのことが原因で関節に痛みを生じることがあります．

・恥骨結合部．
・仙腸関節（背側下部）．この関節のすぐ前を坐骨神経が通過しています．痛みがある場合，**骨盤を安定させるために**殿筋群を強化するのがよいでしょう（p.114～115参照）．この強化は妊娠8カ月までに行うのが望ましいです．

妊娠中期と後期

・**骨盤の可動性**に関するエクササイズ（p.88～93）を漸増的に実施するようにします．そうすることで骨盤は，胎児の通路確保に向けて，より柔軟に対応しやすい状態になります．
・また，**骨盤の可動性に関連する領域**のエクササイズも実施しましょう（p.94～95参照）．
・**p.71～73に述べた姿勢**はすべて骨盤に変化を与えるためのものであり，これらをたびたび実施するようにしてください．理想的には，これらの姿勢をよく理解して，さまざまな姿勢を経験しつつも，どの姿勢が自分に最も適しているかみつけるのがよいでしょう．しかし，みつける前に，**いざ出産となった場合には，これらのエクササイズの実施は不要です**（間に合いませんので……）．しかしながら，これらの姿勢について事前に熟知しておくことは大切です．それによって，いざというときに，自分に最も適した安楽で快適な姿勢をとることが可能になります．
・また，これらの姿勢について熟知しておくことで，急に必要になりそうな詳細事項のリストを作成し，準備しておくことができます．例えば，いざ分娩というとき，しゃがんだ姿勢で踵の下に入れる支えが必要であっても，それが必ず準備されているわけではありません（p.70参照）．これらの姿勢について熟知しておくことが，出産時の備えにつながることになります．

骨盤底筋群

妊娠期間中にホルモン分泌が変化すると，結合組織では一時的に抗張力が低下します．このことは骨盤底を含むすべての結合組織に当てはまります．

抗張力が低下した状態に，妊娠して増加した子宮の重さが加わると，小骨盤に圧がかかります．その結果，会陰領域は重く，膨隆した感じがするようになります．そこで，p.100～109 に示したエクササイズすべてを行い抗張力を高めるため，筋組織を定期的に活動させることが重要になります．日々のエクササイズの時間を 5～7 分間とします．

この骨盤底筋群の活動は，筋の過緊張を防止し，かつ筋群を***良好な栄養状態***に保つなど，多くのメリットをもたらします．このメリットは，***出産の際に生じる圧と張力に対して筋線維が十分に対応できるようにするための準備としても最適です．***

エクササイズの章（第 8 章）で繰り返し述べましたが，筋を収縮させたあと，十分に弛緩させ深呼吸をするという原則を必ず守ってください．

横隔膜/腹筋群/骨盤底筋群

p.62～64 でいくつかの娩出様式について述べましたが，娩出の際に横隔膜，腹筋群，骨盤底筋群は協調して働きます．その横隔膜，腹筋群，骨盤底筋群のための下記の最小限のエクササイズを実施するようにしましょう．横隔膜，腹筋群，骨盤底筋群が協調して働くことを***事前に***知っておくことは非常に有効であり，頭の中で理解するだけでなく実際に何回も***繰り返す***ようにします．繰り返すことにより，その瞬間が訪れたとき，どう力を入れればよいかが***反射的***にわかるでしょう．

妊娠初期から，横隔膜からの圧が，小骨盤内の***1 つまたは複数の開口部に***どのように影響するか区別できるように練習しましょう．トイレで排尿するとき，尿を押し出すようにしてみてください．***単に力まかせに押し出すのではなく，圧を直接***膀胱へ向けるように***意識してみましょう．***肛門へ向けるのではありません．一方で排便のときは，***膀胱に対してではなく，直腸と肛門へ向けて軽く，しかしできるだけ正確に，圧をかけるようにしてみましょう．***

（**注意**：圧をかけるこのエクササイズは，圧をかける方向を学ぶだけにとどめなくてはいけません．通常の排尿と排便は横隔膜の圧によらなくても遂行できます．）

一方，子宮と膣には実際に圧をかけてはいけません．圧がその方向へ向かうことを***イメージ***するだけで十分です．実際の分娩では，娩出の際，おそらく意識はするものの，圧をかけるか否かに関係なく，圧は子宮と膣へ向かうことになります．トイレで息む状態と実際の分娩とはかけ離れており，もしトイレで息む場合と同じようにすると，胎児は，会陰後部と会陰腱中心（p.32 参照）に強く押しつけられてしまうことになります．ここで述べた単純なエクササイズの実施により，会陰切開を回避することや，会陰後部へ向けた強い押し出しを回避することができるでしょう．

硬膜外麻酔実施の可能性に備える

上記のエクササイズの実施で得た感覚を，特に意識して，しっかりと記憶しておくようにしましょう．分娩中に思い起こす手がかりになるように，そしてそれらの感覚を確実に得ることができるように，感覚に名前をつけておいてもいいでしょう．なぜそこまで必要なのでしょうか？ それは，硬膜外麻酔を用いる可能性がゼロではなく，硬膜外麻酔を実施すると，痛みの感覚を軽減させるだけでなく，他の感覚（例えば収縮や伸張の感覚）も鈍くなるからです．娩出期に，圧を向ける方向をコントロールすることはなかなか容易ではありません．大事なことは，たとえ感覚が鈍麻しても，自身にとって手がかりとなるものを記憶しておき，それをよりどころに対応できるようにしておくことです．

小骨盤内臓器

膀胱

妊娠4カ月に入ると，子宮は膀胱を圧迫し始め，その結果，頻尿になります．尿意が生じたときは，たとえ少しの量であっても，押し出そうとするのではなく，常に***膀胱の筋により完全に膀胱を空にする***という原則を守るようにしましょう．この原則を守るのは，排尿反射（p.40参照）を維持するためです．

また，出産の準備として，尿道の感覚を感じとるためと筋緊張を保つためのエクササイズ（p.118～123参照）を実施するようにしましょう．このエクササイズは，組織としては小さい膀胱が，分娩の際に大きな圧がかかる尿道を良好な状態に保つためのものです．実際，尿道は胎児が下降するときにかなり引き伸ばされる（p.41参照）ため，このエクササイズは，その圧力に対抗する準備になるのです．

子宮

子宮は徐々に成長して大きくなっていきます（p.47参照）．妊娠中，特に最後の数週間は，母親がとる姿勢が胎児の姿勢に大きく影響を及ぼし，また，その影響が児の娩出と母体の会陰の状態を大きく左右することを理解してください（p.77参照）．

母親の姿勢が子宮にどのような影響を及ぼすのでしょうか？ もし何か作業をするにしても，***背臥位か背もたれに寄りかかった***安楽姿勢（カウチで休息をとる，長椅子の上で編み物や読書をする）をとると，胎児は母体の中で背部を下に向け，頭を下げて***安楽な姿勢をとりやすくなります．***これはエンゲージメントのときまで胎児の顔を正面に向かせることになり，顔は前方を向いているものの，確実に頭位娩出が保証されることになります．しかし，***頭位***であってもこれが最善なわけではなく，胎児の後頭部よりも大きな顔面が会陰方向を向いてしまうため，後頭部を前方へ向ける児頭回旋が非常に重要な課題になります．

最も好ましいのは，***胎児の顔面が母体の仙骨に向いた姿勢***での娩出です．この娩出では，頭部の最小径が母体の外陰部を通過することになります．つまりこの姿勢は，胎児にとって最も母体を通過しやすいばかりか，母体の会陰の傷害を最小限にとどめることにもなります．母体の姿勢によっては胎児を最も好ましい姿勢に向けて導くことができます．すなわち，***前方へ身体を傾けた状態***とすることができます．胎児は，母体の腹部に背を向け，腹部の皮膚に寄りかかった，まるでハンモックに寝ているような状態になります．そして胎児の顔面は母体の仙骨に向くようになります．非常に素晴らしいことです．

直腸

母体の小腸と大腸は，胎児の身体が大きくなるにつれて徐々に腹部の後側方へ押しやられていきます．そのため，母体ではしばしば消化が滞り，便秘になりやすくなります．したがって，直腸と肛門の筋の緊張を維持するためのエクササイズ（p.128～131参照）を定期的に行うことが大切になります．

分娩に向けてなすべきこと

出産に備えて行うべきことを記したこの項は，妊娠後期に読んでください．予定日直前に読むのでは遅すぎます！

会陰をリラックスさせ，柔軟にする

分娩第二期（娩出開始から終了まで）において，***娩出***（p.75 の分娩の過程参照）によって会陰が傷つけられることがあります．分娩は短時間であるにもかかわらず，傷害が起こる可能性が最も高いイベントです．このイベントに向け，主な注意点を理解し備えておきましょう．

マッサージを施す

会陰は，分娩の数時間前の段階ではまだ十分に開いていません．会陰をより柔軟にするためにはマッサージを勧めます．

マッサージの方法：指を 2～3 本揃え，坐骨恥骨枝の内側，大陰唇の外側，外陰部と肛門の周囲にそれぞれ，ゆっくりとマッサージを行います．会陰腱中心を作る筋線維の走行（p.26 参照）に沿って，あるいは全方向に，繰り返しやさしく手を滑らせます．アーモンドのオイルやクリームを用いてもよいでしょう．

注意：手を十分に清潔にしてからマッサージを行ってください．

入浴する

これも娩出相の**前に**お勧めする方法です．熱すぎない少しぬるめのお風呂に入るか，あるいは同じように少しぬるめの腰湯に 15 分間から 30 分間つかると，全身の筋，特に骨盤底筋群を弛緩させ筋線維を柔軟にするのに効果があります．

温湿布を用いる

温かい湯に浸して絞ったタオル，または乾いたまま温めたタオルを，娩出間近の会陰に当てます．温熱と湿気が，入浴と同じ効果を，より慎重にもたらします．

注意：温湿布の使用は，産院施設によっては，衛生管理や作業遂行の観点から異議を唱えられることがあります．したがって，利用する施設の助産師や参加スタッフに対し，出産のかなり前からこれらのことを話して，臨機応変に対応をしてもらうよう，必要な物品を揃えておくのがよいでしょう．

分娩時に息みを利用する

「息を止めて息む」または「息を吐きながら息む」

p.62〜64 に述べた通り，娩出には，「息を止めて息む」，または子宮の収縮力に頼って「息を吐きながら息む」という 2 つの方法があります．

この 2 つの方法に長所と短所があるにせよ，息を吐きながら息む方法の方が会陰に傷害が少ないと覚えておくようにしましょう．この方法で確実に娩出するためには，**娩出反射**（p.61 参照）を利用しなければなりません．短時間息を止めて息むことで，この反射が確実に起こるとは限らないからです．

息む方向を決める

多くの女性は，小骨盤内の胎児の通路が“腹部から出口までまっすぐである”とイメージしています．ということは，児の出口が会陰の“中央”にあると想像していることになります．また，驚くことに，「トイレでするように息みなさい」という指導方法を耳にすることがあります．

言うまでもなく，正しい解剖学的知識を身につけることが自身の身体を守ることになります．開口部の形状（p.7〜14），骨盤腔（p.15），会陰と骨盤底表層の筋群（p.23，26〜27）について繰り返し学ぶ時間をとるようにしてください．胎児が曲がった産道を通ることを認識しましょう．そして，産道が，会陰の**中央**ではなく，**前方**にあることも確認してください．さらにくわしく述べると，膣の開口部は骨盤底前方において，恥骨に向かっているのではなく，恥骨の**わずか後方**に向かっています．このわずかな違いが，児を後方に押しつけすぎる（会陰腱中心を過剰に緊張させる）ことがないよう，また前方すぎて尿道に負荷がかかりすぎないよう，最終通過点の負担を**軽減**させる方向づけや誘導を可能にしているのです．したがって，下記のことをなすべきではありません．

・真下の方向へ息む．
・トイレでするように息む．
・恥骨方向へ息む．

まとめると，膣入り口の方向へ押すようにしましょうということになります．これを正確に行うことは不可能だと思いますか？ 可能なのです．まさにそのために，妊娠中に骨盤底に向けて正確に息む感覚を感じとるエクササイズを提案したのです．

息みを中断する

分娩時に，助産師から息むのを止めるよう指示があったならば，それは，会陰が十分に伸張して広がり，胎児をゆっくり娩出できる状態となっていると助産師がみなしていることを意味します．したがって，もし仮に強く息む欲求が起こっても，会陰に傷害を生じさせないために，できる限り息みを中断することが，とても大切です．

産褥期間中になすべきこと

産褥期とは出産後の一定期間のことを言います．ここでは２期に分けて考えてみます．

・出産から８日後から12日後までくらいは，出産に関わった下記の部位が強く伸張され傷ついている状態にあるため，それらの部位を酷使しないよう十分に注意することが必要です．

・12日後以降の数週間は，骨盤底筋群の再強化のためのエクササイズを徐々に実施していくようにしましょう．

骨盤

・分娩時には，骨盤を構成する骨同士を，日常では考えられない程度に離開させることが求められます．それによって位置の異常が生じ，この領域のバランスが崩れるのです．バランスの崩れを修正するためにはオステオパシーの手技が有効です．

・エクササイズの章（第８章）で述べた骨盤の動きを再獲得するためには，数週間（少なくとも６週間）待ってからエクササイズを始めるようにしましょう．

骨盤底筋群

伸張された骨盤底筋群は，緩んだ状態になるか，剥離による傷が生じること（p.78参照）があります．これらも分娩の影響です．そのため，筋収縮を再開する際は，漸増的に行うこと，また***腹圧が生じない***状態を必ず守ることが条件となります．

p.101～103とp.104の2）で述べたような，骨盤底筋群の収縮をゆっくり行うだけの最小限のエクササイズ実施にとどめましょう．その代わり，例えば授乳のたびごとなど，１日に何回実施してもかまいません．ただし，骨盤底筋群の収縮に影響を与えない臥位などで実施するようにしましょう．

産院において骨盤底に対する再教育が必要な場合は，骨盤底の状態を示したバランスシートが提示されることがあります．

腹筋群

p.59に述べたように，腹筋群の活動は***骨盤底に対して過剰な圧***をもたらすことがあります．産褥期には，小骨盤内臓器は次第に元の位置に戻り，筋群は収縮力を取り戻します．しかし，腹筋群全体のバランスは不安定で，しかも非常に***脆弱な***状態にあります．したがって，一部の女性は急いで平らなお腹を取り戻そうとしますが，産後６週間までは腹筋強化のエクササイズを実施することはお勧めできません．６週間が過ぎてからは腹筋の強化を開始してもよいですが，エクササイズに関してはp.111の2）と3）に記したプロセスを特に遵守してください．すなわち，***絶えず骨盤底筋群を収縮させ，その状態を保ちながら腹筋群の再強化を実施するようにしましょう***．この腹筋群の再強化は，産褥期の理学療法における筋再教育課題に組み込まれています．

筋再教育開始時には，過剰な腹圧を生じる原因となるすべての動作，***中でも荷物を持つ動作は絶対に避けてください***．赤ちゃんを抱くこと，乳母車を押すこと，かごや産着入れを持つことは，産後何週間かは，何があっても避けるようにします（p.66 参照）．

そのためには，出産のかなり前から，***産褥期に備え***，産後2カ月間はできる限り少ない負荷ですごすことができるよう，日々行うことを，かなり細かいところまで***組み立てておく***必要があります．

産褥期に特に望ましいエクササイズは***呼吸を利用して臓器への圧を減らすこと***であり，1日に何回も実施するようにしてください．

小骨盤内臓器

*膀胱*と*尿道*は，胎児の通過により圧縮されたり伸張されたりするため，下記のようなさまざまな問題を引き起こすことがあります．

○出産直後は尿意の感覚が欠如し，膀胱に大量の尿を溜め込み，膀胱の上方まで充満することがあります．これにより，子宮の適切な復活が阻害される可能性があります．膀胱充満の疑いがある場合には医師または助産師による検査が必要となります．

○産後約2カ月間の長期にわたって蓄尿ができないことがあります．その場合は尿道が引き伸ばされている可能性があり，膀胱はおそらく下垂しており，そのため，膀胱と尿道との間の圧バランスが逆転し，膀胱は尿道へ向かう非常に狭いスペースに入り込みます．このような状態の産褥期には失禁を引き起こしますが，この失禁はたいてい一時的なもので，産褥期の約2カ月間，骨盤底に過剰な圧をかけない状態を維持すれば，膀胱や尿道は徐々に元の位置に戻ります．

*子宮*は数時間のうちに元の大きさに戻ります．しかし，子宮円索や子宮仙骨靱帯のような懸垂靱帯（p.45参照）は伸張されているため，子宮は後傾という不適切な状態で元の位置に戻ることがあります．子宮を適切な状態で元に戻すには，産褥期のはじめに***腹臥位***になる時間を設け（重力によって子宮を前方へ揺り戻させる），そのあと，同様の効果が得られる***四つ這いのエクササイズ***（例えばp.94～95に述べた方法）を行うと効果的です．また，腹臥位で骨盤底筋群を収縮させる方法も有効です．ただし注意事項が2点あります．まず，柔らかすぎるベッドでは腹臥位にならないことです．ベッドが柔らかすぎると身体を反らせる状態になってしまいます．次に，腹筋群がかなり伸張されていて腹臥位では負荷がかかりすぎるように感じるなら，腹臥位を長時間保持することは避けてください．

*直腸*は，娩出時に過剰に膨隆することがあります．この時期は便秘の予防に努めてください．また，この時期は直腸の小骨盤内への臓器脱を招きやすいため，横隔膜の収縮を伴う押し出しによる排泄をしないようにすることがとても大切です．

会陰切開を受けた場合や多少でも裂傷が生じた場合

○いかなる感染からも傷口を守るようにしましょう．

・排尿時に尿が腟領域に飛散しないよう，骨盤を十分に***前傾***させ，坐骨を後方に位置させます．

・排便時に便が腟に付着しないよう，肛門を***前から後ろ***方向へ拭き，その逆はしないようにします．

○排泄のたびにミネラルウォーターのスプレーで会陰を洗浄することをお勧めします．

○会陰切開創がある場合，骨盤底筋群の収縮を再開するのには，慎重を期すべきです．筋活動を再開するには，傷口が完全に閉じるまで待つ必要があります．

閉経期に向けてなすべきこと

閉経期への移行は50歳近くから始まります．この時期にはホルモン分泌に変化が生じるため，会陰の状態が再び変化します．

骨盤底領域では特に筋が弱化し，簡単に引き伸ばされやすくなります．この変化については，下記のような訴えを多くの女性から聞くことがあります．すなわち，腹部や外陰部の重苦しい感覚，月経前のような張りの感覚です．これらの閉経の徴候は，さまざまな状況下で骨盤底にかかる過剰な圧（p.66参照）や，疲労，立位，長時間の身体活動によっても増悪します．

第7章（p.79～84）で述べた尿失禁や臓器脱のような問題が持ち上がるのは，概ねこの時期です．すなわち，一定の筋力が保たれていた状態では潜んでいた出産時の会陰の古傷が，この時期に再燃することがよくあります．

産後に尿失禁が併発した場合，閉経期のバランスに何らかのリスクが生じるでしょう．

閉経期に向けて，下記の点に留意してください．

○本書で紹介した骨盤に対する気づきと骨盤底の機能を高めるエクササイズを45歳くらいから始め，定期的に実施する習慣が身につくようにするとよいでしょう．特にこのエクササイズは，骨盤底部を認知し感覚を覚醒させることを目的に実施し，疲労や筋力低下のサインに気づくことができるようになりましょう．同時にこのエクササイズは，筋の良好な栄養状態と強い収縮力を保つことも目的としています．

・骨盤臓器脱がある状態では，必要ならば医学的処置を受けて絶対に便秘にならないようにするとともに，横隔膜の収縮を利用した排便や排尿を行わないようにしてください．

○閉経の徴候が始まったら，前述のエクササイズのうち，特に各筋群の筋力強化（p.101～109）を漸増的に行うようにしましょう．

・強化の方法としては，1週間に10分間のエクササイズを少なくとも2回実施することとし，骨盤底の状態により必要があればそれ以上の回数を実施するようにしましょう．

・エクササイズを日常生活のあらゆる場面に取り入れて実施するようにしましょう．

閉経期に限ったことではありませんが，筋の収縮力を保つエクササイズでは常に，収縮と弛緩に同じ時間をかけること，収縮と弛緩を交互に行うことに留意しましょう．また，酸素が筋線維の質に良い影響をもたらすため，深呼吸も併せて行うようにしましょう．

参考文献

- BOUCHET/CUILLERET - *Anatomie topographique, descriptive et fonctionnelle*
  SIMEP éditions

- W. KALHE, H. LEONHARD, W. PLATZE - *Anatomie - tome 1 et tome 2*
  Flammarion

- SOBOTTA - *Atlas d'anatomie*
  Librairie Maloine

- CARMINE D. CLEMENTE - *Anatomy*
  Urban et Schwarzenberg

- MARIEB - *Anatomie et physiologie humaines*
  De Boeck Université

- A. BOURCIER - *Le plancher pelvien*
  Vigot

- GOSLING, HARRIS, HUMPHERSON, WHITMORE, WILLAN - *Human anatomy*
  Mosby - Wolfe

- FREDERICK LEBOYER
  Si l'enfantement m'était conté
  Seuil
  L'art du souffle
  Albin Michel

- DOCTEUR B. DE GASQUET-PISTRE - *L'incontinence urinaire, constats et propositions*
  Les dossiers de l'obstétrique n° 220

索　引

（五十音順）

女性の骨盤　補訂版
妊娠・出産における身体的変化と
エクササイズ　　定価（本体 3,000 円＋税）

2015 年 5 月 20 日発行　第 1 版　第 1 刷
2016 年 10 月 7 日発行　第 1 版　第 2 刷
2018 年 11 月 15 日発行　第 1 版　第 3 刷
2023 年 5 月 20 日発行　補訂版　第 1 刷

監訳者　田中美緒
翻訳者　石井美和子
発行者　熊谷忠三

発行所　株式会社メディカルプレス
〒179－0084 東京都練馬区氷川台 1－12－17
TEL 03－3550－6400（代）
FAX 03－3550－6260
振替口座 00170－7－169368
印刷・製本　㈱上野印刷所

ISBN978－4－907347－85－7
Printed in Japan